# 201 টিপস্ ফর হাই ব্লাড প্রেশার কন্ট্রোল



ডাঃ বিমল ছাজেড়

ডায়মণ্ড বুক্স

প্রকাশক : ডায়মণ্ড পকেট বুক্স (প্রা.) লি.
X - 30, ওখলা ইণ্ডাস্ট্রিয়াল এরিয়া, ফেজ - II,
নূতন দিল্লী - 110 020
ফোন : 011 - 40712200
ই-মেল : wecare@diamondbooks.in
ওয়েবসাইট : www.diamondbooks.in
মুদ্রক : Repro (India)
সংস্করণ : 2026

---

**201 Tips For High Blood Pressure Cantrol (Bengali)**
*By : Dr. Bimal Chhajer*

# পরিচয়

**মে**ডিক্যাল সমুদায়ের মধ্যে উচ্চ রক্তচাপ *(হাই ব্লাড প্রেশার)*-কে *'হায়পারটেনশন'* নামে জানা যায়... যেটা ধীর গতির মৃত্যুর থেকে কোন অংশে কম হয় না। বর্তমান সময়ে, ভারতে আনুমানিক 5 কোটি রোগী হায়পারটেনশন রোগে পীড়িত। রক্তচাপে 120 / 80 mmHg থেকে 150 / 100 mmHg পর্যন্ত বৃদ্ধি আমাদের জীবনকালকে 11.5 বছর পর্যন্ত কমিয়ে আনতে পারে। উচ্চ রক্তচাপ থেকে পক্ষাঘাত হওয়ার ঝুঁকি 20% পর্যন্ত এবং করোনারী ধমনীর রোগ হওয়ার ঝুঁকি 15% পর্যন্ত বেড়ে ওঠে।

হায়পারটেনশন রোগ হওয়ার বেশ কিছু কারণ থাকে। এই রোগ অত্যধিক ওজন, খাওয়া-দাওয়ার ভুল অভ্যাস *(নুনযুক্ত আহারের সেবন বেশী মাত্রায় করা, ক্যালশিয়াম আর পোটাশিয়াম কম মাত্রায় সেবন করা, উচ্চ ফ্যাটযুক্ত আহারের বেশী মাত্রায় সেবন করা)*, মানসিক চাপ, মনোবৈজ্ঞানিক কারক এবং শারীরিক গতিবিধির অভাব ইত্যাদি কারণে হতে পারে। যদি উচ্চ রক্তচাপের রোগীর ধূম্রপান করার অভ্যাসও থাকে... তাহলে তাঁর হার্ট এ্যাটাক হওয়ার ঝুঁকি আরও বেড়ে ওঠে। এমনিতে মানসিক চাপকেই উচ্চ রক্তচাপের সব থেকে গুরুত্বপূর্ণ কারণ হিসেবে মানা হয়ে থাকে এবং এই জিনিষটা উচ্চ রক্তচাপ রোগ হওয়ার জন্য 50% দায়ী হয়।

হায়পারটেনশন হচেছ এক অত্যন্ত ঘাতক রোগ... যেটা ব্যক্তিকে ধীরে-ধীরে মৃত্যুর দিকে এগিয়ে নিয়ে চলে। এটা হৃদয়ের অবরোধ, হার্ট এ্যাটাক, হৃদয়ের বিস্তৃত হয়ে পড়া এবং হার্ট ফেল হওয়ার কারণ হয়ে ওঠে। এর থেকে পক্ষাঘাতও হতে পারে... রোগীর হঠাৎ করে মৃত্যু হতে পারে, রোগীর মস্তিষ্ক ক্ষতিগ্রস্ত হয়ে পড়তে পারে এবং তাঁর স্মৃতিশক্তিও হারিয়ে যেতে পারে। রোগীর চোখ থেকে রক্ত বার হতে পারে এবং রোগী অন্ধও হয়ে পড়তে পারেন। রোগীর কিড্নী আর শরীরের অন্যান্য অঙ্গও নষ্ট হয়ে পড়তে পারে।

আসলে হায়পারটেনশন রোগের ব্যাপারে আগে থেকে কিছুই জানতে পারা যায় না... কারণ এই রোগের তেমন কোন লক্ষণ সামনে প্রকাশ পায় না। সাধারণ পরীক্ষার সময়ই ডাক্তাররা এর ব্যাপারে জানতে পারেন। রোগের ব্যাপারে জানতে পারার পরেও অনেক সময় রোগীরা এই রোগের চিকিৎসা করান না বা করালেও অপূর্ণ চিকিৎসা করান। হায়পারটেনশন রোগের 50% রোগী নিজের রোগের ব্যাপারে জানতে পারেন না আর তাঁদের মধ্যে আবার 50% রোগী রোগের চিকিৎসা করান না আর যাঁরা চিকিৎসা করান, তাঁদের মধ্যেও 50% রোগী অপূর্ণ চিকিৎসা করান।

একটা শুভ সংকেত হচ্ছে এটা যে, উচ্চ রক্তচাপকে আপনারা সহজেই কোন প্রকারের সমস্যা ছাড়াই মাত্র কয়েক সেকেণ্ডের ভেতরে মাপতে পারেন। এটাকে মাপার উপকরণের দামও খুব একটা বেশী হয় না। এই জিনিষটা আপনারা কিছুটা প্রশিক্ষণ দ্বারাই শিখতে পারবেন। সকল উচ্চ রক্তচাপের রোগীদের মধ্যে 60% রোগী নিজেদের জীবনশৈলীকে উন্নত করে তোলার মাধ্যমেই রোগমুক্ত হতে পারেন। বাকী 40% রোগীদের ঔষধি সেবন করতে হতে পারে... কিন্তু তাঁদের সকলের রোগ নিয়ন্ত্রণে আসতে পারে। জীবনশৈলীকে উন্নত না করে তুললেও ঔষধি নিজের প্রভাব দেখাতে পারে।

আজকাল আমাদের সকলের জীবন চাপে পরিপূর্ণ হয়ে রয়েছে। এমন কি যুবা স্ত্রী-পুরুষেরাও এখন এই রোগের কবলে চলে আসছেন। বর্তমানে প্রতিটি ব্যক্তিই আরামদায়ক জীবনশৈলীর সাথে গভীর চাপের মধ্যে জীবন কাটাচ্ছেন। 25 বছরের বেশী বয়সের প্রতিটি ব্যক্তির রক্তচাপের নিয়মিত পরীক্ষা করানো উচিত। সর্বদা মনে রাখবেন যে, স্বাভাবিক রক্তচাপ 120 / 80 mmHg-য়ের থেকে বেশী হওয়া উচিত নয়। যদি তিন বার পরীক্ষা করানোর পরে আপনার রক্তচাপ 130 / 85 mmHg-য়ের বেশী হয়, তাহলে আপনার চিকিৎসা শুরু করে দেওয়া উচিত।

উচ্চ রক্তচাপের জন্য বিশেষ রূপে লেখা এই পুস্তকে আমি শরীরের ওপরে রোগের প্রভাবের ব্যাপারে জানিয়েছি এবং এটা জানানোর চেষ্টা করেছি যে, এই ঘাতক রোগের ওপরে নিয়ন্ত্রণ কি ভাবে পাওয়া যেতে পারে। আমি আপনাদের ঔষধি সেবন ছাড়াই চিকিৎসার পরামর্শ দেব, যাতে রোগ নিয়ন্ত্রণের জন্য দীর্ঘ সময় পর্যন্ত আপনাদের ঔষধি সেবন না করতে হয়। আপনাদের মানসিক চাপের ওপরে নিয়ন্ত্রণ প্রাপ্ত করে নিজেদের জীবনশৈলীকে উন্নত করে তুলতে হবে... আহারে সংযম নিয়ে আসতে হবে এবং যোগ আর ব্যায়াম দ্বারা শরীরের অতিরিক্ত ওজন কমাতে হবে।

এই পুস্তক এই কারণেও গুরুত্বপূর্ণ... কারণ ভারতে কোটি-কোটি উচ্চ রক্তচাপের রোগীরা এটা জানেন না যে, এই রোগ হয়ে পড়লে তাঁদের ঠিক কি করা উচিত? বেশীর ভাগ ডাক্তারদের কাছেও তাঁদেরকে এই বিষয়ে প্রশিক্ষিত করে তোলার মত সময় থাকে না। হৃদয় রোগ বিশেষজ্ঞরা সেই সব রোগীদের প্রতি ততটা আগ্রহ দেখান না... যাঁরা নিজেদের উচ্চ রক্তচাপের ওপরে নিয়ন্ত্রণ প্রাপ্ত করতে চান। উল্টে তাঁরা বাইপাস সার্জারী, এঞ্জিয়োপ্লাস্টি বা হার্ট এ্যাটাকের রোগীদের ওপরে বেশী করে মনোযোগ দেন। ফলস্বরূপ উচ্চ রক্তচাপের রোগীরা পূর্ণ চিকিৎসা প্রাপ্ত করেন না বা তাঁরা কেবলমাত্র ঔষধি সেবন করে চলেন। এই পুস্তক আপনাদের এই ব্যাপারে সম্পূর্ণ তথ্য প্রদান করবে... যার সহায়তায় উচ্চ রক্তচাপের রোগীরা নিজেদের কৌতূহল নিবারণ করতে পারবেন।

– *লেখক*

# লেখকের বিষয়ে

**ডাঃ** বিমল ছাজেড়, এম.ডি. হচ্ছেন এক সুপ্রসিদ্ধ হৃদয় রোগ বিশেষজ্ঞ। উনি ভারতে হৃদয়ের সমুচিত দেখাশোনা এবং চিকিৎসার সঙ্গে যুক্ত সাওল *(SAAOL)* হৃদয় অভিযান বিকশিত করে তুলেছেন। এই অভিযানে হৃদয়ের কোন প্রকারের কাটা-ছেঁড়া না করেই চিকিৎসা করা হয়ে থাকে। ডাঃ ছাজেড়ের জন্ম 1961 সালে এক জৈন পরিবারে হয়েছিল। ওনার জন্ম রাজস্থানে হয়... কিন্তু ওনার পালন-পোষণ কোলকাতাতে হয়। উনি 1986 সালে কোলকাতার আর. জি. কর মেডিক্যাল কলেজ থেকে এম. বি. বি. এস.-য়ের ডিগ্রী প্রাপ্ত করেন। উনি হৃদয় রোগের চিকিৎসার জন্য কলা এবং বিজ্ঞানের সঙ্গে যুক্ত যথাসম্ভব উপায়ের বিকাশ করেন। সেই সব উপায়ের শক্তিতে আজ হাজার-হাজার হৃদয় রোগী বাইপাস সার্জারী এবং এঞ্জিয়োপ্লাস্টি ছাড়াই নিজেদের চিকিৎসা করাতে সফল হয়ে উঠেছেন।

25 বছর বয়সে উনি কোলকাতা থেকে দিল্লী চলে যান। উনি নূতন দিল্লীর ডাঃ রাম মনোহর লোহিয়া হাসপাতালে কার্ডিয়োলোজী বিভাগে কাজ করা শুরু করেন। তারপর উনি লখনৌ-য়ের কিং জর্জ মেডিক্যাল কলেজ থেকে এম. ডি. ডিগ্রী পুরো করেন – সেখানে উনি হৃদয় রোগীদের চিকিৎসার সঙ্গে যুক্ত বেশ কিছু অনুসন্ধানও করেন।

ডাঃ বিমল ছাজেড় অখিল ভারতীয় আয়ুর্বিজ্ঞান সংস্থান *(AIIMS)*-তে প্রোফেসরের রূপে 6 বছর কাজ করে নিজের এই অভিযানকে বিকশিত করে তোলেন। উনি যোগ পদ্ধতির প্রশিক্ষণও প্রাপ্ত করেন। উনি একাদশতম আন্টার্টিকা অভিযানে আয়ুর্বিজ্ঞান সংস্থানের প্রতিনিধিত্বও করেছিলেন।

এই সময়ে উনি ডাঃ ডীন অর্নিশের থেকে প্রশিক্ষণও প্রাপ্ত করেন... যিনি ইউ. এস. এ.-তে জীবনশৈলী চিকিৎসার নেতৃত্ব প্রদান করেছিলেন এবং জীবনশৈলীতে উন্নতি নিয়ে আসার শক্তিতে হৃদয় রোগের ক্ষেত্রে উন্নতিও নিয়ে এসেছিলেন। ডাঃ ছাজেড়ের ক্লিনিক কোলকাতা, মুম্বাই, জয়পুর, জোধপুর, বাঙ্গালোর এবং হায়দ্রাবাদে রয়েছে। ওনার মুখ্যালয় নূতন দিল্লীর লাজপত নগরের বিক্রম বিহারে অবস্থিত।

উনি বিগত 15 বছর ধরে গোটা ভারত এবং বিশ্বের অনেক প্রান্তে নিজের ভাষণ এবং ব্যাখ্যান দ্বারা লোকেদের মধ্যে হৃদয় রোগের ব্যাপারে জাগরুকতা ছড়িয়ে দিচ্ছেন। উনি বেশ কিছু পুস্তকের রচনাও করেছেন –

01. হৃদয় রোগ নিয়ন্ত্রণের 5 সহজ উপায়

02. হৃদয় রোগ নিয়ন্ত্রণের জন্য ভোজন

03. হৃদয় রোগ থেকে মুক্তি

04. হৃদয় রোগকে জানুন

05. হৃদয় রোগের সাধারণ তথ্য

06. জীরো অয়েল কুক বুক *(বাংলা, হিন্দী এবং ইংরাজী)*
07. জীরো অয়েল সাউথ ইণ্ডিয়ান কুক বুক *(হিন্দী এবং ইংরাজী)*
08. জীরো অয়েল নমকীন কুক বুক *(হিন্দী এবং ইংরাজী)*
09. জীরো অয়েল স্যুইট বুক *(হিন্দী এবং ইংরাজী)*
10. হৃদয় রোগীদের জন্য 201 ডায়েট টিপস্ *(বাংলা, হিন্দী এবং ইংরাজী)*
11. স্থূলতা থেকে মুক্তির 201 টিপস্ *(বাংলা, হিন্দী এবং ইংরাজী)*
12. এ কম্প্লীট গাইড টু স্ট্রেস ম্যানেজমেন্ট
13. এ কম্প্লীট মীল উইদাউট অয়েল *(হিন্দী এবং ইংরাজী)*
14. ডায়াবেটিজ রোগীদের জন্য 201 টিপস্
15. জীরো অয়েল 151 স্ন্যাক্স
16. হেল্থ ইন্ ইয়োর হ্যাণ্ড *(বিভিন্ন রোগের ওপরে 12-টি পুস্তকের সিরিজ)*
17. লার্ন হাউ টু রিভার্স হার্ট ডিজিজ
18. এ কম্প্লীট গাইড ম্যানেজিং স্ট্রেস

আজ *'সাওল হার্ট প্রোগ্রাম'* হৃদয় রোগের ওপরে নিয়ন্ত্রণ প্রাপ্ত করার জন্য যথেস্ট খ্যাতি অর্জন করে দিয়েছে – যেখানে রোগীদের এ্যালোপ্যাথি ওষুধ ছাড়াও যোগ, ধ্যান, জীরো অয়েল কুকিং, মানসিক চাপ ব্যবস্থাপনা, ব্যায়াম এবং মেডিক্যাল তথ্যেরও প্রশিক্ষণ প্রদান করা হয়।

ডাঃ ছাজেড় *'সাওল টাইমস্'* নামে এক মাসিক পত্রিকাও প্রকাশ করেন... যাতে হৃদয়ের সঙ্গে যুক্ত বিভিন্ন বিষয়ের ওপরে লেখা থাকে। এখন *'সাওল সমাচার' (হিন্দী)*-ও পাওয়া যাচেছ। বিভিন্ন সংবাদপত্র এবং পত্রিকায় ওনার এবং সাওল হৃদয় অভিযানের বিষয়ে এখনও পর্যন্ত 1000-য়েরও বেশী লেখা প্রকাশিত হয়েছে। ওনাকে প্রায়ই টি. ভি. প্রোগ্রাম, আলোচনা সভা ইত্যাদিতে আমন্ত্রণ জানানো হয়। উনি স্বাস্থ্য বিষয়ের ওপরে বেশ কয়েকটি VCDs এবং DVDs-ও বার করেছেন।

ডাঃ ছাজেড় আয়ুর্বিজ্ঞান সংস্থানের সঙ্গে মিলে 1985 সালে *'ইণ্ডিয়া হ্যাবিটেট সেন্টার'*-তে *'জীবনশৈলী এবং হৃদয়'* নামক বিষয়ের ওপরে প্রথম আন্তজার্তিক সম্মেলনের আয়োজন করেছিলেন। তারপর উনি 1999 সালের নভেম্বর মাসে ইণ্ডিয়া হ্যাবিটেট সেন্টারে *'জীবনশৈলী এবং স্বাস্থ্য'* বিষয়ের ওপরে আরও একটি সম্মেলনের আয়োজন করেন।

ডাঃ বিমল ছাজের জয়েন্টের যন্ত্রণা, হাঁফানী, ডায়াবেটিজ আর স্থূলতার মত সাধারণ রোগগুলোকে দূর করার জন্য দৈনিক প্রশিক্ষণেরও আয়োজন করেন।

উনি এখনও পর্যন্ত 12,000-য়েরও বেশী হৃদয় রোগীদের চিকিৎসা কোন প্রকারের অস্ত্রোপচার ছাড়াই করেছেন। উনি ভারতের প্রাক্তণ রাষ্ট্রপতি স্বর্গীয় শ্রী শঙ্কর দয়াল শর্মার চিকিৎসাও করেছেন। বর্তমান রাষ্ট্রপতি শ্রীমতি প্রতিভা পাটিল এবং ওনার স্বামীও ডাঃ ছাজেড়ের থেকে তিন দিবসীয় হৃদয়ের রক্ষণাবেক্ষন সংক্রান্ত প্রশিক্ষণ নিয়েছেন। ডাঃ ছাজেড়কে বেশ কিছু পুরস্কারেও সম্মানিত করা হয়েছে... যেগুলোর মধ্যে *'রাজীব গান্ধী রাষ্ট্রীয় একতা পুরস্কার'* শামিল রয়েছে। □

# সাওল হার্ট প্রোগ্রাম

এটা হচেছ এক তিন দিবসীয় প্রশিক্ষণ শিবির... যেখানে সকল হৃদয় রোগী এক সাথে থেকে 'জীবন কাটানোর কলা এবং বিজ্ঞান' শেখেন। অভিজ্ঞ ডাক্তার, যোগ বিশেষজ্ঞ, প্রশিক্ষকদের পথ প্রদর্শনে তাঁদেরকে জীবনশৈলীর সাথে যুক্ত রোগ এবং হৃদয় রোগের ব্যাপারে ডাক্তারী তথ্য প্রদান করা হয়ে থাকে। এই প্রোগ্রাম উচ্চ রক্তচাপ এবং হৃদয় রোগের থেকে মুক্তি পেতে সহায়ক হয়। এখানে দম্পতিরা হৃদয়ের দেখাশোনা করার সঠিক পদ্ধতি শেখেন।

এই শিবির দেশের সকল বড় শহরগুলোয় আয়োজিত হয়। এমন শিবির দিল্লীতে প্রতি মাসে এবং কোলকাতা, মুম্বাই আর বাঙ্গালোরে প্রতি তিন মাসে একবার আয়োজিত হয়। এই সব শিবিরে অংশ নিয়ে আপনারা সাজারী, এঞ্জিয়োপ্লাস্টি, এঞ্জিয়োগ্রাফী এবং হার্ট এ্যাটাকের মত ঝুঁকিগুলোর থেকে নিজেদের রক্ষা করতে পারেন। বিস্তৃত তথ্য এবং ফ্রী বুকলেটের জন্য যোগাযোগ করুন ঃ

## সাওল কার্যালয়

**নর্থ জোন ঃ** দিল্লী (মুখ্যালয়)

সাওল হার্ট সেন্টার

বিক্রম বিহার, লাজপত নগর IV, নূতন দিল্লী - 110 024

ফোন ঃ 011 - 26235168, 26283098, 26211908, 65093130

ফ্যাক্স ঃ 011 - 26212016

ই-মেল ঃ info@saaol.com ওয়েবসাইট ঃ www.saaol.com

**দক্ষিণ দিল্লী ঃ** 78, ন্যাশনাল পার্ক, নূতন দিল্লী

ফোন ঃ 011 - 65178530

**পূর্ব দিল্লী ঃ** সাওল হার্ট সেন্টার

সূর্য নিকেতন, বিকাশ মার্গ এক্সটেনশন, দিল্লী - 92

ফোন ঃ 011 - 22377358, 22377359

**উত্তর দিল্লী ঃ** সাওল হার্ট সেন্টার

বি - 177, লোক বিহার, পীতমপুরা, দিল্লী - 34

ফোন ঃ 011 - 27352023, 65158202

**জয়পুর কেন্দ্র ঃ** সাওল হার্ট সেন্টার

21 - ডি - 1, বরবাডা হাউস কলোনী *(আজমের পুলের নিকট)*

আজমের রোড, জয়পুর - 302 006

ফোন ঃ 0141 - 4007141 মোবাইল ঃ 09829060442

ই-মেল ঃ saaolheartceber@yahoo.com

**জোধপুর কেন্দ্র ঃ** সানসিটি হার্ট কেয়ার সেন্টার

পামোটা, জোধপুর *(রাজস্হান)*

ফোন ঃ 0291 - 2545445, 2546455

**সাউথ জোন ঃ** বাঙ্গালোর

শ্রী জয়কর / শ্রীমতি স্মিতা

No. 16, 17 'এ' ক্রস - ভুবনেশ্বরী নগর

কফি বোর্ড লে-আউট প্লে গ্রাউণ্ডের বিপরীতে, বাঙ্গালোর - 560 024

মোবাইল ঃ 09343736554 ফোন ঃ 64524482

ই-মেল ঃ ssprasaad@yahoo.com

**চেন্নাই অফিস ঃ** শ্রী কমল ছাজেড়

C/o : জীস পার্ক ইণ্ডিয়া প্রা. লি., 566, অন্নাসলাই, চেন্নাই - 600 018

ফোন ঃ 044 - 22260209 মোবাইল ঃ 09380922206

**হায়দ্রাবাদ অফিস ঃ** সাওল হার্ট সেন্টার

3 - 6 - 147 / 2, স্ট্রীট নং 17, হিমায়ত নগর

*(বাসু মেডিক্যাল হলের পাশে, এইচ.ডি.এফ.সি. ব্যাঙ্কের বিপরীতে)*

হিমায়ত নগর, হায়দ্রাবাদ - 500 029

ফোন ঃ 092462 - 28104

**ওয়েস্ট জোন ঃ** সাওল হার্ট সেন্টার, মুম্বাই

মিস্ সুধা / মি. গৌরব অগ্রবাল

সকীল ম্যানশন, গ্রাউণ্ড ফ্লোর, ফ্ল্যাট নং 2, জুহু তারা রোড

*(জে. ডব্লিউ. মেরিয়ট হোটেলের বিপরীতে)* মুম্বাই - 49

ফোন ঃ 022 - 32094948 মোবাইল ঃ 09819809068

**ইস্ট জোন ঃ** কোলকাতা

মি. প্রবীন

65 / 4 - A ফ্ল্যাট নং 1A, শরৎ বোস রোড, কোলকাতা - 25

ফোন ঃ 32930329, 24545981 মোবাইল ঃ 933070713

# সূচীপত্র

অধ্যায় - *01*

# রক্তচাপ এবং হায়পারটেনশনের সমুচিত তথ্য

## 01. কার্ডিয়োভাস্কুলার তন্ত্রের কার্যবিধি

### (ক) কার্ডিয়োভাস্কুলার তন্ত্র

01. কার্ডিয়োভাস্কুলার তন্ত্রের কার্যবিধি
02. উচ্চ রক্তচাপের জন্য ঝুঁকির কারক
03. উচ্চ রক্তচাপের সম্বন্ধে সাধারণ তথ্য
04. উচ্চ রক্তচাপের বিভিন্ন প্রকার

কার্ডিয়োভাস্কুলার তন্ত্রে হৃদয় আর রক্ত নলিকা শামিল রয়েছে... যেগুলো শরীরের বিভিন্ন অঙ্গে রক্ত প্রবাহিত করে। হৃদয় চার কক্ষে বিভক্ত হয়ে থাকে। হৃদয়ের প্রতিটি স্পন্দনের সাথে এর চতুর্থ কক্ষ থেকে শুদ্ধ রক্ত প্রবাহিত হয়... এই কক্ষকে *'পাম্পিং চেম্বার'*-ও বলা হয়ে থাকে। এই রক্ত নলিকাগুলোর মাধ্যমে পুরো শরীরে পৌঁছে যায়। রক্ত শরীরের প্রতিটি অঙ্গে ভোজন পৌঁছে দেয়, যাতে সেই সব তন্ত্রগুলো নিজের-নিজের কাজ করতে পারে। সব থেকে বড় ধমনী *'আওর্টা' (Aorta)* বাঁ দিকে ভেন্ট্রীকলের সাথে যুক্ত হয়ে থাকে এবং হৃদয় থেকে বার হওয়া রক্তের মুখ্য চ্যানেল এটাই হয়। এটা এগিয়ে চলে ছোট ধমনীগুলোয় বিভক্ত হয়ে পড়ে... সেই সব ছোট ধমনীগুলো আরও ছোট ধমনীতে ভাগ হয়ে পড়ে... যাদের *'আর্টেরিয়োলেস' (Arterioles)* বলা হয়।

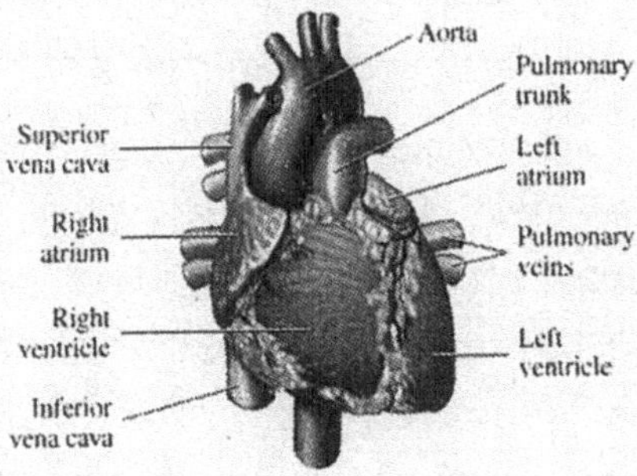


আমাদের শরীরে এমন প্রচুর ছোট-ছোট শিরা রয়েছে, যেগুলোকে আমরা খালি চোখে দেখতে পারি না। এগুলোকে *'ক্যাপিলারীজ' (Capillaries)* বলা হয়। এগুলোকে কেবলমাত্র মাইক্রোস্কোপ দ্বারাই দেখা যেতে পারে। এগুলো মিহি ভোজন কণা আর অক্সিজেন পৌঁছে

দেয়। এগুলো শরীরের প্রতিটি কোশিকাকে ভোজন আর অক্সিজেন পৌঁছে দেওয়ার পরে সেগুলোর থেকে ব্যর্থ পদার্থ নিয়ে আসে। এই সব শিরা শরীরের প্রতিটি অংশ থেকে রক্তকে হৃদয় পর্যন্ত পৌঁছে দেয়... হৃদয় থেকে রক্ত ফুসফুসে পৌঁছয়... যেখানে সেটা কার্বন-ডাই-অক্সাইড ছেড়ে অক্সিজেন গ্রহণ করে। এই প্রক্রিয়াকে *'গ্যাসীয় আদান-প্রদান'* বলা হয়। তাজা অক্সিজেনে ভরপুর রক্ত আবার একবার হৃদয়ে পৌঁছে নতুন যাত্রা শুরু করে।

### (খ) উচ্চ রক্তচাপ বা হায়পারটেনশন ঠিক কি ?

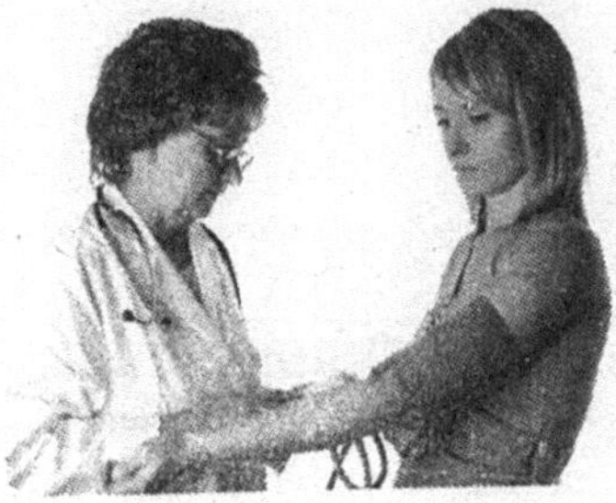

যখন হৃদয় থেকে রক্ত শরীরের বিভিন্ন অংশে যায়, তখন সেটার প্রবাহের চাপকেই ব্লাড প্রেশার বলা হয়। রক্তচাপ আর শরীরের অঙ্গগুলোর ওপরে এর প্রভাব জানার জন্য শরীরে ব্লাড প্রেশারের নিয়মনকে বুঝতে হবে।

নীচের তথ্যগুলো দ্বারা আপনাদের এটা বুঝতে সুবিধা হবে যে, উচ্চ রক্তচাপ কি ভাবে হয় এবং এই জিনিযটা এতটা বিপজ্জনক কেন হয় ?

### (গ) ব্লাড প্রেশারের আবশ্যকতা

যে কোন তরল পদার্থ ওপরের দিক থেকে নীচের দিকে প্রবাহিত হয়। আমাদের শরীরের রক্ত প্রবাহের জন্য এক আভ্যন্তরীণ প্রেশার *(চাপ)* তৈরী হয়। যখন হৃদয়ের চতুর্থ কক্ষ, আগে থেকে পরিপূর্ণ ধমনীগুলোয় রক্ত প্রবাহিত করে... তখন সেগুলোর ভেতরে এক চাপের সৃষ্টি হয়। এটাই রক্তকে নীচের অংশগুলো পর্যন্ত নিয়ে যায়... কিন্তু ঠিক তখনই ভেন্ট্রীকল সংকুচিত হয়ে পড়ে আর অন্য আরেকটি রক্ত প্রবাহ এসে পড়ে। এই ভাবে পুরো শরীরে রক্তের নিরন্তর প্রবাহ হতে থাকে।

রক্ত প্রবাহ দ্বারা সৃষ্ট চাপের মাত্রাকেই রক্তচাপ *(ব্লাড প্রেশার)* বলা হয়, যাতে শরীরের সকল অঙ্গগুলোয় রক্ত পৌঁছতে পারে।

শরীরের মুখ্য টিউবগুলোয় চাপ মাকারীর 120 মিমি হয় *(mmHg)*। এটাকে সিষ্টোলিক প্রেশার বলা হয়। যখন এই প্রেশার রক্তকে হৃদয় থেকে ছোট ধমনীগুলোর দিকে ধাক্কা দেয়, তখন এটা 80 mmHg পর্যন্ত হয়ে পড়ে। এটাকে ডায়স্টোলিক প্রেশার বলা হয়। ততক্ষনে লেফট্ ভেন্ট্রীকল আরও রক্ত পাঠিয়ে দেয়... যাতে রক্তের চাপ বেড়ে ওঠে। এজন্য সেটা 120 থেকে 80 mmHg-র মাঝে থাকে, যেটা হৃদয়ের সংকুচন আর বিস্তৃতির সাথে যুক্ত হয়ে থাকে।

আপনারা নিজেদের হাতের কব্জির শিরা দ্বারা এটাকে অনুভব করতে পারবেন। এই প্রেশারই পুরো শরীরে রক্তকে সঞ্চালিত করতে থাকে। এটাই শরীরের মাংসপেশীগুলোকে ভোজন পৌঁছে দেয় এবং হৃদয় পর্যন্ত রক্ত পৌঁছে দেয়।

আমাদের শরীরের ধমনী আর শিরাগুলোয় একবারে 5 লিটারের মত রক্ত থাকে এবং প্রতিটি সংকুচনে বাঁ দিকের কক্ষ 120 mmHg-র তীব্র গতিতে 70 মিলি রক্ত ছুঁড়ে দেয়। পরের মুহূর্তেই সেটা আবার একবার 70 মিলি রক্ত পেয়ে যায়, যাতে সেটাকে ধাক্কা দেওয়া যেতে পারে। এই প্রক্রিয়া লাগাতার চলতে থাকে। এই প্রেশার ছাড়া রক্তের প্রবাহ হতে পারত না আর আমরা মারা পড়তাম।

**(ঘ) ব্লাড প্রেশারকে নিয়ন্ত্রিত করা অঙ্গ**

আমাদের শরীরের পাঁচটি প্রমুখ অঙ্গ রক্তচাপকে নিয়ন্ত্রিত রাখে – হৃদয়, কিড্‌নী, ধমনী, স্নায়ু তন্ত্র এবং হার্মোন।

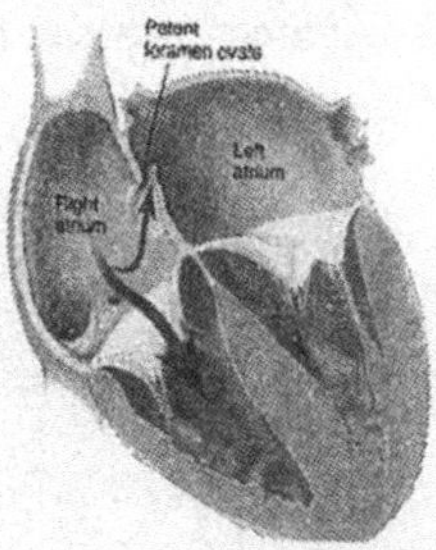


**হৃদয় ঃ** এটা হচ্ছে এক মাংসপেশীয় অঙ্গ। যখন মাংসপেশীগুলো সংকুচিত হয়ে পড়ে, তখন চাপের কারণে রক্ত মহাধমনী *(আওর্টা)* পর্যন্ত পৌঁছয়। এই মাংসপেশীগুলো যত বেশী কড়া হয়, সেগুলোকে তত বেশী মেহনত করতে হয়।

**ধমনী ঃ** এগুলো হৃদয় থেকে শরীরের বিভিন্ন অঙ্গ পর্যন্ত রক্ত পৌঁছে দেয়। ছোট ধমনীগুলোকে *'আর্টেরিয়োলেস'* আর *'ক্যাপিলারীজ'* বলা হয়। এগুলোর মধ্যে নরম মাংসপেশী থাকে... যেগুলো রক্ত প্রবাহিত হওয়ার সময় সংকুচন আর বিস্তৃতিতে সহায়ক হয়। এগুলো যত বেশী নমনীয় হবে, সেগুলোকে তত কম শক্তি লাগাতে হবে। যখন এগুলো কড়া আর সংকুচিত হয়ে পড়ে, তখন রক্ত প্রবাহিত করার জন্য অতিরিক্ত জোর লাগাতে হয়। সিম্পেথেটিক স্নায়ু তন্ত্র দ্বারা এটার পূর্তি হয়। এগুলো স্নায়ু ধমনীগুলোকে কড়া করে তোলে... যার ফলে উচ্চ রক্তচাপের সৃষ্টি হয়।

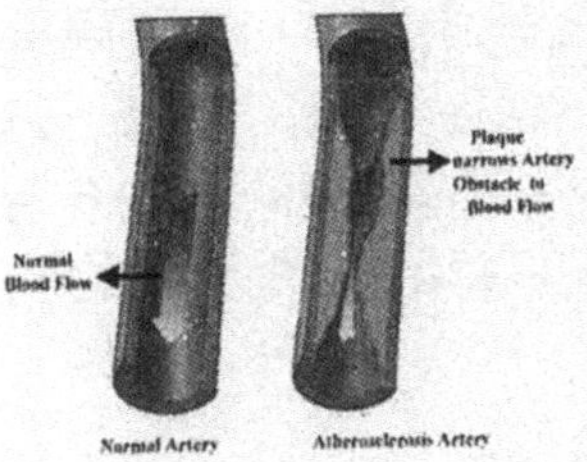


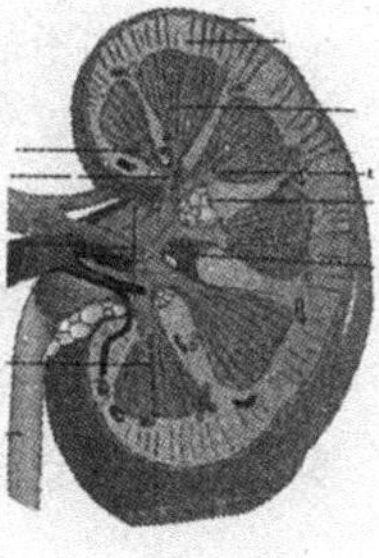

**কিড্‌নী ঃ** এটা শরীরে জলের মাত্রা আর সোডিয়ামের মাত্রার স্তর বজায় রাখে। জল সোডিয়ামের ওপরে নির্ভরশীল হয়ে থাকে। যদি সোডিয়াম বেশী হয়, তাহলে শরীরে জলের

মাত্রাও বেড়ে উঠবে। এই অতিরিক্ত তরল পদার্থ ব্লাড ভেসেলসগুলোর ওপরে চাপের সৃষ্টি করবে... যার ফলে রক্তচাপ বেড়ে উঠবে। কিড্নী কিছু রসায়নও স্রাবিত করে, যেগুলো উচ্চ রক্তচাপ নিয়ন্ত্রণে প্রমুখ ভূমিকা পালন করে; যেমন – এঞ্জিয়োটেন্সিনোজন। এ.সি.ই. এঞ্জাইম এটার নির্মাণে সহায়ক হয়।

**স্নায়ু তন্ত্র ঃ** স্নায়ু তন্ত্রকে মস্তিষ্ক নিয়ন্ত্রিত করে এবং সিম্পেথেটিক স্নায়ু তন্ত্রের সাথে উচ্চ রক্তচাপের গভীর সম্পর্ক রয়েছে। স্নায়ু তন্ত্র ন্যুরোট্রান্সমিটার পাঠাতে থাকে, যেটা হাইপোথ্যালেমসকে উত্তেজিত করে তোলে আর এটাই ভাবনাত্মক মস্তিষ্ককে নিয়ন্ত্রিত রাখে। হাইপোথ্যালেমস উত্তেজিত হয়ে পড়তেই বেশ কিছু হার্মোন রক্ত প্রবাহের সাথে মিশে যায়... যার ফলে ধমনীগুলোর রক্ত প্রবাহে বাধার সৃষ্টি হয়ে পড়ে এবং উচ্চ রক্তচাপের সৃষ্টি হয়ে পড়ে। স্নায়ু তন্ত্র হৃদয়কে উত্তেজিত করে তোলা আল্‌ফা আর বীটা রিসেপ্টর্সকেও নিয়ন্ত্রিত করে – এর ফলে সংকুচন এবং হৃদয় গতিতে বৃদ্ধি হয় আর উচ্চ রক্তচাপের সৃষ্টি হয়ে পড়ে।

সমস্ত প্রকারের মানসিক চাপের সাথে মস্তিষ্ক আর স্নায়ু তন্ত্রের সম্পর্ক রয়েছে। এই প্রকার এটা প্রত্যক্ষ-অপ্রত্যক্ষ রূপে স্নায়ু তন্ত্রের মাধ্যমে উচ্চ রক্তচাপে পরিবর্তিত হয়ে পড়ে।

**হার্মোন ঃ** হার্মোনও হৃদয়, ধমনী আর স্নায়ু তন্ত্রের মাধ্যমে রক্তচাপকে নিয়ন্ত্রিত করে। এর মধ্যে এড্রেনলিন হার্মোন হচ্ছে মুখ্য। এর স্রাব দ্বারা হৃদয় গতি আর সংকুচন বৃদ্ধি পায় এবং ধমনীগুলো সংকুচিত হয়ে পড়ে। চাপ দূর হতেই রক্তচাপও নীচের দিকে নেমে আসে। কর্টিসল, এ.সি.টি.এইচ., এল্ডোস্টীটোন, থাইরোক্সাইন ইত্যাদি হার্মোন রক্তচাপ নিয়ন্ত্রণে বিশেষ ভূমিকা পালন করে। সম্প্রতি মেডিক্যাল বিজ্ঞান বেশ কিছু নতুন আর ন্যুরো হার্মোনের আবিস্কার করেছে... যেগুলো রক্তচাপের ওপরে বিভিন্ন প্রকারের প্রভাব বিস্তার করে।

## উচ্চ রক্তচাপের কারণ ঃ

উচ্চ রক্তচাপ কোন একটা কারণে হয় না। এর জন্য বেশ কিছু কারক দায়ী থাকে। এগুলোকেই উচ্চ রক্তচাপের 'রিস্ক ফ্যাক্টর্স' বলা হয়। এগুলোকে আমরা দুই গ্রুপে ভাগ করতে পারি।

(01) অপরিবর্তনীয় এবং (02) পরিবর্তনীয়। অপরিবর্তনীয় কারকগুলোকে বদলানো যায় না... কিন্তু পরিবর্তনীয় কারকগুলোকে আমরা চেস্টা করলে বদলাতে পারি।

**(01) অপরিবর্তনীয় কারক ঃ** এগুলোকে আপনারা বদলাতে পারবেন না। এগুলোকে নিয়ন্ত্রিত করার জন্য আজ পর্যন্ত কোন ঔষধি তৈরী হয়নি। এগুলো হচ্ছে এই প্রকার ঃ

**(i) আয়ু :** বয়স বাড়ার সাথে-সাথে মহিলা আর পুরুষদের মধ্যে রক্তচাপ বেড়ে ওঠে।

**(ii) বংশানুগত কারক :** উচ্চ রক্তচাপে বংশানুগত কারকও যথেষ্ট গুরুত্ব রাখে। বিভিন্ন অধ্যয়ণ থেকে এটা জানতে পারা গেছে যে, যদি মাতা-পিতার উচ্চ রক্তচাপ না থাকে, তাহলে তাঁদের বাচ্চাদের মধ্যে এই রোগ হওয়ার সম্ভাবনা 3% থাকে। আর যদি মাতা-পিতা দুজনেই উচ্চ রক্তচাপের রোগী হন, তাহলে তাঁদের বাচ্চাদের এই রোগ হওয়ার সম্ভাবনা 45% পর্যন্ত পৌঁছে যায়।

**(02) পরিবর্তনীয় কারক :** এগুলো হচ্ছে সেই সব কারক, যেগুলোকে আপনারা বদলাতে পারেন :

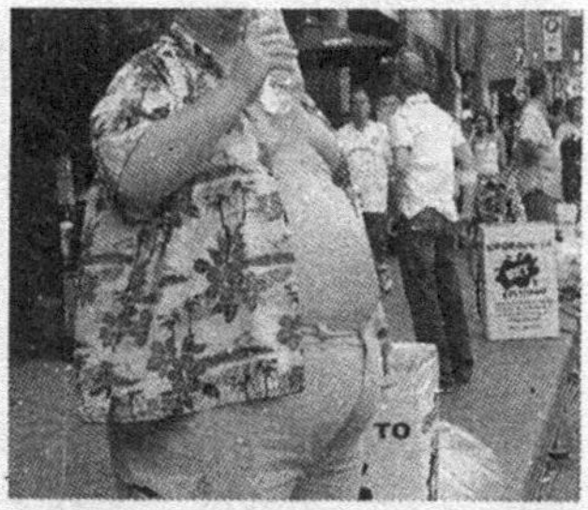

**(i) স্থূলতা :** স্থূলতা উচ্চ রক্তচাপের মুখ্য কারণ হয়। শরীরের ওজন বেড়ে উঠলে রক্তচাপের ঝুঁকি বেড়ে ওঠে। বিভিন্ন অধ্যয়ণ থেকে এটা জানতে পারা গেছে যে, ওজন কমালে রক্তচাপও কমে আসে।

**(ii) ফ্যাট :** কোলেস্ট্রল এবং ট্রাইগ্লিসরাইড থেকেও উচ্চ রক্তচাপ বাড়তে পারে। এগুলোর বেড়ে ওঠা স্তর থেকে *'এথেরোস্ক্লেরোসিস'* হতে পারে... যে জিনিষটা রক্তচাপকে বাড়িয়ে তোলে।

**(iii) মদ্যপান :** অত্যধিক মদ্যপানের কারণেও উচ্চ রক্তচাপের ঝুঁকি বেড়ে ওঠে। বিভিন্ন অধ্যয়ণ থেকে এটা জানতে পারা গেছে যে, উচ্চ সিস্টোলিক রক্তচাপ, উচ্চ ডায়স্টোলিক রক্তচাপের তুলনায় বেশী বিপজ্জনক হয়। এমনটা মানা হয়ে থাকে যে, মদ্যপানের কারণে সিস্টোলিক প্রেশার বেড়ে ওঠে।

**(iv) শারীরিক নিষ্ক্রিয়তা :** শরীরের ওজন বেড়ে ওঠা এবং অন্যান্য আরও কিছু কারণেও রক্তচাপ বেড়ে ওঠে।

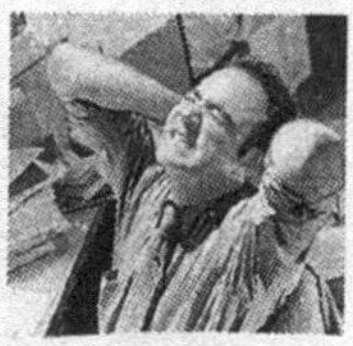

**(v) মনোবৈজ্ঞানিক চাপ :** মানসিক চাপে গ্রস্ত ব্যক্তির সিম্পেথেটিক স্নায়ু তন্ত্রের পক্ষে অতি প্রতিক্রিয়া হতে থাকে। শরীরে এড্রেনলিন স্রাব বেড়ে উঠলে রক্তচাপও বেড়ে ওঠে।

**(vi) নুনের মাত্রা :** বিভিন্ন অধ্যয়ণ থেকে এটা জানতে পারা গেছে যে, বেশী মাত্রায় নুনের সেবন করলেও রক্তচাপ বেড়ে ওঠে। জাপানে উচ্চ রক্তচাপের রোগীর সংখ্যা বেশী... কারণ ওখানে নুনের সেবন বেশী মাত্রায় করা হয়ে থাকে।

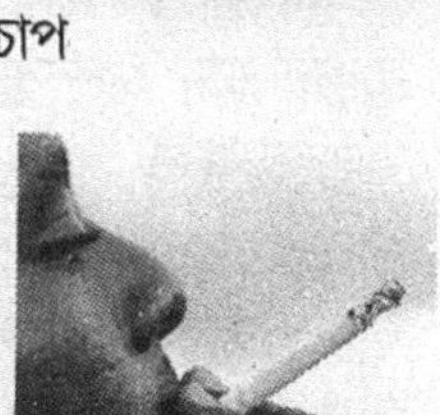

**(vii) ধূম্রপান :** ধূম্রপান আর তামাকের সেবনকেও উচ্চ রক্তচাপের জন্য দায়ী মনে করা হয়।

**(viii) অন্যান্য কারক ঃ** গর্ভনিরোধক ট্যাবলেট, চিৎকার-চেঁচামেচি, কাঁপুনি আর তাপমাত্রা ইত্যাদি কারক থেকেও রক্তচাপ বেড়ে উঠতে পারে।

**(ঙ) মানসিক চাপের কারণে কি হায়পারটেনশন হয় ?**

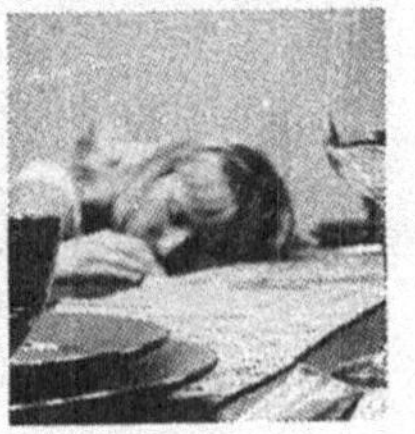

আপনারা কি নিজেদের অফিসে অত্যন্ত মানসিক চাপগ্রস্ত হয়ে থাকেন ? রাস্তায় ট্রাফিকে ফেঁসে গেলে কি আপনারা রাগে ভরে ওঠেন ? আপনারা কি সেই সব তুচ্ছ-তুচ্ছ কারণে রেগে ওঠেন, যেগুলো অন্যরা উপেক্ষা করে দেন ? তাহলে এটা জেনে নিন যে, আপনারা মানসিক চাপজনিত হায়পারটেনশনে গ্রস্ত হয়ে পড়েছেন।

**মানসিক চাপের প্রতিক্রিয়া**

আপনারা যখন মানসিক চাপে ভরে ওঠেন, তখন আপনাদের শরীর মানসিক চাপের প্রতিক্রিয়া দিতে থাকে। এর ফলে এড্রেনলিনের স্তর বেড়ে ওঠে... যার ফলে রক্তচাপ, ব্লাড শুগার আর হৃদয়ের গতি বেড়ে ওঠে। এর ফলে মাংসপেশীগুলোর টোনও বেড়ে ওঠে... কিন্তু রক্তচাপ ধীরে-ধীরে কমে আসে। এমনটা যদি বার-বার হতে থাকে, তাহলে শরীরে রক্তচাপের উচ্চ স্তর বজায় থাকে।

**মানসিক চাপ এবং উচ্চ রক্তচাপ**

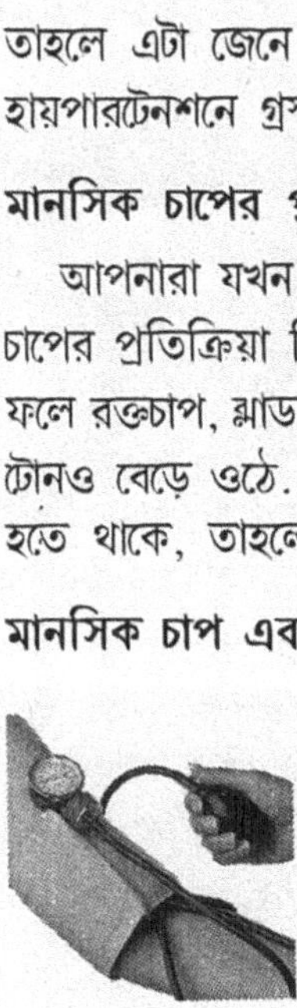

দীর্ঘকালীন মানসিক চাপগ্রস্ত ব্যক্তি প্রায় ক্ষেত্রে দীর্ঘকালীন হায়পারটেনশনের শিকার হয়ে পড়েন। আপনারা এটা কি করে জানতে পারবেন যে, আপনারাও এই রোগে গ্রস্ত কি না ? অত্যন্ত সহজ! আপনারা যদি মানসিক চাপ অনুভব করেন, তাহলে আপনারা এই রোগের রোগী। যেসব ব্যক্তি খুব তাড়াতাড়ি রেগে ওঠেন, তাঁদের মানসিক চাপজনিত হায়পারটেনশন হওয়ার সম্ভাবনা বেশী থাকে। এক অনুমান অনুসারে, মানসিক চাপ উচ্চ রক্তচাপের জন্য 50% পর্যন্ত দায়ী হয়।

**এড্রেনলিনের শক্তি**

এমনটা সকলের সঙ্গেই হয়। এমনটা সেই সময় শুরু হয়, যখন আপনারা যথেস্ট ভয় পান বা অত্যন্ত ক্রুদ্ধ হয়ে ওঠেন। আপনাদের হৃদয় জোরে-জোরে স্পন্দিত হতে থাকে, আপনারা হাঁফাতে থাকেন আর আপনাদের প্রচণ্ড ঘাম আসতে থাকে। আপনাদের আন্ত্রগুলো সংকুচিত হয়ে পড়তে থাকে। আপনারা ঘাবড়ে উঠে মানসিক চাপগ্রস্ত হয়ে পড়েন এবং বিপদের প্রতিক্রিয়া ব্যক্ত করার জন্য প্রস্তুত হয়ে ওঠেন। এই সব পরিবর্তনের জন্য *'এড্রেনলিন'* হার্মোন দায়ী

হয়। এই হার্মোন আপনাদের শরীরেই তৈরী হয়, যাতে আপনারা বিপদের ব্যাপারে সতর্ক হয়ে ওঠেন আর সেটার সঙ্গে লড়াই করার জন্য তৎপর হয়ে ওঠেন। এই *'ফাইট এ্যাণ্ড ফ্লাইট'* প্রতিক্রিয়া সেই সময়ের পক্ষে আদর্শ ছিল... যখন মনুষ্যকে শারীরিক সংকটের মোকাবিলা বেশী করে করতে হত।

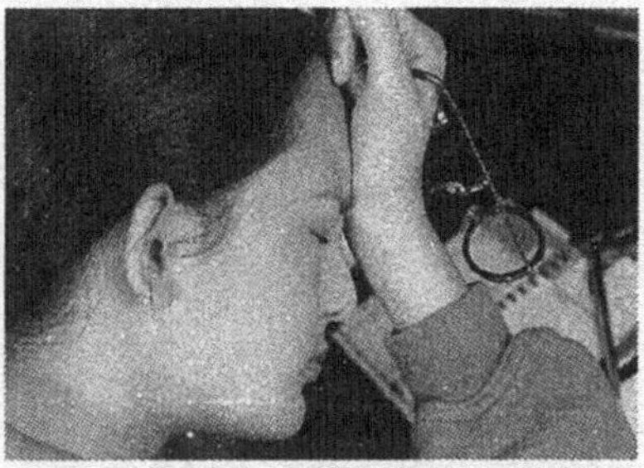

লোকেরা সেই সময় লড়াই করে বা পালিয়ে গিয়ে নিজেদের সমস্যার সমাধান করে নিত এবং হার্মোন দ্বারা উৎপন্ন তাদের মানসিক চাপও দূর হয়ে পড়ত।

আপনারা ট্রাফিকে ফেঁসে থাকুন, কোন কাজ শেষ করার ডেডলাইনে ফেঁসে থাকুন বা কোন পারিবারিক সদস্যের সঙ্গে বচসা হোক্ অথবা কোন ইতিবাচক চাপ হোক্, যেমন – প্রোমোশন বা ভাবী বিবাহ; এই সব কিছুই আপনাদের প্রভাবিত করে তোলে। দুর্ভাগ্যবশতঃ আপনারা বেশীর ভাগ সময় পালিয়ে গিয়ে বা লড়াই করে মানসিক চাপের থেকে মুক্তি পেতে পারেন না।

**মানসিক চাপের ক্ষেত্রে কি করা যেতে পারে ?**

আপনারাও যদি মানসিক চাপজনিত হায়পারটেনশনের শিকার হয়ে পড়েন, তাহলে ভয় পাবেন না। মানসিক চাপ ব্যবস্হাপনা আপনাদের মানসিক চাপের থেকে মুক্তি পেতে এবং বিশ্রামাবস্হায় যাওয়ার টেক্‌নিক শেখাতে পারে। গভীর শ্বাস-প্রঃশ্বাস, মাংসপেশীগুলোর শিথিলতা এবং নিয়মিত ব্যায়ামও মানসিক চাপ কম করতে সহায়ক হতে পারে।

নিজের রক্তচাপের পরীক্ষা করান। সেটা বেশী হলে বা আপনারা যথেষ্ট মানসিক চাপের মধ্যে থাকলে ডাক্তারবাবুর থেকে এটা জেনে নিন যে, মানসিক চাপ ব্যবস্হাপনার জন্য আপনাদের ঠিক কি করতে হবে ? আপনাদের অফিসেও এই জিনিযটার সুবিধা থাকতে পারে। গভীর শ্বাস নিন আর কাজে লেগে পড়ুন।

## উচ্চ রক্তচাপের ব্যাপারে সাধারণ তথ্য ঃ

### (ক) স্বাভাবিক রক্তচাপ বা উচ্চ রক্তচাপ কাকে বলে ?

স্বাভাবিক রক্তচাপ হচেছ রক্তের প্রবাহের সেই মাত্রা... যেটা রক্তকে শরীরের বিভিন্ন অঙ্গ পর্যন্ত পৌঁছে দিতে সহায়ক হয়। রক্তচাপ সর্বদা 120 / 80 mmHg-র থেকে কম থাকা উচিত।

ফার্মিংগাম হার্ট স্টাডী থেকে প্রাপ্ত পরিসংখ্যান থেকে এটা জানতে পারা গেছে যে, একবার হার্ট এ্যাটাক হয়ে পড়া রোগীদের মধ্যে 50% রোগী এবং পক্ষাঘাত হয়ে পড়া রোগীদের মধ্যে দুই-তৃতীয়াংশ রোগীদের রক্তচাপ 160 / 95 mmHg-র বেশী ছিল।

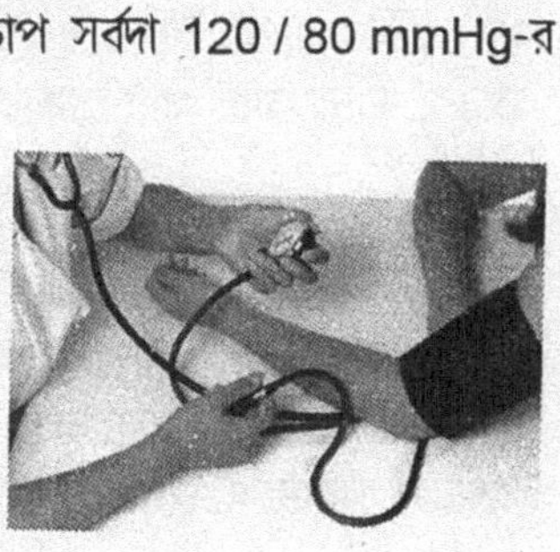

নিম্ন মধ্যবিত্ত শ্রেণীর লোকেদের মধ্যে হায়পারটেনশনের অনুমান লাগানো যায়নি... কারণ সেই সব লোকেরা এর মেডিক্যাল চিকিৎসার ওপরে দৃষ্টি দেন না।

যদি চিকিৎসা না হয়, তাহলে রক্তচাপ বহু বছর ধরে বেড়ে চলতে থাকে এবং হৃদয় লাগাতার বোঝা বইতে-বইতে ক্ষতিগ্রস্ত হয়ে পড়ে। চিকিৎসা না হলে উচ্চ রক্তচাপ শরীরের অন্যান্য অঙ্গগুলো ক্ষতিগ্রস্ত হয়ে পড়ার জন্যও দায়ী হয়।

বিশ্বে উচ্চ রক্তচাপের সঙ্গে যুক্ত প্রামাণিক এজেন্সী হচ্ছে আমিরিকার জয়েন্ট ন্যাশনাল কমিটি *(JNC)*। 1997 সালে জারী করা এই কমিটির যষ্ঠ রিপোর্ট অনুসারে উচ্চ রক্তচাপের শ্রেণী বিভাগ ঃ

| অবস্থা | সিস্টোলিক প্রেশার mmHg | ডায়স্টোলিক প্রেশার |
|---|---|---|
| শ্রেষ্ঠ* | 120-র কম | 80-র কম |
| স্বাভাবিক | 130-র কম | 85-র কম |
| উচ্চ স্বাভাবিক | 130 - 139 | 85 - 89 |
| অবস্থা I | 140 - 159 | 90 - 99 |
| অবস্থা II | 160 - 179 | 100 - 109 |
| অবস্থা III | 180 - 209 | 110 - 119 |
| অবস্থা IV | 210 বা বেশী | 120 বা বেশী |

** নোট ঃ অপ্টিমাল স্তরে হৃদয় রোগের ঝুঁকি থাকে... কিন্তু নিম্ন রক্তচাপও হৃদয়ের ওপরে নেতিবাচক প্রভাব বিস্তার করতে পারে, এজন্য ডাক্তারকে অবশ্যই জানান।*

হায়পার টেনশনকে প্রায়ই ***'সায়লেন্ট কিলার'***-ও বলা হয়ে থাকে... কারণ প্রায়ই হাল্কা থেকে মধ্যম রোগের প্রতি রোগীর দৃষ্টি ততক্ষন পর্যন্ত যায় না... যতক্ষন না কোন ভারী ক্ষতি হয়ে পড়ছে। এজন্য প্রাপ্তবয়স্কদের পক্ষে উচ্চ রক্তচাপ মাপদণ্ডকে স্বাভাবিক থেকে অবস্থা IV পর্যন্ত রাখা হয়েছে। এছাড়া এই শ্রেণীতে ডায়াবেটিজ আর কিড্নীর রোগে গ্রস্ত রোগীদেরও শামিল করা উচিত। যদি এই সব রোগীদের রক্তচাপ 130 / 80 mmHg-র বেশী হয়ে পড়ে, তাহলে তাঁদের চিকিৎসার আবশ্যকতা হয়।

**(খ) উচ্চ রক্তচাপের পরীক্ষা কি ভাবে হওয়া উচিত?**

উচ্চ রক্তচাপ পরীক্ষা করার সময় ডাক্তার রোগীর পুরো মেডিক্যাল ইতিহাস জানতে চান। উদাহরণস্বরূপ ডাক্তার এমন প্রশ্ন করতে পারেন যে, রোগীর পরিবারে কারো উচ্চ রক্তচাপ আছে কি না বা পরিবারের সদস্যদের নুন খাওয়ার অভ্যাস কেমন? রোগীর পুরো মেডিক্যাল পরীক্ষার পরে রোগীর দুই হাতের

রক্তচাপ মাপা হবে... এমনটা রোগীকে দাঁড় করিয়ে এবং শুইয়ে – দুই মুদ্রায় নেওয়া হবে। অনেক বার বাড়ী থেকে ব্লাড প্রেশার পরীক্ষা করিয়ে সেটার রিপোর্ট নিয়ে আসতেও বলা হয়।

এই ভাবে এটা জানা পারা যাবে যে, রোগীর রক্তচাপের প্যাটার্ন কি বা তাঁর *'হোয়াইট কোট হায়পারটেনশন' (কেবলমাত্র ডাক্তারের কাছে এলে রক্তচাপ বেড়ে ওঠা)* নেই তো ?

রোগের ব্যাপারে জানতে পারার পরে এবং সিরীয়াস রোগের ব্যাপারে পরীক্ষা করার পরে চিকিৎসা শুরু করা যেতে পারে। উচ্চ রক্তচাপ গম্ভীর হলে রীনল ডপলার সোনোগ্রাম বা স্ক্যানের সহায়তায় এটাও জানা হয় যে, রোগীর *'রীনোভাস্কুলার হায়পারটেনশন'* আছে কি না ? 24 ঘন্টার প্রস্রাব পরীক্ষা থেকে এণ্ডোক্রাইন অব্যবস্থার ব্যাপারে জানতে পারা যায়, যেমন – কুশিং রোগ বা ফিয়োক্রোমোসাইটোসিস।

হায়পারটেনশন প্রাপ্তবয়স্ক ব্যক্তি ছাড়াও বাচ্চাদেরও হতে পারে। বেশ কিছু রোগী নিম্ন রক্তচাপেও গ্রস্ত হতে পারেন। যদি ঝুঁকির কোন ব্যাপার না থাকে, তাহলে হায়পার 201 h3azKটেনশনের রোগীদের ওষুধের আবশ্যকতা পড়ে না। উচ্চ রক্তচাপের গম্ভীর মামলায় ওষুধের সাথে দীর্ঘকালীন চিকিৎসার প্রয়োজন পড়ে।

**(গ) উচ্চ রক্তচাপের লক্ষণ কি-কি ?**

বেশীর ভাগ রোগী হাল্কা থেকে গম্ভীর হায়পারটেনশনের লক্ষণ জানাতে পারেন না। এক-তৃতীয়াংশ রোগীরা তো হায়পারটেনশন হওয়ার ব্যাপারে জানতেও পারেন না। এমনিতে তাঁদের এ্যাঞ্জাইনা, শ্বাসকষ্ট বা হৃদয় রোগের সঙ্গে যুক্ত অন্যান্য লক্ষণের অনুভূতি হতে পারে। আপনারা যদি নিজেদের মধ্যে নিম্নলিখিত লক্ষণগুলোর মধ্যে যে কোন একটা লক্ষণ অনুভব করেন, তাহলে আপনাদের নিজেদের রক্তচাপ পরীক্ষা করানো উচিত।

**লক্ষণ ঃ**

01. ক্লান্তি
02. ভ্রম
03. গা গুলোন, পেটের গড়বড়ি
04. দৃষ্টিশক্তি দুর্বল হয়ে আসা
05. অত্যধিক ঘামতে থাকা
06. ত্বক হলুদ বা লাল হয়ে পড়
07. নাক থেকে রক্ত পড়া
08. উদ্বেগ বা ঘাবড়ানি
09. হৃদ্স্পন্দন অনিয়মিত হয়ে আসা

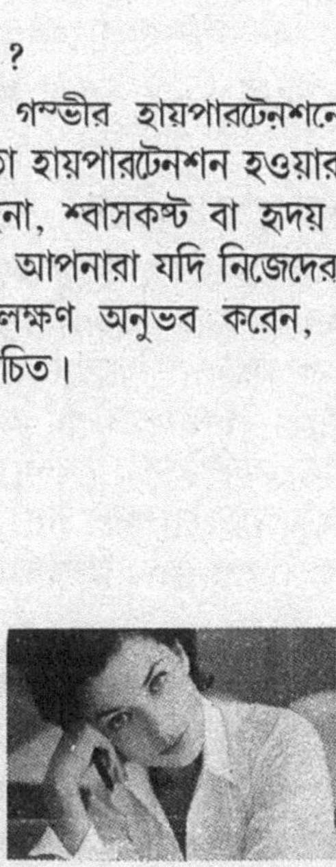

10. কানের মধ্যে সিটি বাজতে থাকা

11. নপুংসকতা

12. মাথার যন্ত্রণা

13. মাথা ঘুরতে থাকা

উচ্চ রক্তচাপ অনুভূত হওয়ামাত্র নিম্নলিখিত পরীক্ষাগুলো করান... যাতে এটা জানতে পারা যায় যে, তার ফলে কি-কি ক্ষতি হয়ে পড়েছে।

## পরীক্ষা

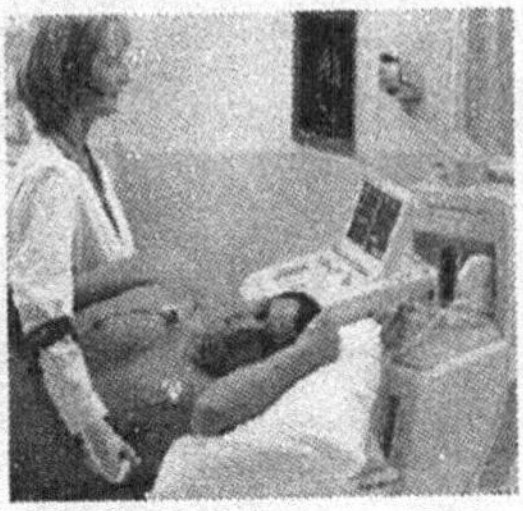

**01. ইউরিন এ্যানালাইজার** এবং রক্ত পরীক্ষা *(কিড্‌নীর রোগের ব্যাপারে জানার জন্য ইলেক্ট্রোলাইট এবং ওয়েস্ট প্রোডাক্টস্ টেস্ট, সীরম লিপিড প্রোফাইল)*।

**02. ইলেক্ট্রোকার্ডিয়োগ্রাম *(ECG)*** ঃ এটা হৃদয়ের যান্ত্রিক গতিবিধি মাপে। এর ফলাফল থেকে ডাক্তারবাবু সেই সব রোগের ব্যাপারে জানতে পারেন, যেগুলো উচ্চ রক্তচাপের সঙ্গে যুক্ত হতে পারে, যেমন – লেফ্‌ট্ ভেন্ট্রীকুলার হায়পারট্রোফী।

**03. ইকোকার্ডিয়োগ্রাম** ঃ এতে ধ্বনি তরঙ্গের মাধ্যমে হৃদয়ের গঠন এবং কার্য প্রণালী দেখা হয়। এই টেস্ট দ্বারা হৃদয় রোগেরও পরীক্ষা করা হয়।

**04. বুকের এক্স-রে** ঃ এর দ্বারা হৃদয়ের বিস্তৃতির ব্যাপারে জানতে পারা যায়।

## হায়পারটেনশনের প্রকার ভেদ

হায়পারটেনশন বেশ কয়েক প্রকারের হতে পারে। যেমন – প্রাইমারী, সেকেণ্ডারী, রেনোভাস্কুলার এবং লেবাইল ইত্যাদি। 2000 সাল পর্যন্ত এই সকল প্রকারকে রোগীর ডায়স্টোলিক রক্তচাপ হিসেবে জানা হত। অন্য শব্দে, উচ্চ রক্তচাপের রোগীদের ডায়স্টোলিক হায়পারটেনশন হত। যদিও ইউ.এস.এ.-য়ের ন্যাশনাল হার্ট লাং এ্যাণ্ড ব্লাড ইন্সটিটিউটের বক্তব্য হচ্ছে এই যে, চিকিৎসকদের কেবলমাত্র রোগীদের সিস্টোলিক ব্লাড প্রেশারই নয়... তাঁদের ডায়স্টোলিক ব্লাড প্রেশারেরও পরীক্ষা করা উচিত। আজকাল সিস্টোলিক রক্তচাপকে বেশী গুরুত্ব দেওয়া হয়ে থাকে।

বেশীর ভাগ উচ্চ রক্তচাপের রোগীরা প্রাইমারী হায়পারটেনশনে গ্রস্ত হন অর্থাৎ অনুসন্ধানকারীরা কেবলমাত্র অবস্থার ঝুঁকির ব্যাপারেই জানতে পেরেছেন... তাঁরা রোগের মূল পর্যন্ত পৌঁছতে পারেননি। এই সব রোগীরা মানসিক চাপ ব্যবস্থাপনা টেক্‌নিক দ্বারা যথেষ্ট আরাম পান।

## প্রাইমারী *(এসেনশিয়াল)* হায়পারটেনশন

অত্যধিক মানসিক চাপ, অত্যধিক ওজন এবং নিয়মিত ব্যায়ামের অভাবই উচ্চ রক্তচাপের প্রমুখ কারক হয়। আমাদের মেডিক্যাল সায়েন্স 90-95% উচ্চ

রক্তচাপের মামলাকে প্রাইমারী হায়পারটেনশনের শ্রেণীতে রাখে। বাকী 5-10% মামলাকে সেকেণ্ডারী হায়পারটেনশন বলা হয়ে থাকে... কারণ সেই সব ক্ষেত্রে রোগের কারণটা জানা যায় *(কিড্নীর রোগের কারণে বা ওষুধের প্রভাবে)*। নিম্নলিখিত কারকগুলো প্রাইমারী হায়পারটেনশনের সঙ্গে যুক্ত হয়ে রয়েছে... এগুলোর ফলে রোগের অবস্থা খারাপও হয়ে পড়তে পারে ঃ

- মানসিক চাপ
- হায়পারটেনশনের পারিবারিক ইতিহাস
- স্থূলতা
- নিয়মিত ব্যায়ামের অভাব
- ধূম্রপান
- ক্রমবর্দ্ধমান বয়স
- ক্যাফিনের অধিক মাত্রা
- তেল আর ফ্যাটযুক্ত ভোজন
- কোলেস্ট্রলের উচ্চ স্তর
- শরীরের এঞ্জিয়োটেন্সিন-রেনিন তন্ত্রের বংশানুগত সমস্যা, যেটা রক্তচাপ নিয়ন্ত্রিত করা সকল কারকগুলোকে প্রভাবিত করে ঃ
- রক্ত নলিকাগুলো সংকুচিত হওয়া, হৃদয় কোশিকা বিকাশ, সোডিয়াম আর জলের সন্তুলন এবং *'সল্ট জেনেস'*; যেটা নুন আর হায়পারটেনশনের ব্যাপারে মুখ্য ভূমিকা পালন করে।
- শরীরের সিম্পেথেটিক স্নায়ু তন্ত্রে বংশানুগত সমস্যা... যেটা হৃদয় গতি, রক্তচাপ এবং রক্ত নলিকাগুলোর প্রস্থকে নিয়ন্ত্রিত করে।

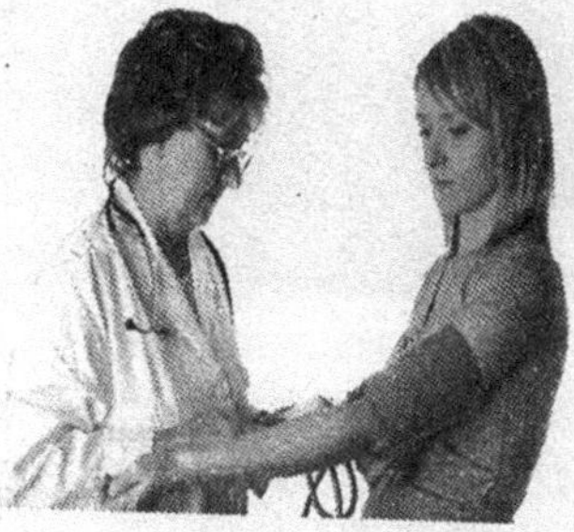

## সেকেণ্ডারী হায়পারটেনশন কি ?

সেকেণ্ডারী হায়পারটেনশন হচেছ সেই অবস্থা, যাতে উচ্চ রক্তচাপের কারণ জানা যায় *(স্লীপ, এপনিয়া, কিড্নী বা এণ্ডোক্রাইন রোগ)*। এই রক্তচাপ অন্যান্য রোগ বা অব্যবস্থার কারণে সেকেণ্ডারী হয় এবং সেই রোগ নিয়ন্ত্রণে চলে আসতেই এটাও ঠিক হয়ে পড়ে। এই অবস্থা হচেছ নিম্নলিখিত ঃ

- ঘুম
- কিড্নী বা এণ্ডোক্রাইন রোগ
- লিভার সিরোসিস
- কুশিং রোগ *(যাতে শরীর অধিক স্টেরয়েড তৈরী করে)*।
- ফিয়োক্রোমোসাইটোমা *(এড্রেনলিন সৃষ্টিকারী টিউমার)*।

- আওর্টার সমস্যা *(এই অবস্থায় আওর্টার দৈর্ঘ্যে সংকুচন এসে পড়ে... যার ফলে বাহুতে উচ্চ রক্তচাপ এবং পায়ে নিম্ন রক্তচাপ হয়ে পড়ে)*।

## সেকেণ্ডারী হায়পারটেনশনের কিছু অন্য কারক ঃ

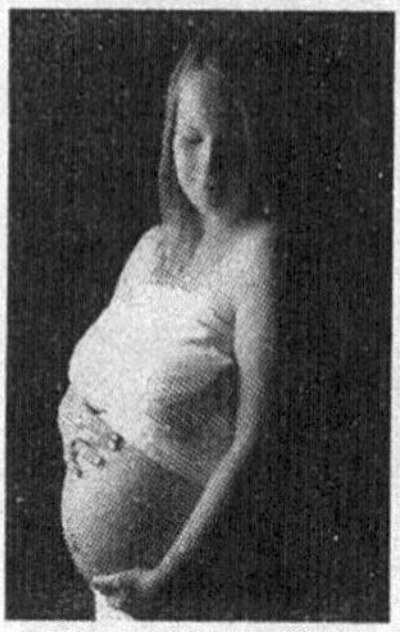

**01. গর্ভাবস্থা ঃ** যেসব মহিলাদের আগে থেকেই হায়পারটেনশন থাকে, গর্ভাবস্থায় তাঁদের অবস্থা আরও খারাপ হয়ে পড়ে বা গর্ভাবস্থাতেও তাঁদের হায়পারটেনশন হয়ে পড়ে। যদি আগে হায়পার টেনশন না থাকে, তাহলে ডেলিভারীর তৎক্ষনাত পরে আরাম এসে পড়ে। যদিও ভবিষ্যতে এমনটা আবার একবার হওয়ার সম্ভাবনা বেড়ে ওঠে।

**02. কিছু বিশেষ ঔষধি ঃ** কিছু নন্-স্টেরয়ডল এ্যান্টী-ইনফ্লামেট্রী ঔষধি এবং এস্ট্রোজেন *(গর্ভ নিরোধক ঔষধি বা হার্মোন রিপ্লেসমেন্ট থেরাপী)* ইত্যাদির কারণে অস্থায়ী রূপে উচ্চ রক্তচাপ হতে পারে। এছাড়া ও. টি. সি. ঔষধি, সর্দি-শ্লেষ্মার ঔষধি আর আই ড্রপ থেকেও কিছু প্রভাব হতে পারে।

**03. কোকেন ঃ** কোকেনের সেবনের কারণে শুধু উচ্চ রক্তচাপই হয় না... বরং যে কোন সুস্থ ব্যক্তির হার্ট এ্যাটাক বা পক্ষাঘাতও হতে পারে।

**04. মদিরা ঃ** দীর্ঘ সময় ধরে মদ, ক্যাফিন বা রিয়েল লিকোটিক *(যাতে এক ধরণের স্টেরয়েড থাকে)*-ও হায়পারটেনশনের কারণ হতে পারে।

## কিছু অন্য প্রকারের হায়পারটেনশন ঃ

এক প্রকারের সেকেণ্ডারী হায়পারটেনশন হচেছ রীনোভাস্কুলার হায়পারটেনশন... যেটা কিড্নীতে রক্ত প্রবাহ কমে এলে হয়। রীনাল ধমনীগুলো কড়া হয়ে আসার কারণে রক্ত প্রবাহে বাধার সৃষ্টি হয়। রীনল রক্ত নলিকাগুলো *'আথেরোস্ক্লেরোসিস'* বা *'ফাইব্রোমাস্কুলার ডিস্প্লেসিয়া'*-র কারণে সংকুচিত হয়ে পড়ে।

আথেরোস্ক্লেরোসিসে ধমনীগুলোর প্রাচীরে প্লাক জমা হওয়ার কারণে সেগুলো শক্ত আর কড়া হয়ে পড়ে। ফাইব্রোমাস্কুলার ডিস্প্লেসিয়ায় ধমনীগুলোর প্রাচীরের কোশিকা বেড়ে ওঠে... যার ফলে ধমনীগুলো সংকুচিত হয়ে পড়ে।

### আইসোলেটেড সিস্টোলিক হায়পারটেনশন *(Isolated Systolic Hypertension)* ঃ

ISH সেই সময় হয়, যখন সিস্টোলিক রক্তচাপ বেড়ে ওঠে। এই জিনিষটা বয়স বাড়ার সাথে-সাথে বাড়ে... এজন্য বৃদ্ধাবস্থায় এই রোগ বেশী করে দেখতে পাওয়া যায়। 55 বছর বয়সের পরে ডায়স্টোলিক চাপও কমে আসে। ISH রোগীদের ডায়স্টোলিক চাপ তো স্বাভাবিক থাকে... কিন্তু সিস্টোলিক চাপ বেড়ে ওঠে। এটা পক্ষাঘাতের এক সাধারণ কারণ হয়।

### লেবাইল বা ট্রান্সিয়র হায়পারটেনশন *(Labile or Transier Hypertension)* ঃ

এতে মানসিক চাপের সময় রক্তচাপে অস্হায়ী বৃদ্ধি হয়... তারপর সেটা আবার একবার স্বাভাবিক অবস্হায় চলে যায়।

বেশ কিছু যুবাদের মধ্যে অনেক বছর পর্যন্ত লেবাইল হায়পারটেনশন থাকে... কিন্তু যদি তাদের পরিবারে হায়পারটেনশনের ইতিহাস আগে থেকেই থাকে, তাহলে তাদের রোগ প্রাইমারী হয়ে পড়ে। যদিও লেবাইল হায়পারটেনশনে বেশ কয়েক প্রকারের জটিলতা দেখা দিতে পারে; যেমন – হৃদয় বা কিড্‌নীর রোগ এবং পক্ষাঘাত *(যদি চিকিৎসা না হয়)*। বীটা ব্লকার্স, অন্য ঔযধি এবং মানসিক চাপ ব্যবস্হাপনা দ্বারা এর সফল চিকিৎসা হতে পারে।

### রেসিস্ট্যান্ট হায়পারটেনশন *(Resistant Hypertension)* ঃ

এই রক্তচাপ সাধারণ চিকিৎসা আর থেরাপীর ওপরে কোন প্রতিক্রিয়া প্রদান করে না... কারণ একে নিয়ন্ত্রিত করাটা যথেস্ট কঠিন হয়। এর জন্য জীবন-শৈলীতে পরিবর্তন নিয়ে আসার সাথে-সাথে 2 - 3 প্রকারের ঔযধি সেবনের আবশ্যকতা হয়। এমন রোগীদের ডাক্তারবাবু দ্বারা দেওয়া আহার, ব্যায়াম এবং ঔযধি সম্পর্কিত প্রতিটি পরামর্শের পালন করা উচিত এবং সময়ে-সময়ে পরীক্ষা করাতে থাকা উচিত।

### ম্যালেগন্যান্ট *(এ্যাক্সিলেরেটেড)* হায়পারটেনশন *(Malignant Hypertension)* ঃ

এটা 1%-য়েরও কম হায়পারটেনশিভ রোগীদের হয়। এতে ডায়স্টোলিক চাপ হঠাৎ করে 125-য়ের থেকে বেশী হয়ে পড়ে। একে আমরা হৃদয়, মস্তিস্ক, চোখ এবং কিড্‌নীর ক্ষতির সাথে যুক্ত করে দেখতে পারি। এতে তাৎক্ষনিক মেডিক্যাল চিকিৎসার প্রয়োজন হয়... অন্যথা যে কোন দুর্ঘটনা ঘটে যেতে পারে। রোগীকে হাসপাতালে ইন্ট্রাভীনস ঔযধি দিতে হতে পারে। এতে চোখে দেখতে না পাওয়া, গা গুলোন, ঘুম-ঘুম ভাব, ভ্রম আর মাথার যন্ত্রণার মত লক্ষণ শামিল রয়েছে।

### হোয়াইট কোট হায়পারটেনশন *(White Coat Hypertension)* ঃ

কিছু লোক জ্ঞানতঃ বা অজ্ঞানতঃ ডাক্তারদের কাছে নিজেদের রক্তচাপ পরীক্ষা করানোর সময় উত্তেজিত হয়ে ওঠেন। বাড়ীতে তাঁদের রক্তচাপ স্বাভাবিক থাকে... কিন্তু ডাক্তারী পরীক্ষায় সর্বদা তাঁদের রক্তচাপ বেশী আসে। এটা হচ্ছে এক সাধারণ সমস্যা।

ডাক্তারবাবু যদি এমনটা মনে করেন যে, আপনি এই রোগে গ্রস্ত হয়ে পড়েছেন, তাহলে আপনাকে বাড়ী থেকে রক্তচাপের রেকর্ড বানিয়ে নিয়ে আসতে বলা হতে পারে। উনি আপনাকে *'পোর্টেবল মেশিন'* পরার পরামর্শও দিতে পারেন আর উনি স্বয়ং আপনার রক্তচাপ নোট করতে থাকবেন। এই দুই পদ্ধতি দ্বারা আপনার বাস্তবিক রক্তচাপের সঠিক তথ্য প্রাপ্ত পাওয়া যাবে।

□□□

*অধ্যায় - 02*

# রক্তচাপের পরীক্ষা

রক্তচাপ বা ব্লাড প্রেশারকে এক বি. পি. মেশিন দ্বারা মাপা হয়ে থাকে... যাকে ডাক্তারী ভাষায় *'স্ফিগমোমেনোমিটার'* বলা হয়। এর জন্য একটা স্টেথোস্কোপেরও আবশ্যকতা হয়। রক্তচাপ মাপতে কেবলমাত্র কয়েক মিনিট সময় লাগে এবং যে কেউ কিছুটা প্রশিক্ষণ দ্বারাই এই জিনিষটা শিখতে পারেন। যে কোন উচ্চ রক্তচাপের রোগী এই মেশিন বাজারে 1000 টাকায় কিনতে পারেন। ব্লাড প্রেশার মাপার আগে, বি. পি. পরীক্ষা করার পদ্ধতি শিখে নিন।

**সাধারণ পদ্ধতি ঃ**

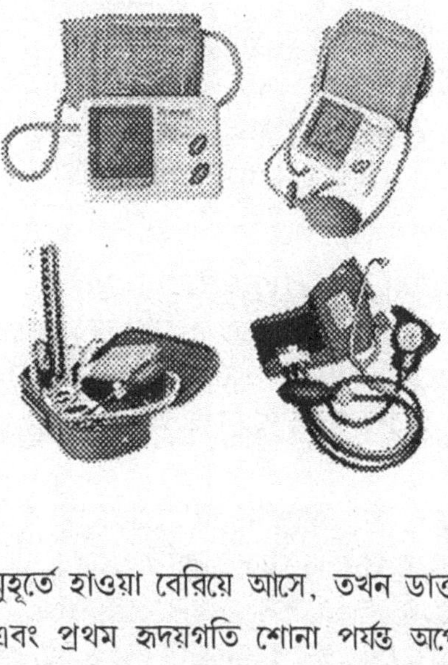

রক্তচাপ পরীক্ষা করার সময় বাহুতে একটা কাফ জড়ানো হয়, যেটা স্ফিগমোমেনোমিটারের সাথে যুক্ত হয়ে থাকে। তারপর স্টেথোস্কোপের সহায়তায় বাহুর ব্রংকিয়াল ধমনীকে শোনা হয়। কাফে এতটা হাওয়া ভরে দেওয়া হয়, যাতে কিছুক্ষনের জন্য রক্ত সঞ্চার থেমে যায়। তারপর হাওয়া বার করে এনে কাফের বাঁধনকে শিথিল করে দেওয়া হয়, যাতে রক্তের প্রবাহ আবার একবার সুচারু হয়ে আসে। যে মুহূর্তে হাওয়া বেরিয়ে আসে, তখন ডাক্তারবাবু মিটারে ভেসে ওঠা সংখ্যা দেখেন এবং প্রথম হৃদয়গতি শোনা পর্যন্ত অপেক্ষা করেন। তারপর যে সংখ্যায় উনি অন্তিম স্পন্দন শুনতে পান, সেটাকেও নোট করে নেন। এটাকেই ডায়স্টোলিক প্রেশার বলা হয়।

## রক্তচাপ পরীক্ষার পদ্ধতি বোঝা ঃ

রক্ত আমাদের হাতে ব্রংকিয়াল ধমনী থেকে পৌঁছয়... যার মুখ্য জোগান আওর্টা থেকে হয়। আমরা কনুইয়ের জয়েন্টের নীচে আঙ্গুলের সহায়তায় এই ধমনীকে অনুভব করতে পারি। রেডিয়াল ধমনীও কনুইতে রক্ত প্রবাহিত করে। আমরা যখন এই নলিকাগুলোয় প্রবাহিত রক্তের চাপের পরীক্ষা করাতে চাই, তখন আমরা ব্রংকিয়াল ধমনীর ওপরে একটা কাফ জড়িয়ে সেটার ওপরে চাপের সৃষ্টি করি। যখন কাফ ফোলানো হয়, তখন রক্তের প্রবাহ থেমে যায়। কাফ দ্বারা চাপ বাড়তে ধমনীর স্পন্দন অন্তর্হিত হয়ে পড়ে।

এবার ধীরে-ধীরে হাওয়া বার করা হয়, আমরা ধমনীর ওপরে স্টেথোস্কোপ রাখি এবং প্রবাহিত হতে থাকা রক্তের ধ্বনি শুনি। যেই চাপ সিস্টোলিক চাপের থেকে নীচে নেমে আসে, তখনই ব্রংকিয়াল ধমনীর রক্ত প্রবাহ শুরু হয়ে পড়ে – সেই সময় একটা ধ্বনি শুনতে পাওয়া যায়, যেটা আমরা স্টেথোস্কোপ দ্বারা শুনতে পারি। সেই সময় মিটারে যে পরিসংখ্যান ভেসে ওঠে, সেটাই হচ্ছে সিস্টোলিক প্রেশার।

এবার কাফের প্রেশার কমিয়ে আনা হয় এবং ধ্বনি শুনতে থাকা হয়। যেই আমরা ডায়স্টোলিক প্রেশার পর্যন্ত এসে পৌঁছই – সেই সময় রক্ত প্রবাহে কোন প্রকারের বাধা থাকে না আর কোন আওয়াজও শুনতে পাওয়া যায় না। আওয়াজ আসা শেষ হয়ে পড়তেই পরিসংখ্যান দেখা হয়। এটাই হচ্ছে ডায়স্টোলিক প্রেশার।

রক্তচাপ পরীক্ষার প্রশিক্ষণ নিতে বেশী সময় লাগে না। 10 - 15 মিনিট পর্যন্ত এই প্রক্রিয়ার পুনরাবৃত্তি করার পরে ব্যক্তি এই অভ্যাসে নিপুণ হয়ে ওঠেন।

## বিভিন্ন প্রকারের বি. পি. উপকরণ ঃ

**01. মাকারী স্ফিগমোমেনোমিটার ঃ** এতে মাকারী কলাম থাকে এবং এটা স্টীলের বাক্সে আসে। এতে টিউব, কাফ আর রবার ভাল্ভ থাকে আর এটা হচ্ছে রক্তচাপ পরীক্ষা করার সব থেকে ভালো উপকরণ। ঘরোয়া ব্যবহারের জন্যও এই মেশিন ভালো হয়। আপনাদের এর সঙ্গে একটা স্টেথোস্কোপ কিনতে হবে। ওজনে ভারী হওয়ার কারণে এই মেশিন সফরে নিয়ে যাওয়ার পক্ষে উপযুক্ত হয় না... এটা ভেঙেও যেতে পারে।

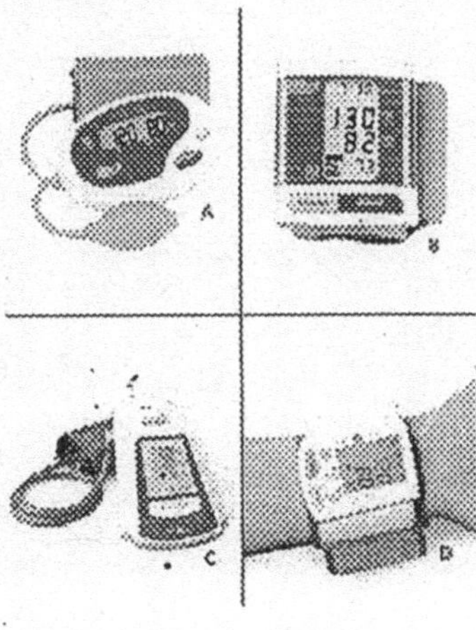

**02. ডায়াল টাইপ পোর্টেবল স্ফিগমোমেনোমিটার ঃ** এটা আজকাল যথেস্ট জনপ্রিয় হয়ে উঠছে। এতে মাকারী কলামের

স্থানে পয়েন্ট ছুঁচ থাকে। কেনার সময় ভালো গুণবত্তার উপকরণই কিনবেন। এটা ওজনে হাল্কা হয় আর সহজেই এক জায়গা থেকে অন্য জায়গায় নিয়ে যাওয়া যায়। এর সঙ্গে একটা স্টেথোস্কোপেরও প্রয়োজন হবে।

**03. ইলেকট্রোনিক বা ডিজিটাল অটোমেটিক বি. পি. মেশিন ঃ** এর সহায়তাতেও আপনারা সহজেই রক্তচাপের পরীক্ষা করতে পারবেন। এই মেশিনের মাইক্রোফোন ব্রংকিয়াল ধমনীর ধ্বনিকে রেকর্ড করে আপনাদের সেটার রীডিং দেবে। কাফও আপনা থেকেই ফুলতে থাকে আর আপনা থেকেই হাওয়া বেরোতে থাকে। এই মেশিন সর্বদা সঠিক হয় না... এজন্য কেনার আগে দয়া করে কোন ডাক্তারী মাপের সঙ্গে এর রীডিং পরীক্ষা করে নিন। এটার মূল্য প্রায় 2,500 টাকার মত হয়।

## বি. পি. পরীক্ষা – কি করবেন, কি করবেন না ঃ

- 05 মিনিট আরাম করে বসার পরেই রক্তচাপ পরীক্ষা করুন।
- মানসিক চাপগ্রস্ত হয়ে থাকলে 3 - 3 মিনিট পরে-পরে দু বার রীডিং নিন।
- কাফ সর্বদা হৃদয়ের সমান্তরাল অবস্থায় থাকা চাই।
- খাবার খাওয়ার, চা বা কফি পান করার কম পক্ষে এক ঘন্টা পরে রক্তচাপ পরীক্ষা করুন।
- কাফের আভ্যন্তরীণ ব্লাডার যেন বাহুর 80% ঢেকে রাখে।
- ধূম্রপান করার পরে আধ ঘন্টা পর্যন্ত রক্তচাপ পরীক্ষা করা উচিত নয়।

□□□

*অধ্যায় - 03*

# উচ্চ রক্তচাপ চিকিৎসার যোজনা

01. আহারে পরিবর্তন
02. মানসিক চাপ ব্যবস্হাপনা
03. ব্যায়াম আর শারীরিক গতিবিধি
04. ধূম্রপান ত্যাগ করা
05. মাদক পদার্থের সেবন এড়িয়ে চলা
06. যোগাভ্যাস
07. ধ্যান
08. ওজন কমানো
09. ঔষধি *(প্রয়োজন*

**আ**হারে পরিবর্তন, ওজন কমানো, মানসিক চাপ ব্যবস্হাপনা, ব্যায়াম, ব্যবহারগত পরিবর্তন এবং স্বাস্থ্য শিক্ষা দ্বারা উচ্চ রক্তচাপের ওপরে সফল নিয়ন্ত্রণ প্রাপ্ত করা যেতে পারে। এগুলোকে আমরা নন্ ড্রাগ থেরাপী *(Non Drug Therapy)* বলতে পারি... তবুও রক্তচাপের ওপরে নিয়ন্ত্রণ প্রাপ্ত না হলে আমাদের ঔষধির প্রয়োগ করা উচিত।

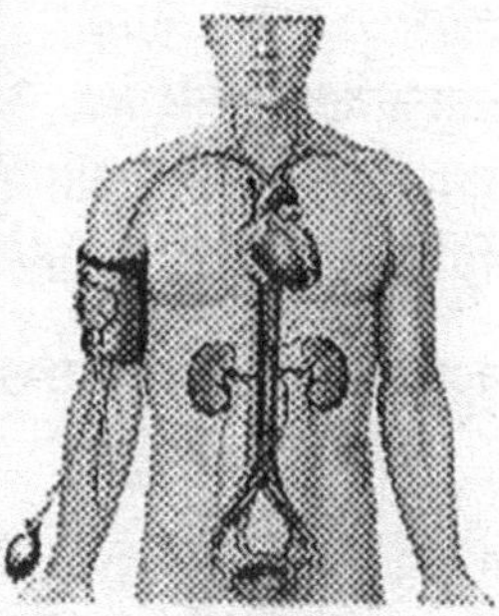

## উচ্চ রক্তচাপ নিয়ন্ত্রণ করার জন্য আহার ঃ

আহার পরিবর্তনে নিম্নলিখিতগুলোকে শামিল করা যেতে পারে... এমনিতে এগুলোর ওপরে পরে বিস্তারিত আলোচনা করা হয়েছে।

**আহার যোজনার ভিত্তি**
ক) নুনের ওপরে বাধা-নিষেধ
খ) মোটা ব্যক্তিদের ক্যালোরীর ওপরে বাধা-নিষেধ
গ) ফ্যাটের ওপরে বাধা-নিষেধ
ঘ) উচ্চ তন্তুযুক্ত আহার
ঙ) এ্যান্টী-অক্সিডেন্ট যুক্ত আহার

## মানসিক চাপ ব্যবস্হাপনা ঃ

উচ্চ রক্তচাপ নিয়ন্ত্রণের জন্য মানসিক চাপ ব্যবস্হাপনা অত্যন্ত আবশ্যক হয়। বাস্তবে 50% রোগীরা এর ফলে আরাম প্রাপ্ত করেন। মানসিক চাপ ব্যবস্হাপনা টেক্‌নিক হচেছ নিম্নলিখিত ঃ

- বিবেকসম্পন্ন মস্তিস্কের প্রশিক্ষণ এবং ভাবনাত্মক মস্তিস্কের সাধনা।

- মানসিক চাপ এবং জীবনের ওপরে পড়তে থাকা এর প্রভাবকে বোঝা।
- আশপাশের পরিবেশ দ্বারা নিজের মানসিক চাপকে বোঝা আর বাহ্যিক কারকগুলোর. মোকাবিলা করা।
- নিজের ইচ্ছা, প্রবৃত্তি, প্রতিক্রিয়া আর মানসিকতাকে বোঝা। নিজের মানসিকতায় পরিবর্তন নিয়ে আসা।
- জীবনের চাপকে এড়িয়ে চলা।
- জীবনের বিভিন্ন ক্ষেত্রগুলোর মধ্যে সন্তুলন বজায় রাখা।
- মানসিক চাপ ব্যবস্থাপনা এবং সেটাকে দূর করা।
- কথোপকথন কৌশলে উন্নতি নিয়ে আসা।

**ব্যায়াম ঃ**

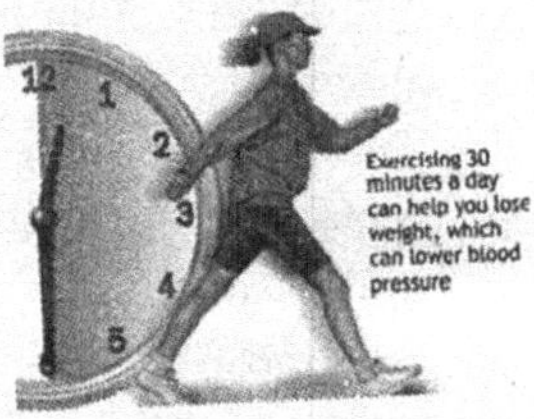


ব্যায়াম দ্বারা শরীরের ওজন কমানো-বাড়ানো যেতে পারে। রক্তচাপ আর রক্ত লিপিডকেও ব্যায়াম দ্বারা কম-বেশী করা যেতে পারে। এমনিতে হায়পারটেনশনের রোগীদের পক্ষে পায়চারী করাটা সব থেকে ভালো ব্যায়াম হয়। এছাড়া যোগাভ্যাস, এ্যারোবিক্স, সাইক্লিং, সাঁতার কাটা ইত্যাদিও রক্তচাপ কমায়। প্রতি দিন যদি এই সব ব্যায়াম কম পক্ষে 30 মিনিট করা যায়... একমাত্র তাহলেই এগুলো লাভদায়ক হয়।

**ধূম্রপানের ওপরে বাধা-নিষেধ ঃ**

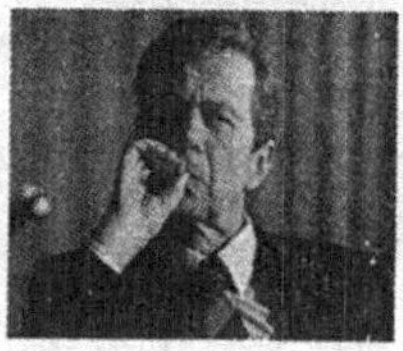

সিগারেট, সিগার, বিড়ি আর হুঁকো ইত্যাদি হচ্ছে ধূম্রপানেরই বিভিন্ন রূপ। এসবের নিকোটিন ধমনীগুলোর ভেতরের পরতে জমা হয়ে পড়ে, ভেতরের তলদেশকে রুক্ষ করে তোলে, সেখানে ফ্যাট জমা হয়ে পড়ার কারণে ধমনীগুলো অবরুদ্ধ হয়ে পড়তে থাকে।

এর দ্বারা রক্ত নলিকাগুলো কড়া হয়ে উঠে নিজেদের নমনীয়তা হারিয়ে ফেলে আর সেগুলো ফেটে পড়ে... যার ফলে নাক বা মস্তিস্ক দিয়ে রক্তস্রাব হতে পারে।

ধূম্রপান করলে হায়পারটেনশন আর তারপর এ্যাঞ্জাইনা আর হার্ট এ্যাটাকও হতে পারে।

**মদ্যপান ঃ**

প্রতি দিন মদ্যপান করা ব্যক্তিরা প্রায়ই হায়পারটেনশনের শিকার হন। এমন ব্যক্তিদের মদ্যপান করা উচিত নয়।

**যোগাভ্যাস ঃ**

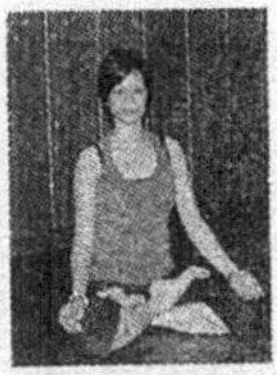

মানসিকতাকে শিথিল করার এই প্রযুক্তি, পরিবেশের প্রতি মানসিক আর ব্যক্তিগত প্রতিক্রিয়ায় উন্নতি নিয়ে আসে। অনেক যোগাসন এমন আছে, যেগুলো উচ্চ রক্তচাপ কম করতে সহায়ক হয়।

**ধ্যান ঃ**

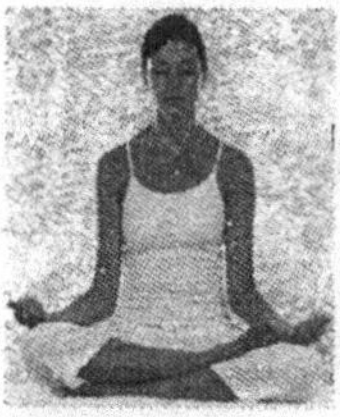

কোন একটা শব্দকে মনে-মনে জপ করলেও সেটা বাহ্যিক বিচারগুলোকে দূরে রাখে।

**ওজন কমানো ঃ**

স্থূলতা হায়পারটেনশনের দিকে টেনে নিয়ে যায়। এটা ব্লাড শুগার আর করোনারী হৃদয় রোগেরও মূল কারণ হয়। নিজের শরীরের আদর্শ ওজন বজায় রাখুন।

**ঔষধি সেবন *(যদি প্রয়োজন পড়ে)* ঃ**

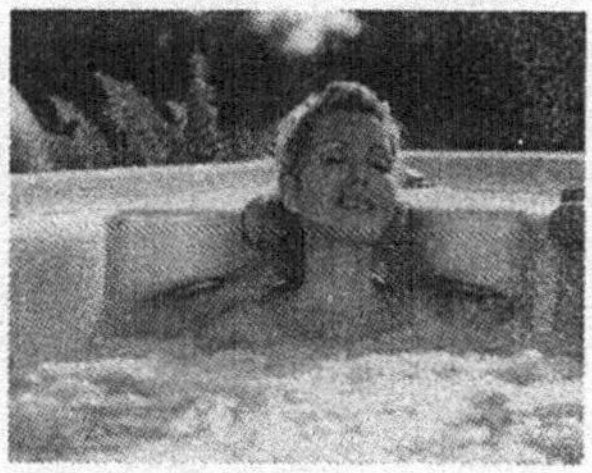

যদি উপরোক্ত সকল সাধন ব্যর্থ হয়ে পড়ে, তখন ডাক্তারবাবুর পরামর্শ মত ঔষধি সেবন করা উচিত। ঔষধি সেবন কখনো হঠাৎ করে বন্ধ করে দেবেন না... অন্যথা রক্তচাপ বেড়ে ওঠায় আপনার ক্ষতি হতে পারে।

**উচ্চ রক্তচাপের চিকিৎসায় কি করবেন / কি করবেন না ?**

উচ্চ রক্তচাপের রোগীদের এমন অবস্থা আর স্থানের থেকে দূরে থাকা উচিত, যেখানে তাঁদের হৃদ্‌গতি আর রক্তচাপ হঠাৎ করে বেড়ে ওঠার সম্ভাবনা রয়েছে; যেমন –

- সাউনা
- স্টীম বাথ
- স্টীম রুম
- হট টাব
- গরম জলের স্যুইমিং পুল ইত্যাদি।

আপনারা যদি এই সমস্ত গতিবিধিতে শামিল হতেও চান, তাহলে সেখানে 10 মিনিটের বেশী সময় কাটাবেন না। এর পরে কয়েক মিনিটের জন্য তাপের থেকে দূরে সরে বসুন, যাতে মাথা ঘোরার ঝুঁকি কেটে যায়।

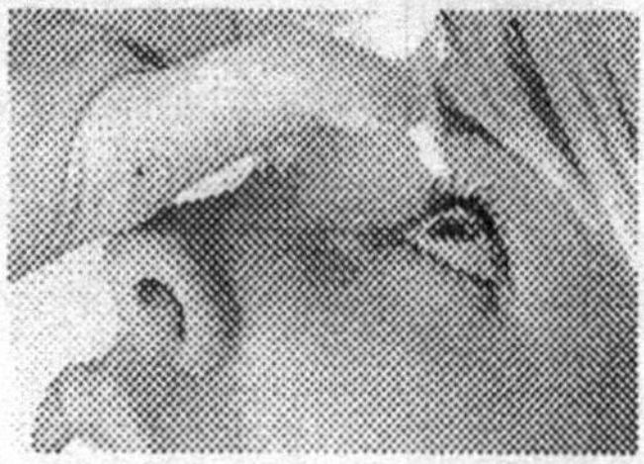

হায়পারটেনশনের রোগীদের সর্বদা ওভার-দ্য-কাউন্টার (OTC) ঔষধির থেকে দূরে থাকা উচিত। এগুলোয় ভাসোকনষ্ট্রিকটর্স *(Vasoconstrictors)* থাকে, যেটা রক্তচাপকে বাড়িয়ে তোলে।

এমনই কিছু ঔষধি হচ্ছে ঃ

- চোখে দেওয়া ওষুধ
- সর্দি-কাশি আর কফের ওষুধ
- এ্যান্টী-হিস্টামাইন্স

হায়পারটেনসিভ্ রোগীদের চিকিৎসার সঙ্গে যুক্ত সকল প্রকারের নির্দেশের পালন করা উচিত। যদি চিকিৎসা চলাকালীন কোন প্রকারের দুষ্প্রভাব লক্ষ্য করা যায়, তাহলে বিন্দুমাত্র সময় নষ্ট না করে সেই ব্যাপারে তৎক্ষনাত ডাক্তারবাবুকে জানানো উচিত।

□□□

অধ্যায় - 04

# উচ্চ রক্তচাপের চিকিৎসার জন্য আহার

01. নুনের কম মাত্রায় সেবন আর অসংবেদনশীলতা
02. ড্যাশ ডায়েট
03. কম ফ্যাট আর কোলেস্ট্রল যুক্ত আহার
04. ওজন কমানোর জন্য আহার *(মোটা লোকেদের জন্য)*
05. উচ্চ ফ্যাট তন্তু
06. উচ্চ এ্যান্টী-অক্সিডেন্ট

**উ**চ্চ রক্তচাপের রোগীদের আহারে পাঁচটি মুখ্য পক্ষের ওপরে দৃষ্টি দেওয়া উচিত। সেগুলো হচেছ নুনের সেবন কমানো, ক্যালোরীর মাত্রা কমানো *(মোটা ব্যক্তিদের জন্য)*, ফ্যাটের মাত্রা কম করা, ফল-সব্জী বেশী করে খাওয়া এবং এ্যান্টী-অক্সিডেন্ট বেশী মাত্রায় নেওয়া। আসুন... এগুলোর ওপরে এক-এক করে আলোচনা করা যাক।

## নুনের বেশী মাত্রা আর হায়পারটেনশন ঃ

উচ্চ রক্তচাপের একটা মুখ্য কারণ হচেছ নুন বা সোডিয়ামের বেশী মাত্রায় সেবন। নুন রক্তচাপকে প্রভাবিত করে... কারণ এর সেবনে শরীরে বেশী মাত্রায় জল জমা হয়ে পড়ে। এমনিতে কিড্‌নী নুন আর জলের অতিরিক্ত মাত্রাকে শরীর থেকে বার করে দিতে থাকে। যখন কিড্‌নী সঠিক ভাবে কাজ না করে, তখন শরীরে দ্রবের মাত্রা বেড়ে উঠতে লাগে। কিড্‌নীর কাজের সঙ্গে রক্ত সঞ্চরণ তন্ত্রের গভীর সম্পর্ক থাকে; রক্তচাপে পরিবর্তন কিড্‌নীকে কাজ করতে বাধ্য করে তোলে। কিড্‌নী যদি সঠিক ভাবে কাজ না করে, তাহলে শরীরে দ্রবের মাত্রা বেশী হয়ে পড়ায় হায়পারটেনশন হয়ে পড়বে।

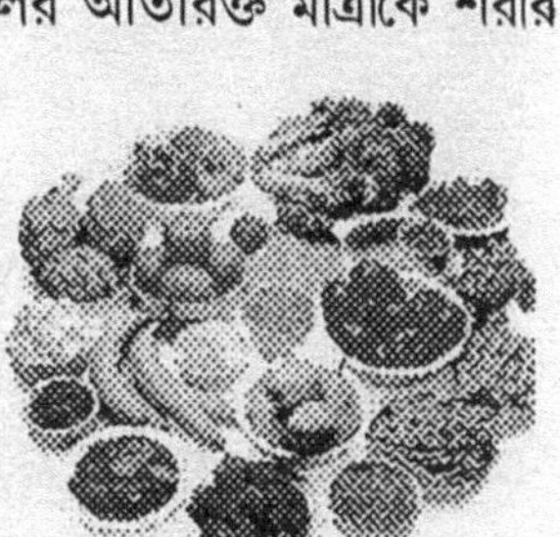

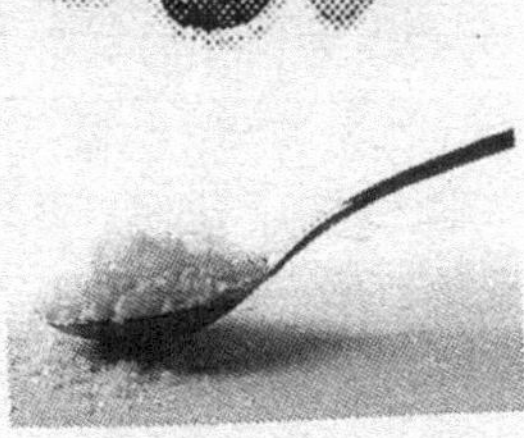

হায়পারটেনশন হয়ে পড়লে কিড্‌নীর কার্যক্ষমতা

কমে আসবে; শরীরে দ্রব আর নুনের মাত্রা বেড়ে উঠতে লাগবে... যার ফলে হায়পারটেনশনের সমস্যা আরও বেড়ে উঠবে।

## নুনের প্রতি সংবেদনশীলতা ঃ

কেবলমাত্র নুনের সেবন কমিয়ে আনলেই সকল উচ্চ রক্তচাপের রোগীদের লাভ হবে না... কারণ কিছু লোক নুনের প্রতি অসংবেদনশীল হন। নুনের প্রতি সংবেদনশীল রোগী তো নুন সেবনের মাত্রা সীমিত করে তুলতেই সেই জিনিষটা প্রতিক্রিয়া দেখায়... রোগীর রক্তচাপ কমে আসে। প্রায় 50% উচ্চ রক্তচাপের রোগী নুনের প্রতি অসংবেদনশীল হন।

আপনারা নুনের প্রতি সংবেদনশীল, না অসংবেদনশীল – সেটা জানার জন্য আপনাদের 12 দিবসীয় এক প্রয়োগ করতে হবে। পুরো 12 দিন পর্যন্ত এক নির্দিষ্ট সময়ে রক্তচাপের পরীক্ষা করান। প্রথম 4 দিন নুনের স্বাভাবিক মাত্রা নিন, পরের 4 দিন নুন অল্প মাত্রায় নিন এবং শেষের 4 দিন নুন অতিরিক্ত মাত্রায় নিন। যদি নুনের মাত্রা বাড়ানো-কমানোর জন্য আপনাদের রক্তচাপও বাড়ে-কমে... তাহলে এটা ধরে নিতে পারেন যে, আপনারা নুনের প্রতি সংবেদনশীল। আর যদি রক্তচাপের হার প্রভাবিত না হয়... তাহলে এটা ধরে নিতে পারেন যে, আপনারা নুনের প্রতি অসংবেদনশীল।

## ড্যাশ ডায়েট ঃ

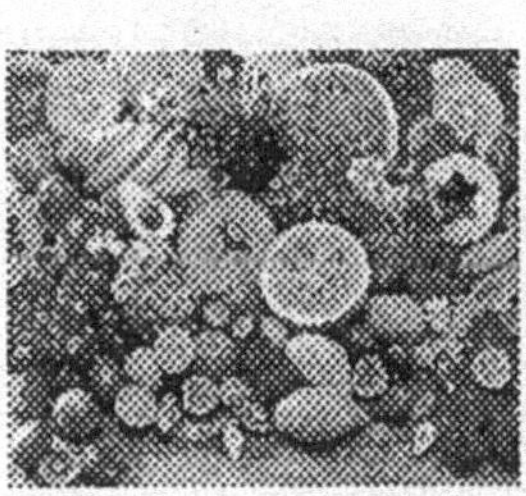

1977 সালে ইউ. এস. এ.-তে DASH *(Dietary Approaches to Stop Hypertension)* নামক এক অধ্যয়ণ চালানো হয়েছিল। এতে হায়পারটেনশন আটকানোর জন্য আহারের সঙ্গে যুক্ত অধ্যয়ণও করা হয়েছিল। উচ্চ রক্তচাপের 500-জন রোগীকে তিন শ্রেণীতে ভাগ করা হয়েছিল। এক শ্রেণীর রোগীরা ফল আর সব্জী কম মাত্রায় আর ফ্যাট, দুধ আর দুধের তৈরী উৎপাদন বেশী মাত্রায় নিলেন *(গড়পড়তা আমেরিকানরা এমন অ-স্বাস্থ্যকর আহারই নেন)*। দ্বিতীয় শ্রেণীর রোগীরা ফল আর সব্জী বেশী মাত্রায় নেওয়ার সাথে-সাথে ফ্যাট, দুধ আর দুধের তৈরী উৎপাদনও বেশী মাত্রায় নিলেন *(কম স্বাস্থ্যকর আহার)* এবং তৃতীয় শ্রেণীর রোগীরা ফল, সব্জী আর শস্য বেশী মাত্রায় নিলেন এবং ফ্যাট, দুধ আর দুধের তৈরী উৎপাদনের মাত্রা কমিয়ে আনলেন *(সব থেকে*

*স্বাস্থ্যকর আহার)।*

অধ্যয়ণ থেকে এটা জানতে পারা গেছিল যে, দ্বিতীয় শ্রেণীর লোকেদের রক্তচাপ কমে এসেছিল... কিন্তু তৃতীয় শ্রেণীর লোকেদের রক্তচাপ সব থেকে বেশী কমে এসেছিল। ড্যাশ ডায়েটের বিশ্লেষণ করে এটা জানতে পারা গেছিল যে, পোটাশিয়াম, ক্যালশিয়াম এবং ম্যাগ্নেশিয়ামের মাত্রায় বৃদ্ধি করলে উচ্চ রক্তচাপের রোগীদের রক্তচাপ কমে আসে।

এই তিনটে জিনিষ ফল, সব্জী গোটা শস্য আর বরবটীতে ভরপুর মাত্রায় পাওয়া যায়। সবুজ পাতাওয়ালা সব্জী আর বরবটীতেও ক্যালশিয়াম আর ম্যাগ্নেশিয়াম প্রচুর মাত্রায় থাকে।

আপনারাও যদি ড্যাশ ডায়েট *(Dash Diet)*-য়ের পালন করতে চান, তাহলে নীচের জিনিযগুলোর প্রতি দৃষ্টি দিন ঃ

- প্রাতঃরাশে এক গ্লাস ফল বা সব্জীর জুস পান করুন।
- যে কোন শস্য *(মক্কা, গম, চাল)*-য়ের সেবন করুন এবং তাতে বেরী বা কলার টুকরো মেশান।
- দুপুর আর রাতের ভোজনে স্যালাড অবশ্যই নিন।
- স্যাণ্ডউইচ, রুটী আর ভাতের সাথে টম্যাটো, অঙ্কুরিত শস্য বা সবুজ পাতাওয়ালা সব্জী যোগ করুন।
- বেকড্ আলু, ব্রোকলী দ্বারা তৈরী সব্জী, কপি আর গাজর খান। সব্জীর মাত্রা যেন পর্যাপ্ত হয়।
- মাংস, চীজ আর ভাজাভুজি খাদ্য পদার্থ এড়িয়ে চলুন।
- স্যালাডে সবুজ সব্জী যেন পর্যাপ্ত মাত্রায় থাকে।
- কম ফ্যাটযুক্ত দই বা দুধের সেবন করুন।

**কম কোলেস্ট্রল এবং কম ফ্যাটযুক্ত আহার *(ট্রাইগ্লিসরাইড)* ঃ**

হৃদয়ের কোন ক্ষতি হলে, এথেরোস্ক্লেরোসিস, ধমনীগুলোর প্রচীরে প্লাক জমা হয়ে পড়লেও রক্তচাপ বেড়ে ওঠে। সংকুচিত রক্ত নলিকাগুলোয় জায়গা কম থাকার কারণেও রক্তচাপ বেড়ে ওঠে। যদি রক্ত নলিকাগুলোর আকারের থেকে বেশী রক্তের মাত্রা হয়ে পড়ে, তাহলে তার থেকেও উচ্চ রক্তচাপ হতে পারে।

উচ্চ রক্তচাপ এবং করোনারী হৃদয় রোগ এক সাথে চলে। ফ্যাটের অতিরিক্ত মাত্রা হৃদয়াঘাতের ঝুঁকি আর স্থূলতাকে বাড়িয়ে তোলে... ডায়াবেটিজও হতে পারে এবং ব্যক্তি উচ্চ রক্তচাপের খুব কাছাকাছি পৌঁছে যান।

সাওল হায়পারটেনশন নিয়ন্ত্রণ কার্যক্রম, ফ্যাটযুক্ত আহারের ওপরে নিষেধাজ্ঞা জারী করে নিরামিষ আহারের ওপরে জোর দেয়। আমাদের জীরো ওয়েল ফুড উচ্চ রক্তচাপের রোগীদের পক্ষে খুবই ভালো হয়। আমরা 1000-য়েরও বেশী

*'জীরো অয়েল ব্যঞ্জন'* তৈরী করেছি... যেগুলোয় তেল একেবারেই প্রয়োগ করা হয় না।

আমরা 18 বছরের বেশী বয়সের ব্যক্তিদের জীরো অয়েল কুকিং গ্রহণ করার পরামর্শ দেব... যাতে ভবিষ্যতে উচ্চ রক্তচাপের ওপরে নিয়ন্ত্রণ প্রাপ্ত করা যেতে পারে। সকল প্রকারে তেলেই ট্রাইগ্লিসরাইড থাকে; তা সেটা স্যাচুরেটেড হোক, মোনো আন্‌স্যাচুরেডেড হোক্ বা পোলি আন্‌স্যাচুরেটেড। এগুলোকে এড়িয়ে চলুন।

সকল প্রকারের পশু থেকে প্রাপ্ত খাদ্য উৎপাদন, পোল্ট্রি আর ডেয়ারী উৎপাদনে কোলেস্ট্রল থাকে। উচ্চ রক্তচাপ আর এথেরোসক্লেরোসিস নিয়ন্ত্রণের জন্য এগুলো এড়িয়ে চলাই উচিত।

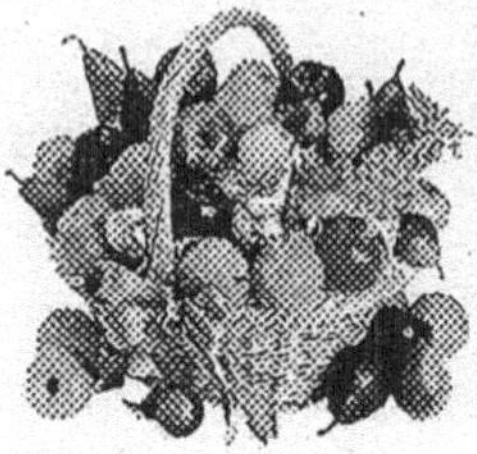

## ওজন কমানোর জন্য উপযুক্ত আহার ঃ

শরীরের অতিরিক্ত ওজন বা স্থূলতা উচ্চ রক্তচাপের মুখ্য কারণ হয়। দ্য ট্রায়াল অফ্ হায়পারটেনশন প্রীভেনশন *(TOHP)*, দ্য ট্রায়াল অফ্ নন্ ফার্মাকোলোজিকাল ইন্টারভেনশনস্ ইন্ দ্য এল্ডারলী *(TONE)* এবং অন্যান্য অধ্যয়ণ থেকে এটা জানতে পারা গেছে যে, 4 - 5 কিগ্রা. ওজন কমালে 3 - 4 mmHg রক্তচাপ কমানো যেতে পারে। ওজন কমিয়ে আনলে উচ্চ রক্তচাপের ঔষধিগুলোও আরও বেশী প্রভাবশালী হয়ে ওঠে।

যদি কেউ কোন ঔষধির সেবন না করে বা কম মাত্রায় ঔষধির সেবন করে উচ্চ রক্তচাপ কমাতে চান, তাহলে তাঁর নিজের শরীরের আদর্শ ওজনে পৌঁছনোর চেষ্টা করা উচিত। শরীরের ওজনকে বর্তমানে বডি মাস ইণ্ডেক্স *(BMI)* দ্বারা ব্যক্ত করা হয়ে থাকে। উচ্চ রক্তচাপের রোগীর আদর্শ বি. এম. আই. 24 হওয়া উচিত। পরের পৃষ্ঠার তালিকায় বি. এম. আই. দেওয়া হয়েছে। আপনাদের নিজেদের শরীরের উচ্চতা অনুসারে নিজেদের শরীরের ওজন জানা উচিত *(24 বি. এম. আই.-য়ের ওপরে কিগ্রা.-তে আপনাদের ওজন)*। নিজেদের লক্ষ্য নির্দিষ্ট করুন এবং বি. এম. আই.-কে 24 পর্যন্ত পৌঁছে দেওয়ার জন্য প্রতি মাসে 2 - 3 কিগ্রা. ওজন কমানোর চেষ্টা করুন।

## ওজন কি ভাবে কমাবেন ?

আমাদের শরীরের ক্যালোরীর প্রয়োজন হয় আর আমরা নিজেদের ভোজন থেকে সেই ক্যালোরী প্রাপ্ত করি। সেটার দ্বারাই আমাদের শরীর কাজ করে। আমরা যদি কম মাত্রায় ক্যালোরী গ্রহণ করি এবং বেশী মাত্রায় ক্যালোরী খরচ করি, তাহলে ওজন কমবে। আর যদি ক্যালোরী বেশী মাত্রায় গ্রহণ করা হয় আর খরচের মাত্রা কম হয়, তাহলে ওজন বাড়বে। সুতরাং আমাদের আহার এমন হওয়া উচিত, যাতে বেশী মাত্রায় ক্যালোরী থাকবে না... কিন্তু ভোজন সুস্বাদু, স্বাস্থ্যবর্দ্ধক এবং পোষক হওয়া উচিত।

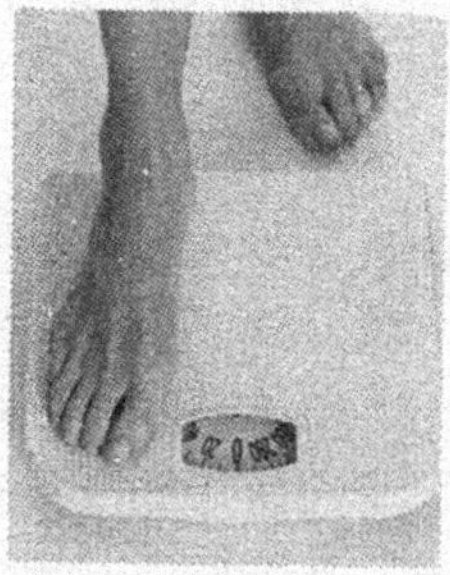

# FIND OUT YOUR BODY MASS INDEX

| Height (Feet) ↓ | Height (M) ↓ | Body Weight (Kg) ↓ | | | | | | | | | | | | | | | | |
|---|---|---|---|---|---|---|---|---|---|---|---|---|---|---|---|---|---|---|
| 4'.10' | 1.47 | 41 | 44 | 45 | 48 | 50 | 52 | 54 | 56 | 58 | 61 | 63 | 65 | 67 | 69 | 72 | 74 | 76 |
| 4'.11" | 1.50 | 43 | 45 | 47 | 49 | 52 | 54 | 56 | 58 | 60 | 63 | 65 | 67 | 69 | 72 | 74 | 76 | 78 |
| 5'.0" | 1.52 | 44 | 46 | 49 | 51 | 54 | 56 | 58 | 60 | 63 | 65 | 67 | 69 | 72 | 74 | 76 | 79 | 81 |
| 5'.1" | 1.55 | 45 | 48 | 50 | 53 | 55 | 58 | 60 | 62 | 65 | 67 | 69 | 72 | 74 | 77 | 79 | 82 | 84 |
| 5'.2" | 1.57 | 47 | 49 | 52 | 54 | 57 | 59 | 62 | 64 | 67 | 69 | 72 | 74 | 77 | 79 | 82 | 84 | 87 |
| 5'.3" | 1.60 | 49 | 51 | 54 | 56 | 59 | 61 | 64 | 66 | 69 | 72 | 74 | 77 | 79 | 82 | 84 | 87 | 89 |
| 5'.4" | 1.62 | 50 | 53 | 55 | 58 | 61 | 64 | 66 | 68 | 71 | 74 | 77 | 79 | 82 | 84 | 87 | 89 | 93 |
| 5'.5" | 1.65 | 52 | 54 | 57 | 60 | 63 | 65 | 68 | 71 | 74 | 76 | 79 | 82 | 84 | 87 | 90 | 93 | 95 |
| 5'.6" | 1.68 | 54 | 56 | 59 | 62 | 64 | 67 | 70 | 73 | 76 | 78 | 81 | 84 | 87 | 90 | 93 | 95 | 98 |
| 5'.7" | 1.70 | 55 | 58 | 61 | 64 | 66 | 69 | 72 | 75 | 78 | 81 | 84 | 87 | 90 | 93 | 96 | 99 | 101 |
| 5'.8" | 1.72 | 57 | 59 | 63 | 65 | 68 | 72 | 74 | 78 | 80 | 84 | 86 | 89 | 92 | 95 | 98 | 101 | 104 |
| 5'.9" | 1.75 | 58 | 61 | 64 | 68 | 70 | 74 | 77 | 80 | 83 | 86 | 89 | 92 | 95 | 98 | 101 | 104 | 107 |
| 5'.10" | 1.78 | 60 | 63 | 66 | 69 | 73 | 76 | 79 | 82 | 85 | 88 | 92 | 95 | 98 | 101 | 104 | 107 | 110 |
| 5'.11 | 1.80 | 62 | 65 | 68 | 71 | 75 | 78 | 81 | 84 | 88 | 91 | 94 | 98 | 101 | 104 | 107 | 110 | 114 |
| 6'.0" | 1.83 | 64 | 67 | 70 | 74 | 77 | 80 | 84 | 87 | 90 | 94 | 97 | 100 | 104 | 107 | 110 | 114 | 117 |
| 6'.1" | 1.85 | 65 | 68 | 72 | 75 | 79 | 83 | 86 | 89 | 93 | 96 | 99 | 103 | 107 | 110 | 114 | 117 | 120 |
| 6'.2" | 1.88 | 67 | 70 | 74 | 78 | 81 | 84 | 88 | 92 | 95 | 99 | 102 | 106 | 109 | 113 | 116 | 120 | 123 |
| 6'.3" | 1.90 | 69 | 73 | 76 | 80 | 84 | 87 | 91 | 94 | 98 | 102 | 105 | 109 | 113 | 116 | 120 | 123 | 127 |
| 6'.4" | 1.93 | 71 | 74 | 78 | 82 | 86 | 89 | 93 | 97 | 100 | 104 | 108 | 112 | 115 | 119 | 123 | 127 | 130 |
| BMI → | | 19 | 20 | 21 | 22 | 23 | 24 | 25 | 26 | 27 | 28 | 29 | 30 | 31 | 32 | 33 | 34 | 35 |
| | | ← Under Weight → | | | ← Normal → | | | | ← Over Weight → | | | | ← Obesity → | | | | | |

## ইন্‌পুট প্রদানকারী পোষক তত্ত্ব ঃ

মনুষ্য-শরীরের বিভিন্ন গতিবিধি সঞ্চালিত করার জন্য পোষক তত্ত্বের আবশ্যকতা হয়, যাতে মনুষ্য সুস্থ জীবন যাপন করতে পারে। পোষক তত্ত্বে কার্বোহাইড্রেট, প্রোটিন, ফ্যাট, ভিটামিন, খনিজ লবন, জল এবং তন্তুযুক্ত পদার্থ শামিল থাকে। প্রত্যেক ভোজন দ্বারা আলাদা-আলাদা মাত্রায় ক্যালোরী প্রাপ্ত হয়।

| | | |
|---|---|---|
| কার্বোহাইড্রেট | ঃ | 4 ক্যালোরী / প্রতি গ্রাম |
| প্রোটিন | ঃ | 4 ক্যালোরী / প্রতি গ্রাম |
| ফ্যাট | ঃ | 9 ক্যালোরী / প্রতি গ্রাম |

ভিটামিন এবং খনিজ লবন এনার্জী তো প্রদান করে না... কিন্তু এগুলো শরীরের চয়াপচ্য গতিবিধিতে গুরুত্বপূর্ণ ভূমিকা পালন করে। মনুয্যের আহারে সকল প্রকারের পোষক তত্ত্ব সন্তুলিত মাত্রায় থাকা উচিত। জল আর তন্তুযুক্ত পদার্থ থেকেও ক্যালোরীর প্রাপ্তি হয় না... কিন্তু এগুলোও ভালো স্বাস্থ্য প্রাপ্ত করার জন্য অত্যন্ত আবশ্যক হয়।

আমাদের শরীর কার্বোহাইড্রেট *(শস্য, চিনি, ফল আর সব্জী)*, প্রোটিন *(বরবটী আর ডাল, দুধ এবং পশু উৎপাদন)* এবং ফ্যাট *(সকল প্রকারের তেল, মাখন, ক্রীম আর পনীর ইত্যাদি)* থেকে ক্যালোরীর পূর্তি করে।

## শরীর দ্বারা ক্যালোরীর ব্যয় বা আউটপুট ঃ

আমাদের শরীরের প্রতিটি গতিবিধির জন্যই ক্যালোরীর আবশ্যকতা হয়। নীচের তালিকা থেকে এটা জানতে পারা যাবে যে, আমাদের প্রতি মিনিটে ঠিক কতটা ক্যালোরীর আবশ্যকতা হয়। আরামদায়ক জীবন-শৈলী কাটাতে থাকা কোন ব্যক্তির পক্ষে পুরো দিনে 1600 ক্যালোরী পর্যাপ্ত হয়। এই ক্যালোরী কার্বোহাইড্রেট, প্রোটিন এবং ফ্যাট থেকে প্রাপ্ত হয়।

| গতিবিধি | এনার্জী ব্যয় |
|---|---|
| ঘুমোন | 0.5 ক্যালোরী / প্রতি মিনিট |
| পড়া | 1.4 ক্যালোরী / প্রতি মিনিট |
| খাবার খাওয়া | 1.8 ক্যালোরী / প্রতি মিনিট |
| কথা বলা | 1.8 ক্যালোরী / প্রতি মিনিট |
| বসে থাকা / লেখা | 2.0 ক্যালোরী / প্রতি মিনিট |
| গাড়ী চালানো | 2.1 ক্যালোরী / প্রতি মিনিট |
| দাঁড়িয়ে থাকা | 2.2 ক্যালোরী / প্রতি মিনিট |
| হাঁটা | 4-5 ক্যালোরী / প্রতি মিনিট |

পায়চারী করা 6-8 ক্যালোরী / প্রতি মিনিট

জগিং 7-9 ক্যালোরী / প্রতি মিনিট

ফুটবলা খেলা 7-10 ক্যালোরী / প্রতি মিনিট

ছোটা 10-12 ক্যালোরী / প্রতি মিনিট

**এক সম্পন্ন ভারতীয়ের আহার ঃ**

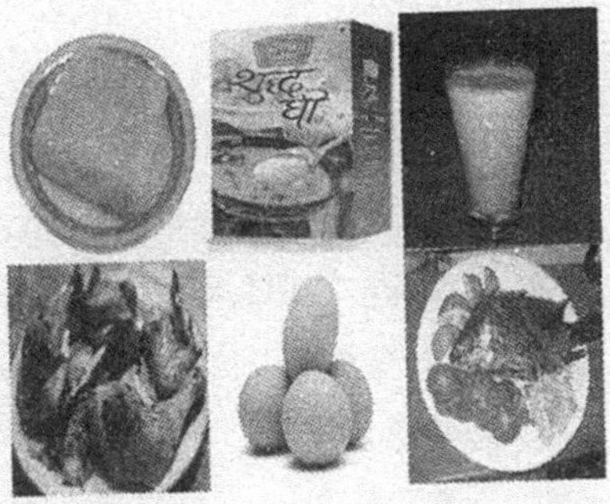

এক উচ্চ বা মধ্যবিত্ত ভারতীয় নিজের আহারে পর্যাপ্ত মাত্রায় ফ্যাট আর উচ্চ ক্যালোরী যুক্ত কার্বোহাইড্রেট গ্রহণ করেন। 40 - 50% ক্যালোরী ফ্যাট থেকে আর 40 - 50% ক্যালোরী কার্বোহাইড্রেট থেকে আসে। 10 - 20% ক্যালোরী প্রোটিন থেকেও পাওয়া যায়। প্রায়ই আউটপুটের থেকে ইনপুট বেশী হয়।

**ওজন কমানোর জন্য ভোজন ঃ**

সবার আগে ভোজনে ফ্যাটের মাত্রা কম করুন। ভাজাভুজি খাদ্য পদার্থ, শুকনো মেওয়া, পনীর, মাখন, চকোলেট আর আইসক্রীমের থেকে দূরে থাকুন। সর্বদা মনে রাখবেন যে, 1 গ্রাম ফ্যাটে 9 ক্যালোরী থাকে আর এই ফ্যাটই স্থূলতার মূল হয়।

আপনাদের কার্বোহাইড্রেটের সাথে বেশী করে স্যালাড, সব্জী, ফল আর তন্তুযুক্ত পদার্থ খাওয়া উচিত। আপনারা চাইলে সীমিত মাত্রায় চিনি বা মিষ্টি নিতে পারেন।

**ওজন কমানোর জন্য নিম্নলিখিত ভোজন এড়িয়ে চলুন ঃ**

- দুধ *(ফুল ক্রীম)* এবং দুগ্ধ উৎপাদন
- মাখন আর পনীর
- ভাজাভুজি খাদ্য পদার্থ
- সকল প্রকারের উচ্চ ফ্যাটযুক্ত আমিষ পদার্থ
- চকোলেট আর আইসক্রীম
- নাটস্ আর ড্রাই ফ্রুটস্
- মিষ্টি
- সকল প্রকারের তেল
- কোল্ড ড্রিংকস্ *(ঠাণ্ডা পানীয়)*

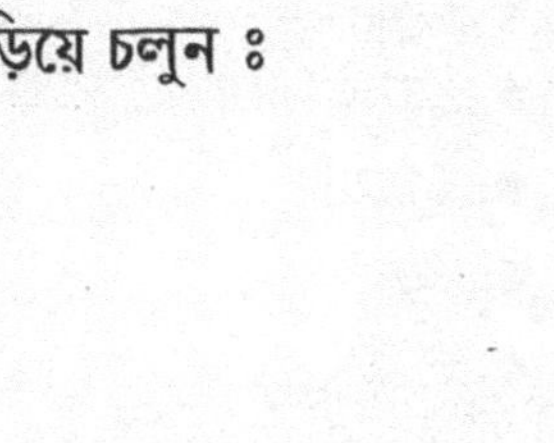

**এই সব খাদ্য পদার্থ সীমিত মাত্রায় নিন ঃ**

- গাঢ় ডাল
- রুটী
- সেমুই
- জ্বার
- শুকনো মটর
- গুড়, চিনি
- আম
- ব্রাউন আর সাদা পাঁউরুটী
- ভাত
- বাজরা
- মক্কা
- আলু, রাঙালু, কচু
- পাকা কলা

**যেসব খাদ্য পদার্থ ভরপুর মাত্রায় নেওয়া যেতে পারে ঃ**

- বথুয়া শাক
- মূলো শাক
- চোলাই শাক
- কচু শাক
- মেথী শাক
- পুদিনা
- ওল
- পেঁয়াজ
- রসুন
- বীনস্
- শশা
- পদ্মের ডাঁটা
- কুমড়ো
- টিণ্ডা
- লাউ
- ক্যাপসিকাম
- মাশরুম
- পেয়ারা
- মুসম্বী লেবু
- তরমুজ
- আনারস
- ফুটি
- পালং শাক
- বাঁধাকপি
- গাজরের শাক
- সজনে
- স্যালাড পাতা
- সর্ষে শাক
- গাজর
- সাদা মূলো
- আদা
- বেগুন
- ফ্রেঞ্চ বীনস্
- পটল
- ঢেঁড়শ
- টম্যাটো
- তোরই
- কাঁকড়ি
- আপেল
- পাতি লেবু
- কমলা লেবু
- পাকা পেঁপে
- পাকা টম্যাটো

### উচ্চ তন্তু এবং এ্যান্টী-অক্সিডেন্ট যুক্ত আহার ঃ

*(বেশী মাত্রায় ফল, সব্জী আর শস্য খান)*

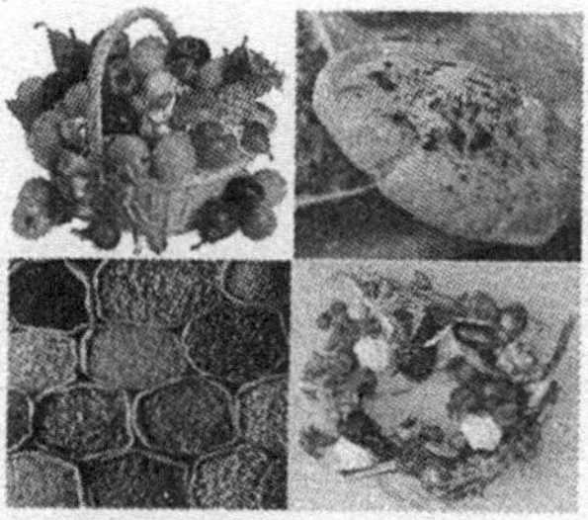

তন্তুযুক্ত ভোজন দ্বারা রক্তচাপ কমে আসে। এগুলো আমাদের শরীরের আন্ত্রগুলোয় অবশোষিত হয় না। এগুলোয় ক্যালোরীও যথেস্ট কম মাত্রায় থাকে... এজন্য উচ্চ রক্তচাপের স্থূলকায় রোগীদের জন্যও এগুলো লাভদায়ক হয়।

এ্যান্টী-অক্সিডেন্ট ভিটামিন আর সূক্ষ্ম পোষক তত্ত্ব হয়... যেগুলো উচ্চ রক্তচাপকে কমিয়ে নিয়ে আসতে সহায়ক হয়। এই সব ভিটামিন হচ্ছে ভিটামিন - '*এ*', ভিটামিন - '*সি*' আর ভিটামিন - 'ই' এবং ক্রোমিয়াম, জিংক, কপার, ম্যাঙ্গানিজ এবং মোলিবডেনম-ও এই শ্রেণীতে আসে।

উচ্চ রক্তচাপের রোগীদের তন্তু এবং এ্যান্টী-অক্সিডেন্ট যুক্ত আহারের সেবন করা উচিত।

□□□

অধ্যায় - *05*

# উচ্চ রক্তচাপ নিয়ন্ত্রণের জন্য মানসিক চাপ ব্যবস্থাপনা

**যে**মনটা এর আগেও জানানো হয়েছে যে, মানসিক চাপ ব্যবস্থাপনা; উচ্চ রক্তচাপকে কমিয়ে নিয়ে আসতে প্রমুখ রূপে সহায়ক হতে পারে। আমরা সকলেই এটা জানি যে, ক্রোধ আসতেই বা চাপগ্রস্ত হয়ে পড়তেই আমাদের রক্তচাপ বেড়ে ওঠে। আমরা যখন কোন প্রকারের চাপের মধ্যে থাকি, তখনই আমাদের রক্তচাপ বেড়ে ওঠে। শরীরকে বিশ্রাম প্রদান করতেই রক্তচাপ আপনা থেকে নীচের দিকে নেমে আসে। লোকেরা এই জিনিষটাকে এতটা ভালো ভাবে জানেন যে, আমি যখনই পরীক্ষায় কারো রক্তচাপ বেশী দেখতে পাই, তখনই রোগী ঝট্ করে উত্তর দেন – *"স্যার! আমি এক ঘণ্টা ড্রাইভ করে এসেছি। সেজন্যই আমার বি.পি. বেড়ে উঠেছে। বাড়ীতে আমার বি.পি. নর্মালই ছিল।"*

হায়পারটেনশনের শাব্দিক অর্থই হচ্ছে – *'বেশী মানসিক চাপ।'*

- বিবেকী মস্তিষ্কের প্রশিক্ষণ এবং ভাবনাত্মক মস্তিষ্ককে পোষ মানানো।
- মানসিক চাপ আর জীবনের ওপরে এর প্রভাবকে বোঝা।
- আশপাশে গড়ে ওঠা মানসিক চাপকে বোঝা এবং সেগুলোকে বাধা দেওয়া।
- নিজের প্রবৃত্তি, ইচ্ছা, প্রতিক্রিয়া, চাহিদা আর মানসিকতাকে বোঝা... মানসিকতায় পরিবর্তন নিয়ে আসা।
- জীবনে অতিরিক্ত বোঝা এড়িয়ে চলা।
- জীবনের বিভিন্ন ক্ষেত্রগুলোয় সন্তুলন নিয়ে আসা।
- মানসিক চাপের ব্যবস্থাপনা আর সেটাকে দূর করা।
- কথা বলার পদ্ধতিতে উন্নতি নিয়ে আসা।

যখনই মানসিক চাপ গড়ে ওঠে, তখনই আমাদের শরীর থেকে এড্রেনলিন এবং কোর্টিসল নামক স্রাব হতে থাকে। এটাই মানসিক চাপের প্রতিক্রিয়া – মানসিক চাপের প্রতি আমাদের শরীরের প্রতিক্রিয়ার জন্য দায়ী হয়।

## 01. বিবেকী এবং ভাবনাত্মক মস্তিষ্ক

মানসিক চাপ সবার আগে মস্তিস্কেই সৃষ্টি হয়.... সুতরাং মানসিক চাপ ব্যবস্থাপনার আগে আমাদের মস্তিস্কের সরঞ্চনাকে জানতে হবে। ক্রিয়াত্মক দৃষ্টিতে এটার দুটি অঙ্গ রয়েছে ঃ

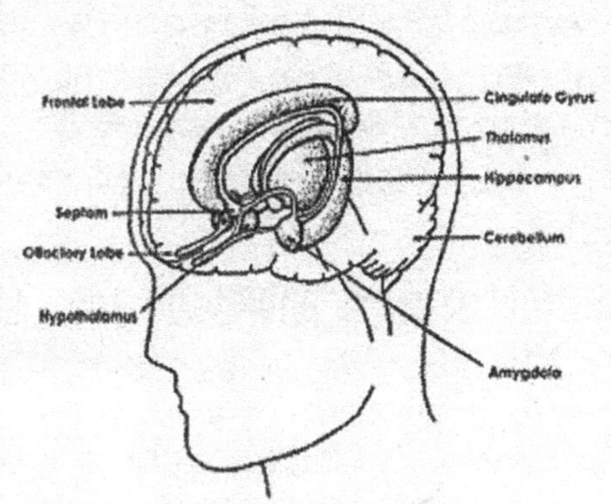

The limbic system, or animal brain

01) বিবেকী মস্তিস্ক

02) ভাবনাত্মক মস্তিস্ক

বিবেকী মস্তিস্ককে *'সেরিব্রল কোর্টেক্স'*-ও বলা হয়ে থাকে... যেটা আমাদের দৈনন্দিন কার্য – চিন্তা করা, শেখা, ভাষণ, স্মৃতি এবং পরিবেশকে বোঝার জন্য দায়ী হয়। ভাবনাত্মক মস্তিস্ককে *'লিম্বিক কোর্টেক্স'* বলা হয়। এটা আমাদের ভাবনাত্মক অস্হিরতার জন্য দায়ী হয়। এর সঙ্গে আমাদের ক্রোধ, বিরক্তি, খিট্‌খিটে স্বভাব, ঘৃণা আর লোভের এক গভীর সম্পর্ক থাকে।

আমি আপনাদের মানসিক চাপ ব্যবস্হাপনার যে টেক্‌নিক জানাব, তাতে *'বিবেকী মস্তিস্কের প্রশিক্ষণ এবং ভাবনাত্মক মস্তিস্ককে পোষ মানানো'* শামিল রয়েছে।

বিশেষ ব্যাপার হচেছ এটা যে, বিবেকী মস্তিস্ক তো সমস্ত যুক্তি বুঝে নেয়... সেটা জীবনে মানসিক চাপের কারণ এবং সেটার প্রভাবের বিশ্লেষণও করতে পারে – কিন্তু ভাবনাত্মক মস্তিস্ক কোন যুক্তি মানে না... এটাকে তো যোগ আর ধ্যান দ্বারাই সাধতে হবে।

আসুন... বিবেকী মস্তিস্ককে মানসিক চাপ ব্যবস্হাপনার প্রতি তথ্য প্রদান করা যাক ঃ

## 02. মানসিক চাপ আর জীবনের ওপরে সেটার প্রভাবকে বোঝা

### মানসিক চাপের পরিভাষা ঃ

মানসিক চাপ হচেছ এমন একটা শব্দ... যেটাকে যে কোন জায়গায়, যে কেউ সহজেই প্রয়োগ করতে থাকে। এর স্পষ্ট পরিভাষা অবশ্য আজ পর্যন্ত জানা যায়নি। আপনারা নিজের চেষ্টা করুন আর এটা দেখুন যে, এটা কতটা কঠিন কাজ!

মেডিক্যাল বিজ্ঞান এটাকে শারীরিক আর মানসিক চাহিদাগুলোর প্রতি শারীরিক প্রতিক্রিয়া বলে – তা সেই চাহিদা বাস্তবিক হোক্ বা অবাস্তবিক! এর ফলে মানসিক চাপ উৎপন্ন করতে থাকা স্রাবের সৃষ্টি হয়। এ. সি. টি. এইচ., কোর্টিসোল, এড্রেনলিন এবং নন্-এড্রেনলিন এটারই অবদান হয়।

মানসিক চাপের ব্যবহারিক পরিভাষা অনেকটা এমন হতে পারে ঃ "*জীবনে কোন সমস্যা আসতেই আপনাদের সংসাধন সেটার মোকাবিলা করার জন্য প্রস্তুত হয়ে পড়ে... যার ফলে মানসিক চাপের সৃষ্টি হয়।*" কিন্তু সর্বদা এটা মাথায় রাখবেন যে, মানসিক চাপের কেবলমাত্র বাহ্যিক সমস্যা বা চাহিদার সঙ্গেই সম্পর্ক থাকে না... বরং এটা আমাদের আশা, ভয় এবং বিশ্বাসের সঙ্গেও যুক্ত হয়ে থাকে।

## মানসিক চাপগ্রস্ত ব্যক্তিকে কি ভাবে চিনবেন ?

আমি এমন অনেক ব্যক্তির সঙ্গে পরিচিত হয়েছি, যাঁরা নিজেদের মানসিক চাপগ্রস্ত হিসেবে মানেন। তাঁরা এই তথ্যকে মেনে নিতেই পারেন না যে, জীবনের বিভিন্ন পক্ষগুলোয় নিজেদের কর্তব্য না জানতে পারার কারণেই তাঁরা মানসিক চাপগ্রস্ত হয়ে পড়েছেন। অনেক বার টাকা-পয়সার সফলতা বা অহংকারও তাঁদেরকে সত্য পর্যন্ত পৌঁছতে দেয় না।

অত্যধিক মানসিক চাপের কিছু লক্ষণ হচেছ এই প্রকার ঃ

### শারীরিক লক্ষণ ঃ

01. মাংসপেশীগুলোয় টান ধরা *(কাঁধ আর পিঠে যন্ত্রণা হতে থাকা)*
02. অনিয়মিত শ্বাস
03. মুখ শুকিয়ে আসা
04. হাতের পাতা ঘেমে ওঠা
05. আঙ্গুলগুলো ঠাণ্ডা হয়ে আসা
06. পেট মোচড়াতে থাকা
07. হাত কাঁপতে থাকা
08. বার-বার প্রস্রাব হতে থাকা

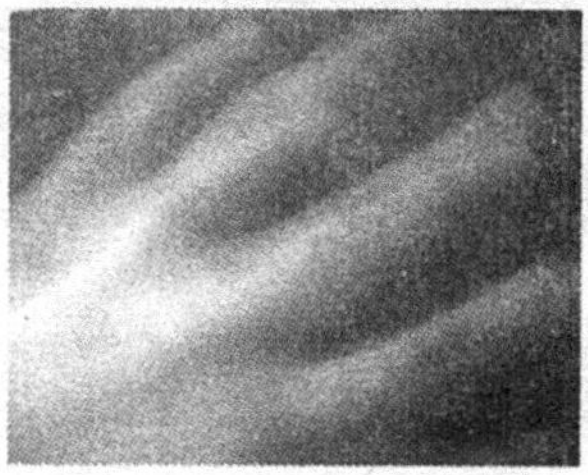

### ব্যবহারগত লক্ষণ ঃ

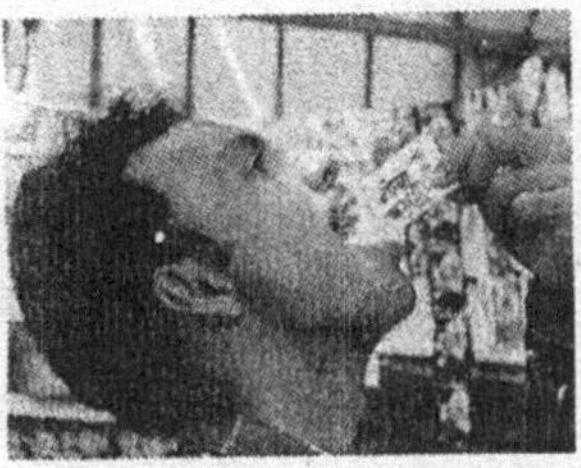

01. ধূম্রপান
02. তামাকের সেবন *(গুটখা)*
03. উত্তেজক পদার্থের সেবন *(চা, কফি)*
04. অত্যধিক মাত্রায় মদ্যপান
05. নখ চিবোন, হাঁটু নাড়ানো, চুল টানা

06. অন্ধের মত গাড়ী চালানো

07. সামাজিক নিস্কাসন

08. এক দৃষ্টিতে তাকিয়ে থাকা

**ভাবনাত্মক লক্ষণ ঃ**

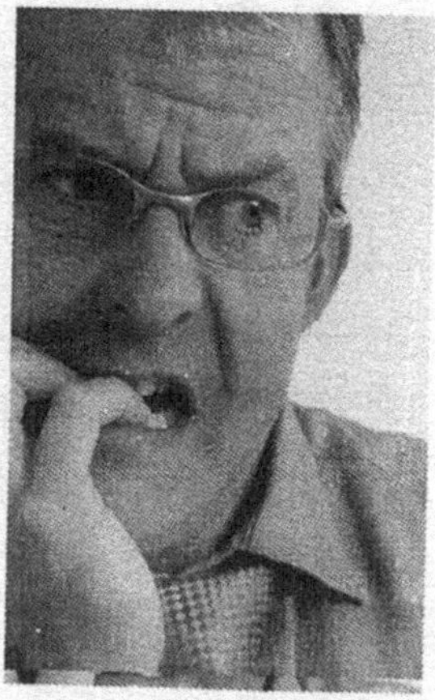

01. খিটখিটে স্বভাব

02. রাগ আসা

03. হড়বড়ানি

04. উদ্বেগ

05. অবসাদের ভাবনা

06. অকারণ ভয়

07. অসুরক্ষার ভাবনা

08. অকারণ আক্রামকতা

09. রাতে ঘুম না আসা

10. ঘুমের মধ্যে খারাপ স্বপ্ন আসা

**জ্ঞানাত্মক লক্ষণ ঃ**

01. হাস্যপ্রিয়তার অভাব

02. স্মৃতিশক্তির অভাব

03. ভোলার অভ্যাস

04. সাধারণ বুদ্ধির অভাব

05. অস্পষ্ট চিন্তাধারা

06. অকারণ ভয়

07. মনে উল্টোপাল্টা চিন্তা আসা

আপনারা এগুলোর মধ্যে যে কোন একটা বা একাধিক সমস্যায় গ্রস্ত হতে পারেন। সাবধানে থাকুন... কারণ মানসিক চাপে গ্রস্ত হয়ে পড়ার পরে আপনাদের সমস্যা আরও বেড়ে উঠতে পারে।

এখানে এমন কিছু পরিবর্তনের উল্লেখ করা হয়েছে, যেগুলো মানসিক চাপের প্রক্রিয়া দ্বারা আমাদের শরীরের মধ্যে সৃষ্টি হয়। আপনারা এটা দেখতে পারেন যে, এটা ব্যক্তির ব্যক্তিগত, সামাজিক এবং ব্যবসায়িক জীবনকে কি ভাবে প্রভাবিত করে।

**শরীরের ওপরে মানসিক চাপের প্রভাব ঃ**

01. হৃদয়গতি বেড়ে ওঠা

02. রক্তচাপ বেড়ে ওঠা

03. মাংসপেশীগুলোয় টান ধরা

04. জি. এস. আর. কমে আসা

05. শ্বাসগতি বেড়ে ওঠা

06. অক্সিজেন খরচ বেড়ে ওঠা

07. ধমনীগুলোয় সংকুচন

08. কোর্টিসোল বেড়ে ওঠা

09. এড্রেনলিন বেড়ে ওঠা

10. ব্লাড শুগার বেড়ে ওঠা

11. সীরম কোলেস্ট্রল বেড়ে ওঠা

12. পেটে অত্যধিক এ্যাসিড সৃষ্টি হওয়া

13. রক্তে অত্যধিক মাত্রায় ক্লটের সৃষ্টি হওয়া

14. লার তৈরী না হওয়া

15. বাউল আর ব্লাডার টোন কমে আসা

**03. মানসিক চাপ এবং রোগ ঃ**

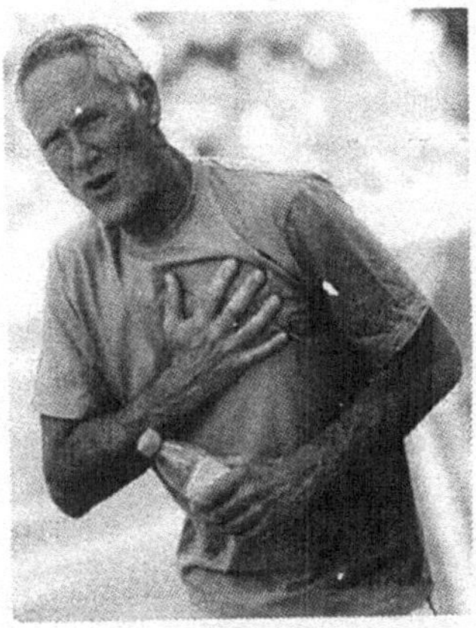

আধুনিক বিজ্ঞান আজ থেকে কিছু সময় আগে পর্যন্ত মানসিক চাপকে রোগের বাহক হিসেবে মানত না। এক উচ্চপদস্থ অফিসারের মধ্যে উচ্চ রক্তচাপ, হৃদয় রোগ আর পেটের আলসার ইত্যাদি রোগ কোন সন্তুষ্ট মধ্যবিত্ত ব্যক্তি বা কোন গ্রামীণ ব্যক্তির তুলনায় বেশী দেখতে পাওয়া যায়। এর ব্যাখ্যা কেবলমাত্র গম্ভীর ডাক্তারী পরীক্ষা দ্বারাই করা যেতে পারে।

বিগত কয়েক দশক ধরে বেশ কিছু স্পীডোমিয়োলোজিক্যাল অধ্যয়ণ এবং অন্যান্য আরও কিছু নিরীক্ষণ থেকে এটা জানতে পারা গেছে যে, অনেক রোগ প্রত্যক্ষ রূপে মানসিক চাপেরই ফসল হয়। এগুলোকে *'সাইকোম্যাটিক রোগ'*-য়ের নাম দেওয়া হয়েছে।

**এমনই কিছু রোগের সূচী ঃ**

01. উচ্চ রক্তচাপ

02. এ্যাঞ্জাইনা বা বুকের যন্ত্রণা

03. হার্ট এ্যাটাক

04. মানসিক চাপ থেকে উৎপন্ন মাথার যন্ত্রণা

05. মাইগ্রেন

06. পিঠের যন্ত্রণা

07. কাঁধের যন্ত্রণা

08. স্পণ্ডেলাইটিস

09. অতিস্পন্দন

10. এ্যালার্জী

11. হাঁফানী

12. ক্লান্তি আর আলস্যতা

13. উদ্বেগ

14. ফোবিয়া

15. অনিদ্রা

16. অবসাদ

17. ইরিটেবল বাউল সিণ্ড্রোম *(IBS)*

18. পেপটিক আসলার

19. মহিলাদের মধ্যে প্রী-মেন্সট্রুয়াল সিণ্ড্রোম

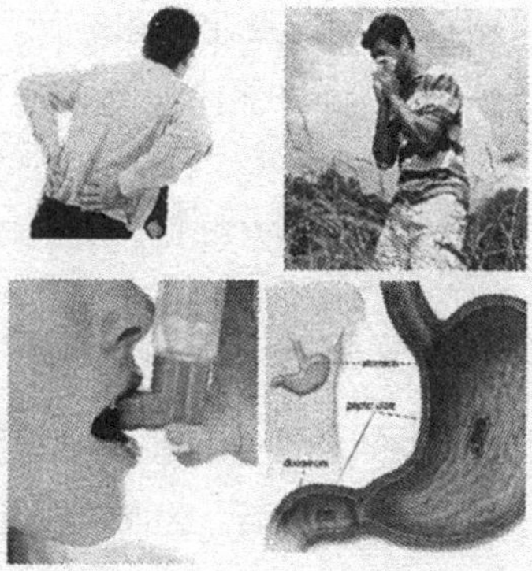

আপনারা কি এগুলোর মধ্যে কোন একটায় গ্রস্ত ? নিজেদের সাথে পূর্ণ সততা অবলম্বন করে নিজেদের সমস্যা চিনে নেওয়ার আর সেগুলোকে বোঝার চেষ্টা করুন... যাতে সেগুলোর সমুচিত সমাধান খুঁজে পাওয়া যেতে পারে।

## 04. মানসিক চাপ উৎপন্ন হওয়া ঃ

***"যখনই কোন কাজ আমাদের ইচ্ছানুসার হয় না, তখনই সেটার থেকে মানসিক চাপ সৃষ্টি হয়!"***

দয়া করে ওপরের বাক্যটাকে বেশ কয়েক বার পড়ে সেটার অর্থ বোঝার চেষ্টা করুন। মানসিক চাপ সৃষ্টি হওয়ার সময় দুটি কারক কাজ করে ঃ- (01) কি ঘটছে আর (02) আমরা কি চাই ? যদি এই দুটোর মধ্যে সামঞ্জস্যের সৃষ্টি হয়ে পড়ে... তাহলে মানসিক চাপ সৃষ্টিই হবে না আর প্রসন্নতাও বজায় থাকবে।

আমাদের আশপাশের পরিবেশে যা কিছু ঘটছে, সেটাকে *'বাহ্যিক কারক'* বলা হয়। *'আমরা কি চাই ?'* – এটা মস্তিস্কে হয়। এটাকে আমরা *'আভ্যন্তরীণ কারক'* বা *'মানসিকতা'* বলতে পারি। আসুন... এগুলোকে জানা যাক ঃ

**01. বাহ্যিক কারক ঃ** আমি এটাকেই মানসিক চাপ সৃষ্টি হওয়ার জন্য দায়ী বলে মনে করি। আমি এটার এক বিস্তৃত্ব সূচীও দিয়েছি... দয়া করে সেগুলোকে চিনে নিন। মানসিক চাপ সৃষ্টি করতে বাহ্যিক কারকেরও বড় ভূমিকা থাকে। এগুলোকে চিনে নেওয়ার কাজে মানসিক চাপ ব্যবস্হাপনার থেকে ভালো সহায়তা পাওয়া যেতে পারে।

**02. আভ্যন্তরীণ কারক ঃ** এটা আমাদের অতীতের অভিজ্ঞতা, প্রশিক্ষণ, মূল্যবোধ আর আশার পরিণাম হয়। আমাদের বিশ্বাস, আশা, প্রবৃত্তি এবং ইচ্ছা আভ্যন্তরীণ কারকগুলোকে প্রভাবিত করে। একে *'মানসিকতা'*-ও বলা যেতে পারে। সময় কাটার সাথে-সাথে মূল্যবোধ বদলাতে থাকে... কারণ আমাদের আশপাশের পরিবেশও বদলায়। আভ্যন্তরীণ কারকগুলোয় কোন বাধা বা তীব্র পরিবর্তন ব্যক্তিকে আরও বেশী করে মানসিক চাপের দিকে টেনে নিয়ে যায়।

**মানসিক চাপ সৃষ্টির মোকাবিলা করা ঃ**

**মোকাবিলা করার যোগ্যতার বিকাশ ঃ**

মানসিক চাপের মোকাবিলা করার যোগ্যতা শরীর আর মন – দুটোর কাছেই থাকে। আমাদের শুধু মানসিক চাপ সৃষ্টিকারী বাহ্যিক এবং আভ্যন্তরীণ কারকগুলোর সঙ্গে সঠিক পদ্ধতিতে মোকাবিলা করতে হবে।

প্রায় ক্ষেত্রেই ব্যক্তির মধ্যে এই যোগ্যতা সুপ্ত হয়ে থাকে বা সেটাকে প্রয়োগ করা যায় না। বেশ কিছু লোকের মধ্যে এই যোগ্যতা ভ্রমিত হয়ে থাকে। এখানেই সঠিক প্রশিক্ষণের প্রয়োজন পড়ে। যদি যোগ্যতা থাকে, তাহলে মানসিক চাপ দূর করতে বেশী সময় লাগবে না। আবার অন্য দিকে যদি মানসিক চাপের মোকাবিলা করার মত যোগ্যতা না থাকে... তাহলে মানসিক চাপ আরও বেশী খারাপ রূপ ধারণ করতে পারে। মানসিক চাপ সৃষ্টিকে কমানোর জন্য আমাদের বাহ্যিক কারক আর আভ্যন্তরীণ মানসিকতার মধ্যে সামঞ্জস্যের সৃষ্টি করতে হবে।

**05. বাহ্যিক কারকগুলোর মোকাবিলা করা ঃ**

মানসিক চাপ সৃষ্টিকারী বাহ্যিক কারকগুলোর উদাহরণ ঃ

**সামাজিক এবং পারিবারিক ঃ**

01. উচ্চ অবাস্তবিক আশা

02. পতি-পত্নীর মধ্যেকার দূরত্ব

03. পারিবারিক সদস্যদের সাথে মেলামেশার অভাব

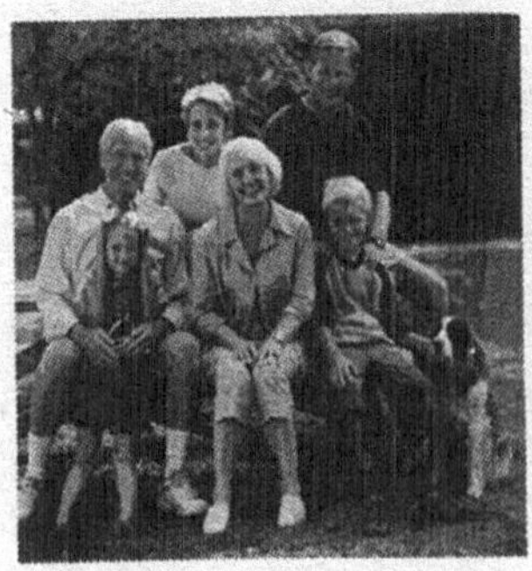

04. লাগাতার আর্থিক সমস্যা

05. বিভিন্ন মূল্যবোধ এবং প্রাথমিকতা

06. ঘুমোনোর বিভিন্ন মুদ্রা

07. সুন্দর অথবা কুৎসিত পতি / পত্নী

08. কাজের ব্যাপারে মতভেদ

09. অত্যধিক কথা বলতে থাকা পতি / পত্নী

10. অত্যধিক রুক্ষ পতি / পত্নী

11. কোন পারিবারিক সদস্যের মৃত্যু / অসুস্হতা
12. বাড়ীতে লাগাতার অতিথি আসতে থাকা
13. অকারণ আশা রাখা আত্মীয়
14. খারাপ প্রতিবেশী
15. অবিশ্বস্ততা

**রাজনৈতিক ঃ**

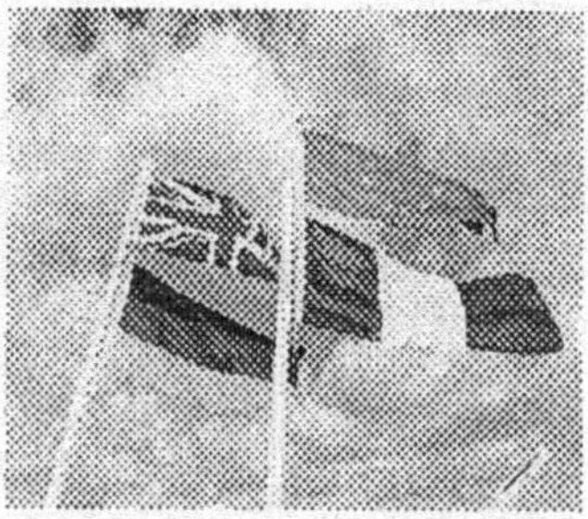

01. অস্হির রাজনৈতিক প্রেক্ষাপট
02. ভ্রষ্ট মন্ত্রী
03. ভ্রষ্ট আমলা
04. নেতৃত্বের অভাব
05. একনায়কতন্ত্র
06. ধর্মঘট
07. আন্তজার্তিক চাপ
08. অপূর্ণ প্রতিশ্রুতি
09. মীডিয়ার ভুল কভারেজ
10. শিল্প নীতি
11. ধর্মের রাজনীতিকরণ
12. লাগাতার হিংসার প্রদর্শন
13. অযোগ্য মন্ত্রী
14. রাজনীতিতে অপরাধীকরণ
15. নির্বাচনে কারচুপি

**পেশাগত ঃ**

01. পরিবর্তন – নতুন কৌশলের জন্য
02. বদমেজাজী বস্
03. অযোগ্য অধীনস্হ কর্মচারী
04. অসহযোগী সহকর্মী
05. খারাপ ব্যবস্হাপনা
06. আমলাতন্ত্র
07. কাজের অত্যধিক চাপ
08. কাজের সময় সামাজিকতা
09. কাজের পরিবেশে নিয়ন্ত্রণের অভাব

10. ওপর থেকে নীচ পর্যন্ত ফীডব্যাকের অভাব
11. পুরস্কারের অভাব
12. কাজ আর সময়ের চাপ
13. অস্পষ্ট অধিকার
14. লম্বা কাজের সময়
15. ছুটী না পাওয়া

**পরিবেশগত ঃ**

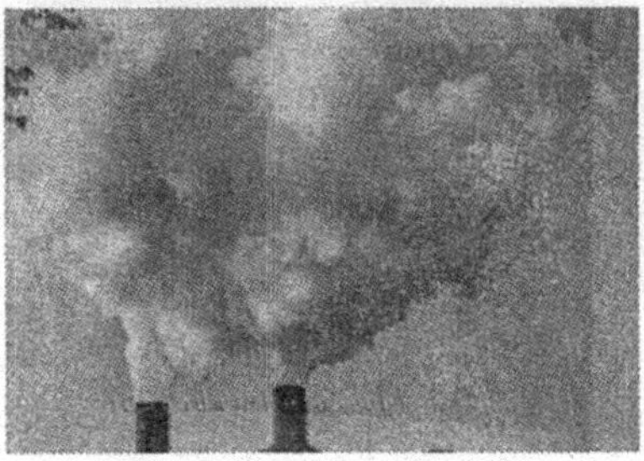

01. ক্রমবর্দ্ধমান প্রদূষণ
02. গাছপালা কাটা
03. শহরের ভীড়
04. অপরিকল্পিত শহর এবং লোকালয়
05. ভোজনে ভেজাল
06. প্রাকৃতিক সংসাধনের অভাব
07. জল প্রদূষণ
08. অতি শিল্পকরণ
09. রেডিয়েশন সমস্যা
10. শব্দ প্রদূষণ
11. শিল্পক্ষেত্রে দুর্ঘটনা
12. পরমাণু হাতিয়ার তৈরীর প্রতিযোগিতা
13. ওজোন পরতের হ্রাস পাওয়া
14. দুর্লভ জন্তুদের বিলুপ্ত হয়ে পড়া
15. গ্রীন হাউস প্রভাব

**শারীরিক এবং মানসিক ঃ**

01. অত্যন্ত গরম বা ঠাণ্ডা পরিবেশ
02. অত্যধিক টাইট বা ঢিলা পোশাক
03. বাড়ী বা কাজের জায়গায় চিৎকার-চেঁচামেচি
04. অসুবিধাজনক চেয়ার
05. অপর্যাপ্ত আলো বা হাওয়া
06. লাগাতার ঝুঁকে বসে বা দাঁড়িয়ে কাজ করা
07. চোখের ওপরে লাগাতার চাপ পড়তে থাকা
08. পরিস্কার-পরিচ্ছন্নতার অভাব
09. সুরক্ষা নিয়মগুলোর অভাব

10. ব্যাঙ্গাত্মক মন্তব্য
11. অফিসে রাজনীতি
12. কটু পরিবেশ
13. একান্ত পরিবেশ
14. অত্যধিক ভীড়যুক্ত পরিবেশ
15. সমস্যা সৃষ্টিকারী লোক

**আর্থিক কারক ঃ**

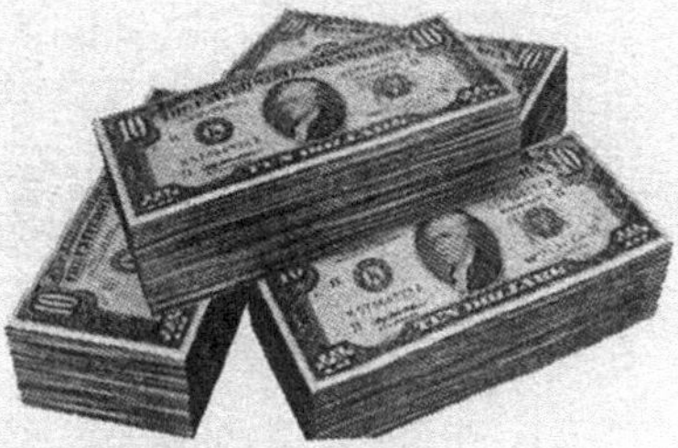

01. মুদ্রাস্ফীতি
02. ধীর আর্থিক উন্নতি
03. জল সংকট
04. বিদ্যুত সংকট
05. কেন্দ্রীয় ক্ষমতা
06. উৎপাদন কমে আসা
07. এক্সপোর্ট-ইম্পোর্টের মধ্যে পার্থক্য
08. ধনী-দরিদ্রের মধ্যে পার্থক্য
09. বাড়ী বা জমির অত্যধিক মূল্য
10. ক্রমবর্দ্ধমান সুদের হার
11. নগদ প্রবাহের অভাব
12. আর্থিক সংস্থাগুলোয় আমলাতন্ত্র
13. সার্বজনিক খরচে কাট-ছাঁট
14. অতিরিক্ত জনসংখ্যা এবং চাকরীর জন্য প্রতিযোগিতা
15. অত্যন্ত দ্রুত বদলাতে থাকা প্রযুক্তিবিদ্যা

**নৈতিক মূল্য / সামাজিক পরিবর্তন ঃ**

01. প্রজন্মগত অন্তরাল
02. নৈতিকতার অভাব
03. শ্রেণী বৈষম্য
04. উম্মুক্ততা
05. মানবিক অধিকারের হনন
06. হিংসা
07. ভুল বার্তা প্রদানকারী ফিল্ম, টি. ভি. এবং পুস্তক
08. সামাজিক একাকীত্ব
09. বাসস্থানের অভাব

10. প্রতিবেশীদের সঙ্গে মনোমালিন্য
11. মাতা-পিতা এবং অধ্যাপকদের প্রতি বদলে যাওয়া বিচার
12. অনৈতিক ব্যবসা অথবা অভ্যাস
13. অ-নির্ভরযোগ্য বন্ধু এবং আত্মীয়
14. সামাজিক বহিস্কার
15. দারিদ্রতা, বার্ধক্য বা অসুস্হতার দুঃখ

## বাহ্যিক কারকগুলোর সঙ্গে কি করা উচিত?

আমরা প্রায়ই এই সব বাহ্যিক কারকগুলো দ্বারা ঘিরে থাকি এবং আমাদের সারাটা দিন ধরে এগুলোরই মোকাবিলা করে চলতে হয়। আমাদের এগুলোর থেকে মুক্তি পাওয়ার উপায় শিখতে হবে। এই সবের সমাধান একটাই পদ্ধতিতে হওয়া সম্ভব নয়। এটা অনেকটা কোন ক্রিকেট ম্যাচের মতই হয়... যেখানে ব্যাটস্‌ম্যানকে বিভিন্ন ধরণের বলের মুখোমুখি হতে হয়। আসুন... এই জিনিষটার সম্ভাবনাগুলোর ওপরে আলোচনা করা যাক ঃ

**01. পরিচিতি ঃ** আমাদের এই সব বাহ্যিক কারকগুলোকে চিনে নিতে হবে আর একবার চিনে নিলেই মানসিক চাপের উৎপাদন আপনা থেকেই কমে আসবে। আমরা এমনটাও বলতে পারি যে, আপনারা কোলকাতায় থাকেন... যেখানে ট্রাফিকের চাপ অত্যন্ত বেশী হয়। আপনারা নিজেদের এই বলে স্বান্তনা দিতে পারেন যে, কোলকাতা ভারতের এক অত্যন্ত গুরুত্বপূর্ণ শহর... এখানে প্রচুর লোকের বাস; যাঁরা গাড়ীতে চেপে যাতায়াত করেন আর এজন্যই ট্রাফিকও বেশী হয়। বিবেকী মস্তিস্ক ঝট্ করে এটা বুঝতে পেরে যাবে আর ট্রাফিক জামের থেকে সৃষ্ট মানসিক চাপও কমে আসবে।

**02. পরিবর্তন নিয়ে আসুন ঃ** কিছু-কিছু বাহ্যিক কারকে আমরা পরিবর্তন নিয়ে আসতে পারি। আপনারা এটা দেখেছেন যে, সকালের দিকে রাস্তায় ট্রাফিক অত্যন্ত বেশী থাকে আর এজন্যই আপনারা দেরী করে অফিসে পৌঁছন। একটু আগে ঘুম থেকে উঠুন... মানসিক চাপ আপনা থেকে শেষ হয়ে পড়বে। সকালে খবরের কাগজ পড়ে সময় নষ্ট না করে সেটা সন্ধ্যায় পড়ুন।

**03. উপেক্ষা করুন ঃ** আমরা বেশ কিছু বাহ্যিক কারককে উপেক্ষাও করতে পারি। যদি মদ্যপান করার কারণে পত্নীর সাথে ঝগড়া হয়, তাহলে মদ্যপান করা ছেড়ে দিন। কোন প্রতিবেশী দুষ্ট স্বভাবের হলে তাঁকে উপেক্ষা করুন... মানসিক চাপ সৃষ্টিই হবে না।

**04. স্বীকার করুন ঃ** যদি কিছু বাহ্যিক কারককে বদলানো না যায়, তাহলে সেগুলোকে স্বীকার করা যেতে পারে... সেগুলোকে স্বীকার করে নিন। তা সেটা পতি / পত্নীর ব্যবহার হোক, আপনাদের বার্ধক্য হোক, কোন বন্ধুর আচরণ হোক, দেশের প্রধানমন্ত্রী হোন্, আপনাদের শহর হোক্ বা বৃষ্টির মরশুম! এমন মানসিক চাপগুলোর এক সূচী তৈরী করুন, যেগুলোকে স্বীকার করে নেওয়াই ভালো।

**05. শামিল হবেন না ঃ** অনেক জিনিষ এমনও হয়, যেখানে আপনারা শামিল না হলে সেটা আপনাদের ওপরে প্রভাব বিস্তার করে না। প্রতিটি ব্যাপারে

নাক গলাতে যাবেন না। তা সেটা কোন আত্মীয়ের বিবাহের ক্ষেত্রে আপনাদের অপছন্দ হোক্ বা কোন রাজনৈতিক নেতার কোন ভুল কাজ! নিজের থেকে মানসিক চাপ ডেকে আনবেন না... কিছুটা দূরে সরে যান।

**06. লড়াই ঃ** অনেক সময় এমন পরিস্থিতিরও সৃষ্টি হয়ে পড়ে... যেখানে আপনাদের লড়াই করতে হতে পারে। যদি সত্যি-সত্যিই এমন কোন পরিস্থিতির উদয় হয়, যেমন – জমি সংক্রান্ত বিবাদ, তাহলে আপনাদের লড়তেই হবে।

## 06. মানসিকতা এবং সেটার ওপরে নিয়ন্ত্রণ ঃ

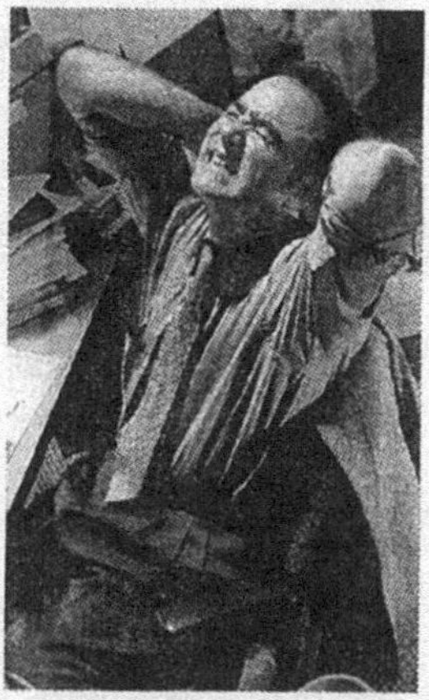

### মানসিকতাকে বোঝা ঃ

আপনারা ঠিক যেটা চান... সেটাই হচ্ছে আভ্যন্তরীণ কারক বা আপনাদের মানসিকতা। আমরা জন্ম নেওয়ার সময় মানসিক রূপে খালি থাকি। তার ভেতরে ভালো-মন্দ, পছন্দ-অপছন্দ বা প্রাথমিকতার কোন ভাবনা থাকে না... কিন্তু যেমন-যেমন আমরা নিজেদের মস্তিস্ককে তথ্য প্রদান করতে থাকি, সেটা শিখতে শুরু করে। সে নিজের আশপাশের পরিবেশ থেকে দেখতে, শুনতে আর শিখতে থাকে। আপনারা কোন বিশেষ ভাষা শিখলে সেটাকে ভালবাসতে থাকেন। বাংলা হোক্ বা তামিল... আপনারা যে ভাষাই শিখুন, সেটা আপনাদের কাছে ভালো লাগতে থাকে। কোন ভোজন প্রথম বার খাওয়ার পরে সেটা যদি ভালো লাগে, তাহলে সেটা আপনাদের মনের মত হয়ে ওঠে। সেটা না পেলে চাপের সৃষ্টি হয়, যেমন – আপনারা মাছের স্বাদ গ্রহণ করলেন... সেটা আপনাদের ভালো লাগল। পরের বার আপনি থালায় মাছ দেখতে না পেলে চাপগ্রস্ত হয়ে উঠবেন... কিন্তু যে ব্যক্তি জীবনে কখনো মাছ খাননি, তাঁর মনে এমন কোন চাপের সৃষ্টি হবে না। এটাকেই *'মানসিকতা'* বলে। এটাই হচ্ছে আপনাদের আভ্যন্তরীণ কারক।

আমাদের এই মানসিকতা বছরের-পর-বছর ধরে বিকশিত হয়ে ওঠে। এটা কোন ব্যক্তি বা ভোজনের পছন্দ-অপছন্দ হতে পারে। এটা আপনাদের পোশাক, ভাষা, শিক্ষা, কার্য, টাকা-পয়সা, সম্পর্ক বা নৈতিকতার সাথেও যুক্ত হয়ে থাকতে পারে। প্রত্যেক ব্যক্তির মস্তিস্কে এমন হাজারো পছন্দ-অপছন্দ থাকে।

বাহ্যিক কারকের সাথে মানসিকতার সামঞ্জস্য স্থাপিত না হলেই মানসিক চাপের সৃষ্টি হয়। বাহ্যিক কারকগুলোর সমাধান করার পরে আমরা মানসিকতার ওপরে আলোচনা করব। আসুন... নিজেদের বিবেকী মস্তিস্কের বিশ্লেষণ করা যাক।

**মানসিকতাকে সামলানো ঃ** মানসিকতায় পরিবর্তন নিয়ে আসার জন্য তিনটি বিশেষ জিনিষকে জানুন।

(01) সময়ের সাথে পরিবর্তন, (02) অনেকান্তের সিদ্ধান্ত এবং (03) লেনদেনের ওপরে আধারিত সমাজ।

এই তিনটে জিনিষের প্রশংসা করলে আপনাদের মস্তিষ্ক অনেকটাই সামলে উঠবে।

**(01) সময়ের সাথে পরিবর্তন :** আগে ছোট বয়স থেকেই আমাদের মানসিকতা নির্দিষ্ট হত... কিন্তু এখন তাতে যথেষ্ট পরিবর্তন এসে পড়েছে। ফ্যাশন, সমাজ, শিক্ষা, আপনাদের জীবনযাত্রার স্তর এবং পারিবারিক গঠনপ্রণালীতেও পরিবর্তন এসেছে। এবার আপনাদের নিজেদেরকেও বদলাতে হবে। আপনারা যদি উচ্চ রক্তচাপের রোগী হন... তাহলে হয়তো আপনাদের পছন্দের কিছু-কিছু ভোজন ত্যাগ করতে হতে পারে। কেউ আপনাদের ধোঁকা দিয়েছে... আপনারা আর তাঁর ওপরে ভরসা করতে পারেন না... সে আপনাদের ভালো বন্ধু ছিল। এবার আপনাদের নিজেদের চিন্তাধারায় পরিবর্তন নিয়ে আসতে হবে। কেউ যদি চলে গিয়ে থাকেন... তাহলে আপনাদের নিজেদের মস্তিস্ককে এটা বুঝাতে দিতে হবে যে, সব কিছু আর আগের মত নেই। মস্তিস্ককে পরিবর্তিত সময় আর পরিবেশের সাথে বদলে নিন। আমাদের সকলকেই এই পরিবর্তন করতে হয়... আপনাদেরও এমনটাই করতে হবে।

**(02) অনেকান্তের সিদ্ধান্ত :** এই সিদ্ধান্ত পালি ভাষায় লিখিত প্রাচীন অগম গ্রন্থগুলো থেকে প্রাপ্ত হয়েছে... কিন্তু ব্যক্তিগত জীবনে এটার প্রয়োগ পূর্ণ রূপে যুক্তিযুক্ত। *'অনেক'*-য়ের অর্থ হচ্ছে *'বেশ কিছু'*। *'অনেকান্ত'*-য়ের অর্থ হচ্ছে এই যে, প্রত্যেক ব্যক্তিরই আলাদা-আলাদা মানসিকতা থাকে। একটাই বস্তুর জন্য বিভিন্ন ব্যক্তির বিভিন্ন মানসিকতা থাকতে পারে। এই মানসিকতা তাঁর পরিবেশ থেকে উৎপন্ন হয়। কোন চীনা ব্যক্তির চীনা ভাষা পছন্দ হয় আর আপনাদের বাংলা। ভোজনের ব্যাপারে পতি-পত্নীর পছন্দ আলাদা-আলাদা হতে পারে। *'অনেকান্ত'*-কে আপনারা যত বেশী বুঝবেন, আপনাদের ব্যক্তিগত সম্পর্ক ততটাই মজবুত হয়ে উঠবে। তখন আপনারা নিজেদের বন্ধু, আত্মীয়, সহকর্মী, বস্, সন্তান, পতি-পত্নী আর এমন কি অচেনা ব্যক্তিদের ব্যবহারেরও প্রশংসা করতে পারবেন। অন্যদের ব্যবহার দ্বারা আপনাদের ভেতরে সৃষ্টি হওয়া মানসিক চাপও হঠাৎ করে অনেকটাই কমে আসবে।

**(03) লেনদেনের ওপরে আধারিত সমাজ :** এটা হচ্ছে অন্য এক সিদ্ধান্ত, যেটা আপনাদের মানসিক চাপ উৎপাদনে পরিবর্তন নিয়ে আসতে পারে। ধরে নিন যে, আলাদা-আলাদা মানসিকতার দুজন ব্যক্তিকে এক সাথে থাকতে হবে। ওনারা যদি পরস্পরের সঙ্গে সমঝোতা না করেন... তাহলে তাঁদের মধ্যে কেউই জীবিত থাকতে পারবেন না – ওনারা সর্বদা পরস্পরের সঙ্গে লড়তেই থাকবেন। সব থেকে ভালো হয়, যদি এই সমঝোতা ওনাদের দুজনের পক্ষ থেকেই হয়। এই প্রকারে আমাদের সমাজেও সকলে এক সাথে থাকতে পারবেন। ওনারা যদি লেনদেনের এই সিদ্ধান্তকে গ্রহণ করে নেন, তাহলে ওনারা পরস্পরের মধ্যে ভালো সামঞ্জস্য গড়ে তুলতে পারবেন এবং কোন প্রকারের চাপেরও সৃষ্টি হবে না।

## 07. জীবনের বোঝা / চাপ ঃ

গত 50 বছরে আমাদের জীবনে মানসিক চাপ যথেষ্ট বেড়ে উঠেছে। জীবনশৈলীতে চাপ বেড়ে ওঠার সাথে-সাথে ব্লাড প্রেশারের মত রোগও বেড়ে উঠেছে। আপনারা যত বেশী চাপের মধ্যে থাকবেন... আপনাদের ব্লাড প্রেশার তত বেড়ে উঠবে। এক দিন আমি এক দার্শনিকের সাথে মিলিত হয়েছিলাম আর ওনাকে ক্রমবর্দ্ধমান মানসিক চাপের ব্যাপারে প্রশ্ন করলে উনি আমাকে পাঁচটি অতিভারের ব্যাপারে জানান। সেগুলো হচ্ছে – কাজের চাপ, সময়ের অভাব, জ্ঞানের চাপ, প্রয়োজনের চাপ আর রোগের চাপ। আসুন... এগুলোর ওপরে এক-এক করে আলোচনা করা যাক।

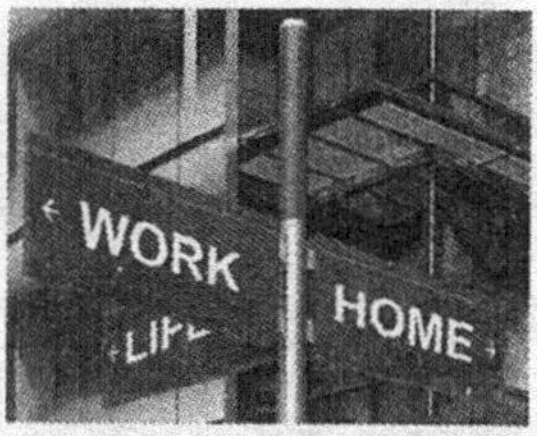


**কাজের চাপ ঃ** বর্তমানে আমাদেরকে নিজেদের জীবনে আগের তুলনায় অনেক বেশী কাজ করতে হচ্ছে। পরিবার ছোট হয়ে আসার কারণেও কাজের চাপ আগের থেকে অনেক বেড়ে উঠেছে। সরকারী বা প্রাইভেট অফিসে আপনাদের আগের থেকে এখন অনেক বেশী কাজ করতে হয়। আপনারাও বেশী টাকা রোজগার করার জন্য বেশী পরিশ্রম করেন। লোকেরা এখন দিনের মধ্যে 10 থেকে 16 ঘন্টা পর্যন্ত কাজ করেন। ভোর 5-টা থেকে রাত 11-টা পর্যন্ত কাজই কাজ চলতে থাকে। অনেক বার তো ঘুমের সময়ও কমিয়ে আনতে হয়... যার ফলে মানসিক চাপ বেড়ে ওঠে।

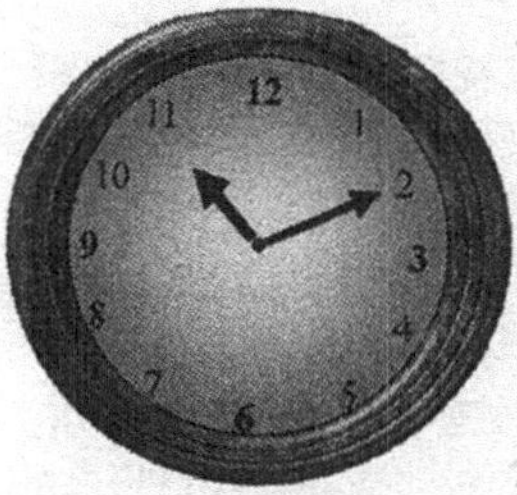

**সময়ের অভাব ঃ** আপনাদের কোন বিশেষ মীটিং-য়ে যেতে হবে আর আপনারা ট্রাফিকে ফেঁসে রয়েছেন। আপনাদের ট্রেন বা প্লেন ধরতে হবে... কিন্তু ট্রাফিকে ফেঁসে থাকার কারণে দেরী হচ্ছে। এমন পরিস্থিতিতে আপনাদের ব্লাড প্রেশার তো বাড়বেই। যে ব্যক্তিই বেঁচে থাকার জন্য বা নিজের শ্রেষ্ঠত্ব প্রদর্শন করার জন্য বেশী কাজ করছেন... বর্তমানে তাঁর সাথেই এমনটা হচ্ছে। আগের থেকে কাজ বেড়েছে... কিন্তু সময় তো সবার কাছে আগের মতই রয়েছে। আপনাদের সেই নির্দিষ্ট সময়ের মধ্যেই সব কাজ শেষ করতে হবে।

সফরের সময় বেড়েছে... আপনাদের এখন ট্রাফিকের জন্যও সময় দিতে হচ্ছে। এছাড়া আরও বেশ কিছু জায়গায় সময় নষ্ট হয়। আপনারা জীবনের সেই দৌড়ে শামিল হয়ে পড়েছেন... যেখানে আপনাদের পেছিয়ে পড়লে চলবে না।

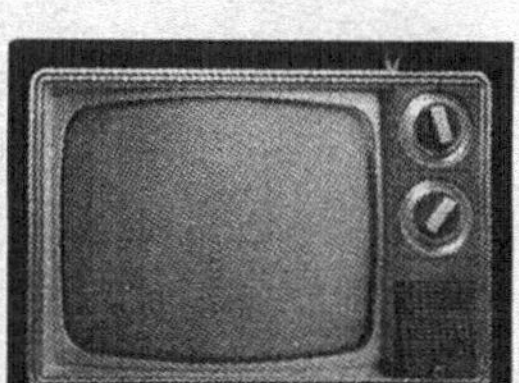

**জ্ঞানের চাপ ঃ** আপনারা যদি নিজেদের দ্বারা প্রাপ্ত জ্ঞান আর তথ্যকে দেখেন, তাহলে দেখবেন আমাদের মস্তিস্ক যথেষ্ট ছোট। বিভিন্ন পুস্তক জ্ঞানে পরিপূর্ণ হয়ে রয়েছে। টি. ভি., পত্র-পত্রিকা, সংবাদপত্র এবং ইন্টারনেট ইত্যাদিও তথ্যে ভরপুর হয়ে রয়েছে। আপনাদের সফলতা এই জিনিষটার ওপরে নির্ভর করছে যে, আপনারা কতটা তথ্য নিতে পারেন। বর্তমান যুগ হচ্ছে তথ্য আর

প্রযুক্তির আধুনিক যুগ! এখন তথ্য আর জ্ঞানই হচেছ ধন! বর্তমানে তথ্যের বিস্ফোরণ হচেছ। অধ্যাপক, ডাক্তার, উকিল, বৈজ্ঞানিক আর ব্যবসায়ীদের আরও বেশী জানার আবশ্যকতা হয়ে পড়েছে... এজন্য মস্তিষ্কের ওপরে চাপও প্রচণ্ড বেড়ে উঠেছে।

**প্রয়োজনের চাপ ঃ** এটা আরও বেশী প্রাপ্ত করার ইচছা থেকে উৎপন্ন হয়। এটাই প্রায় ক্ষেত্রে মানসিক চাপ আর উচ্চ রক্তচাপেরও প্রমুখ কারণ হয়ে ওঠে। পরিবারের অন্যান্য সদস্যদের দিক থেকেও আরও বেশী পাওয়ার চাপ বজায় থাকে। বর্তমানে জীবন যাপন করার জন্য আরও বেশী বস্তুর প্রয়োজন হয়ে পড়েছে। মস্তিস্ক এত বেশী সম্ভাবনা দেখতে পায় যে, সেগুলো কেনার ইচছা শক্তিশালী হয়ে ওঠে। আজকাল আমরা প্রতিটি জায়গায় প্রচুর জিনিযের বিজ্ঞাপন দেখতে পাই, যেগুলো আমরা সহজেই কিনতে পারি। যুবা প্রজন্মের সাথে-সাথে বয়স্করাও এই ঝড়ে বয়ে চলেছেন। আমাদের আরও বেশী পোশাক, জুতো, ঘড়ি, উপকরণ, টি. ভি., অলংকার আর সুযোগ-সুবিধা চাই। সেগুলো না পাওয়ার পরিস্হিতিতে মানসিক চাপ বেড়ে ওঠে। এই সব প্রয়োজন পূরণ করার জন্য বেশী কাজ করতে হয় এবং তার ফলে সময়ের অভাবও হয়ে পড়ে। অনেক লোক তো অবৈধ পদ্ধতিতে টাকা-পয়সা কামাতে লাগেন। এই সব কিছু থেকে মানসিক চাপ বেড়ে ওঠে। আমাদের নিজেদের জীবনকে সহজ করে তুলতে শিখতে হবে... নিজেদের ইচছাগুলোর ওপরে নিয়ন্ত্রণ প্রাপ্ত করতে হবে। আমাদের *'প্রয়োজন আছে' (নীড টু হ্যাভ)* আর *'পেলে ভালো লাগল' (নাইস টু হ্যাভ)*-য়ের মধ্যেকার পার্থক্যকে জানতে হবে। একমাত্র তাহলেই আমরা ধনী ব্যক্তি আর সম্পন্ন ব্যক্তিদের তুলনায় বেশী প্রসন্ন হয়ে থাকতে পারব।

**অসুস্হতার চাপ ঃ** আমাদের এই শরীর এমন ভাবে তৈরী যে, এটা 100 বছর পর্যন্ত নীরোগ হয়ে থাকতে পারে... কিন্তু আমরা যখন আমাদের এই শরীরকে আদর্শ ভোজন, পরিবেশ, সাজসজ্জা এবং ব্যায়াম প্রদান না করি... তখন সেটা রোগী হয়ে পড়তে থাকে। আমাদের প্রায় সকল রোগ জীবন-শৈলীরই দান হয়। আমাদের স্বাস্হ্যই সম্পদ হয়। স্বাস্হ্য খারাপ হয়ে পড়লে গোটা জীবনটাই বোঝা হয়ে ওঠে। জীবনে বেঁচে থাকার আনন্দটাই উপভোগ করা যায় না। আমাদের জীবনে কিছু-কিছু ক্ষেত্রে বর্জনতা অবলম্বন করে নিজেদের স্বাস্হ্যের রক্ষা করা উচিত। স্বাস্হ্য সংক্রান্ত তথ্য প্রাপ্ত করুন আর সময়ে-সময়ে স্বাস্হ্য পরীক্ষা করান। স্বাস্হ্যের সঙ্গে যুক্ত সমস্যাও অনেক সময় মানসিক চাপ সৃষ্টি হওয়ার মুখ্য কারণ হয়ে ওঠে।

## 08. জীবনের বিভিন্ন ক্ষেত্রগুলোর মধ্যে সন্তুলন ঃ

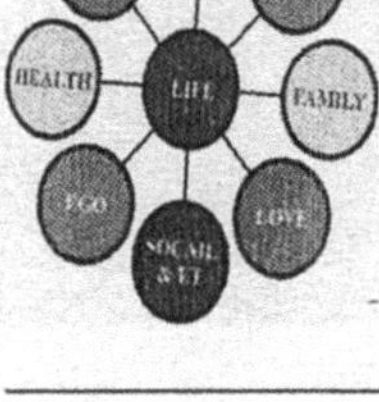


আমাদের এই জীবন বহুমুখী হয়। কিছু প্রমুখ ক্ষেত্র বেশ কয়েক প্রকারের চাপের সৃষ্টি করে। এগুলো হচেছ জীবনের ক্ষেত্র। এই সব ক্ষেত্রে আসা যে কোন সমস্যা মানসিক চাপের কারণ হয়ে ওঠে। এই জিনিযটা আমাদের মস্তিষ্ককে প্রভাবিত করে... যার ফলে 'এড্রেনলিন'-য়ের স্রাব হতে থাকে। আসুন... সেই সব ক্ষেত্রগুলোর ওপরে দৃষ্টি দেওয়া যাক।

**আর্থিক ক্ষেত্র ঃ** যদি জীবনের বাস্তবিকতার কথা ধরা হয়, তাহলে টাকা-পয়সাই মানসিক চাপের মুখ্য কারক হয়। সকালে বিছানা ছেড়ে উঠেই আমরা লাইট জ্বালাই, সেটার বিল পেমেন্ট করতে হয়... দাঁত ব্রাশ করি, টুথব্রাশ আর টুথপেস্ট কেনার জন্য টাকা চাই... স্নান করতে চাইলে স্নান করার জন্য জল, সাবান আর শ্যাম্পুও কিনতে হয়... প্রাতঃরাশ করতে হবে, জামা-কাপড় পরতে হবে, কাজের সূত্রে বাড়ীর বহিরে যেতে হবে – সব জায়গাতেই টাকা-পয়সার প্রয়োজন পড়ে। টাকা-পয়সার অভাব হয়ে পড়লে মানসিক চাপ বেড়ে উঠবে। আপনারা যদি নিজেদের চাপমুক্ত রাখতে চান, তাহলেও টাকা-পয়সা উপার্জন করতে হবে। প্রতিটি ব্যক্তিই টাকা-পয়সা উপার্জন করেন... তা সত্ত্বেও টাকা-পয়সার জন্য মানসিক চাপের সৃষ্টি কেন হয়ে পড়ে ? এই প্রশ্নের উত্তর হচ্ছে – টাকা-পয়সার অভাব ! যদি খরচ বেশী আর আমদানী কম হয়, তাহলে তো মানসিক চাপ সৃষ্টি হবেই। আমাদের হয় নিজেদের খরচা কম করে আনতে হবে... নয়তো উপার্জন বাড়াতে হবে। নিজেদের ইচ্ছাগুলোর ওপরে নিয়ন্ত্রণ বজায় রাখাটাও অত্যন্ত জরুরী হয়। আমাদের আর্থিক ক্ষেত্রে আত্মনির্ভর হয়ে উঠতে হবে... একমাত্র তাহলেই আমরা আর্থিক ক্ষেত্রের মানসিক চাপের থেকে মুক্ত হতে পারব।

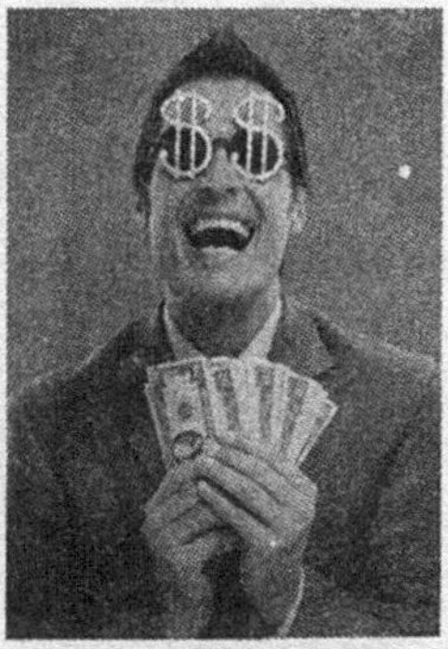

**কার্যক্ষেত্র ঃ** খাওয়া-দাওয়া আর ঘুমোন ছাড়া আমরা কোন-না-কোন কাজও করি। আমরা অধ্যাপক, উকিল, অফিসার বা গৃহিণী – যে কোন কিছু হতে পারি। এখন প্রশ্ন হচ্ছে এটা যে, কোন্ পেশায় মানসিক চাপ কম থাকে ? লোকেরা প্রায়ই নিজেদের পেশাকেই মানসিক চাপের জন্য সব থেকে বেশী দায়ী হিসেবে মানেন। এমনটা সত্য নয়... যে কোন পেশায় মানসিক চাপ সেই সময় সৃষ্টি হয়, যখন আপনারা সেটাকে পছন্দ করেন না। আপনাদের যদি নিজেদের পেশার প্রতি ভালবাসা থাকে... তাহলে এমনটা নিশ্চিত রূপে ধরে নিতে পারেন যে, আপনারা সেটা থেকে সন্তুষ্টি আর প্রসন্নতা প্রাপ্ত করবেন। আর যদি আপনাদের নিজেদের পেশা পছন্দ না হয়... তাহলে সেটাকে বদলানোর চেষ্টা করুন।

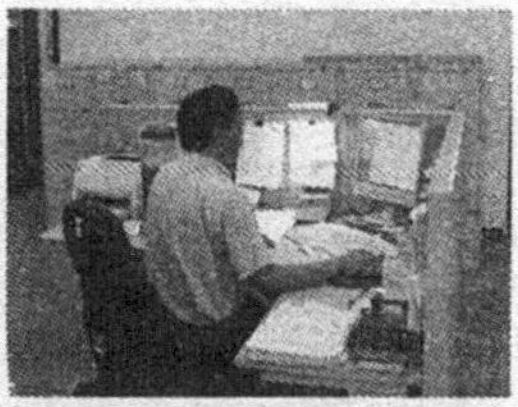

**পারিবারিক ক্ষেত্র ঃ** অনেক লোক টাকা-পয়সা আর পেশার মামলায় সন্তুষ্ট হন... কিন্তু পারিবারিক সমস্যা তাঁদেরকে অস্থির করে মারে। যদি পরিবারের অন্যান্য সহস্যদের সাথে সম্পর্ক ভালো না থাকে, তাহলে সেটা মানসিক চাপের কারণ হয়ে ওঠে। পরস্পরের প্রতি করা আশা পূরণ না হলেও মানসিক চাপ বেড়ে ওঠে। নিজের পরিবারের সদস্যদের পছন্দসই কাজগুলোয় নিজে শামিল হওয়া উচিত আর তাদেরকেও নিজেদের পছন্দসই কাজ করার জন্য প্রেরিত করতে থাকা উচিত। যদি পতি-পত্নী পরস্পরের পছন্দ বোঝেন আর সেই ব্যাপারে উৎসাহ

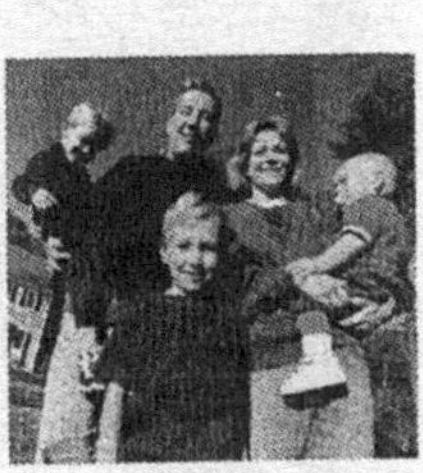

প্রদান করেন, তাহলে পরিবার স্বর্গ হয়ে উঠতে পারে। যদি পরিবারের বাকী সদস্যরাও এমনটা করতে থাকে, তাহলে সেই পরিবার এক আদর্শ পরিবার হয়ে উঠবে। পরিবারে কারো স্বাস্থ্য সংক্রান্ত সমস্যার সৃষ্টি হলে বা পেশাগত ভাবে কোন সমস্যা এলে তার সেবা পূর্ণ আন্তরিকতার সাথে করুন, তার পাশে দাঁড়ান।

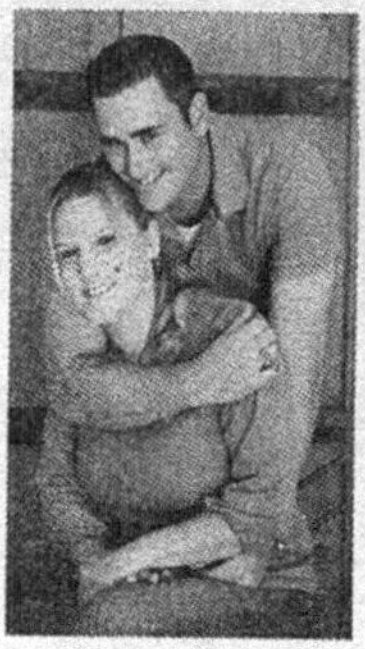

**প্রেম-ভালবাসার ক্ষেত্র ঃ** আশপাশের লোকেদের থেকে প্রাপ্ত ভালবাসা এবং ভাবনাত্মক সহযোগই আমাদের প্রসন্নতা প্রদান করে এবং আমাদের ভেতর থেকে অসুরক্ষার ভাবনাকে দূর করে। এই ভৌতিকবাদী যুগে লোকেরা এত বেশী স্বার্থপর আর আত্মকেন্দ্রীক হয়ে উঠছে যে, তারা কেবলমাত্র নিজেদের সমস্যার প্রতিই দৃষ্টি দেয়। অন্যদের সমস্যাকে তারা কোন রকম গুরুত্বই দেয় না। আমাদের কাছে অন্যদের জন্য এখন সময়ই নেই। একাকী ব্যক্তি, ভাবনাত্মক রূপেও একাকী হয়ে পড়ে। পাশ্চাত্য জগত অনেক আগে থেকেই এই অভাবটাকে অনুভব করে আসছে। এখন আমাদের দেশ ভারতবর্ষেও এমনটা অনুভূত হতে লেগেছে। আপনারা যদি নিজেদের এই অভাব পূরণ করতে চান, তাহলে নিঃস্বার্থ ভাবে নিজেদের আশপাশের লোকেদের সহায়তা করুন। *'দিন আর ভুলে যান!'* প্রতিদানে তাঁদের থেকে কিছু পাওয়ার আশা করবেন না। যদি কেউ আপনাদের সহায়তা করে... তাহলে তাঁর সহায়তা অবশ্যই করুন। আপনি লোকেদের যত বেশী প্রেম-ভালবাসা দেবেন, সেটা ঠিক তার দ্বিগুণ হয়ে আপনাদের কাছে ফিরে আসবে আর আপনাদের সমস্ত প্রকারের চাপ দূর হয়ে পড়বে।

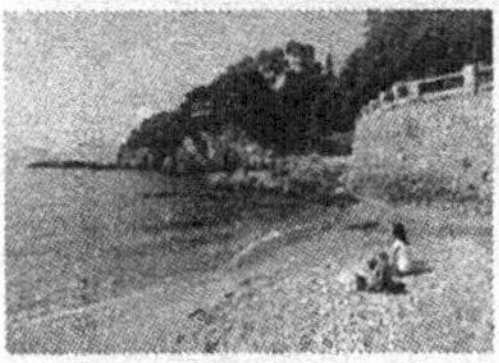

**সামাজিক এবং মনোরঞ্জন ক্ষেত্র ঃ** আমাদের এক সামাজিক জীবন থাকা উচিত... যাতে আমরা নিজেদের বন্ধুদের সঙ্গে মিলেমিশে জীবনের আনন্দ উপভোগ করতে পারি। আমাদের এমন আত্মীয় থাকা উচিত, যাদের সঙ্গে বিভিন্ন সামাজিক অনুষ্ঠানে আমরা মিলিত হব। এমনটা যদি হয়, তাহলে জীবনের নীরসতা দূর হয়ে পড়বে। সামাজিক জীবনের মূল মন্ত্র হচ্ছে – *'অন্যদের সহায়তা করো... কিন্তু নিজে থেকে কিছু চাইতে যেও না।'* এর ফলে সামাজিক জীবন আরও বেশী উন্নত হয়ে উঠবে। বন্ধুদের সঙ্গে ঘুরতে যান, পিকনিকে যান আর খুশী ভাগ করে নিন।

**অহংকার এবং ঈর্ষা ক্ষেত্র ঃ** এই দুটো জিনিষ প্রায়ই আমাদের প্রসন্ন জীবনে বাধা হয়ে ওঠে এবং মানসিক চাপের কারণ হয়ে ওঠে। অহংকারের প্রবৃত্তি সর্বদা নিজেকে ভালো দেখানোর চেষ্টা করে আর অন্যদের থেকে প্রশংসা দাবী করে। কিছু লোক এই জিনিষটার *'অতি'* করে ফেলেন। তাঁরা নিজেদেরকে অন্যদের চোখে উঁচুতে ওঠানোর জন্য অন্যদের দোষগুলো আঙুল দিয়ে দেখাতে থাকেন। সবাই

এমন লোকেদের থেকে চাপের অনুভব করতে থাকেন। যদি একই গ্রুপের আরও কিছু সদস্যদের ভেতরে এমন ভাবনা থাকে... তাহলে মুশকিল আরও বেড়ে ওঠে। আপনাদের নিজেদের বিরোধীদেরও প্রশংসা করা শিখতে হবে... একমাত্র তাহলেই আপনাদের এই নোংরা অভ্যাস দূর হয়ে পড়বে। আপনাদের নিজেদের খারাপ জিনিষ আর অন্যদের ভালো জিনিষটা খোঁজার অভ্যাস করতে হবে। এই ভাবেই আপনারা মানসিক চাপমুক্ত জীবন কাটাতে পারবেন।

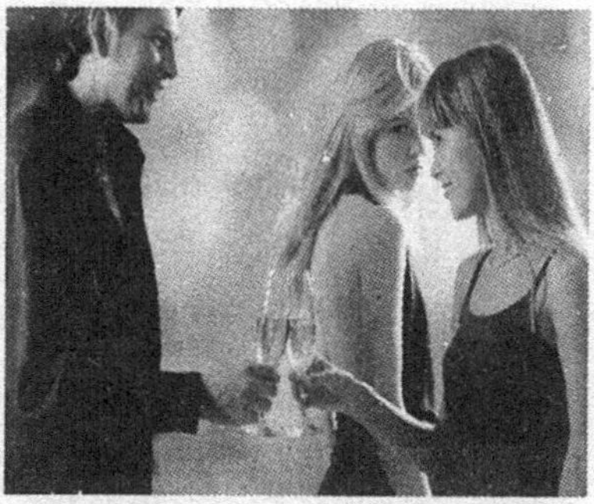

অন্য কারো সফলতাকে হিংসা করাকেই ঈর্ষা বলা হয়। কেউ কোন ভালো কাজ করেছে আর আপনারা ঈর্ষায় জ্বলে-পুড়ে বলতে থাকেন – *"এতে এমন কি বড় ব্যাপার রয়েছে?"* এই দুনিয়া রূপী সাগরে আপনারা সকলে এক-একটি ফোঁটার মত হন। এই দুনিয়ায় না জানি কত লোক আপনাদের থেকে ভালো বা খারাপ হতে পারে। অন্যদের সফলতায় আনন্দিত হতে শিখুন। তাঁদের প্রেরণা দ্বারা নিজেরাও এগিয়ে চলুন আর প্রসন্ন চিত্ত হয়ে থাকুন।

**স্বাস্থ্যের ক্ষেত্র ঃ** অসুস্থতাও মানসিক চাপের এক কারণ হয়ে ওঠে। যতক্ষন না আমাদের শরীর খারাপ হচ্ছে, আমরা এই জিনিষটা বুঝতে পারি না। যদি জীবনে সমস্ত প্রকারের সুখ থাকা সত্ত্বেও শরীর-স্বাস্থ্য ভালো না থাকে, তাহলে বাকী সব কিছুই বেকার হয়ে পড়ে... এজন্য নিজেদের স্বাস্থ্যের প্রতি দৃষ্টি দিন। সঠিক সময়ে ডাক্তারী পরীক্ষা করান... পুষ্টিকর ভোজনের সেবন করুন এবং ব্যায়াম, যোগ আর ধ্যান ইত্যাদির সহায়তা নিন।

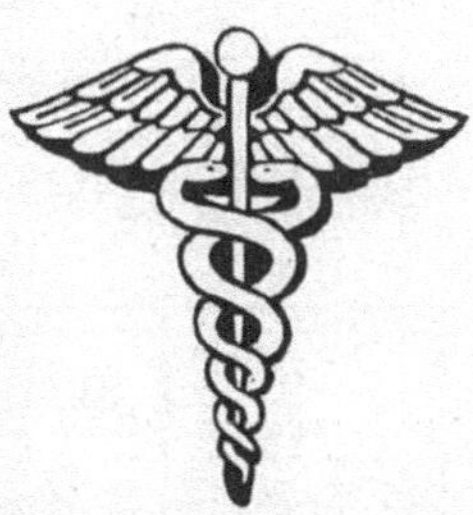

**আধ্যাত্মিক ক্ষেত্র ঃ** এটা হচেছ ঈশ্বরের ক্ষেত্র। জীবনের সমস্ত প্রকারের সুখ প্রাপ্ত করার পরেও ঈশ্বরের শরণ গ্রহণ না করলে মনের শান্তি প্রাপ্ত হয় না। এমন কি শক্তিশালী ব্যক্তিরও এমনটা অনুভব হতে থাকে যে, সত্যিকারের আনন্দ প্রভু ভক্তির মধ্যেই রয়েছে। যে কোন গুরু, ভগবান বা যে কোন বিশ্বাস আপনাদের মনের মধ্যে আসে... সেটাকে গ্রহণ করুন। আপনাদের মন চাপমুক্ত হয়ে পড়বে। আপনারা যদি এই আধ্যাত্মিক ক্ষেত্রকে বিকশিত করে তোলেন... তাহলে ছোটখাটো মানসিক চাপ আপনাদের ছুঁতেও পারবে না।

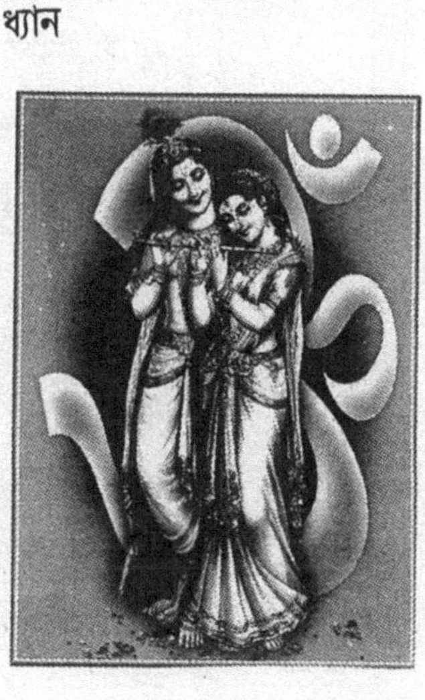

## 09. বার্তালাপ কৌশল ঃ

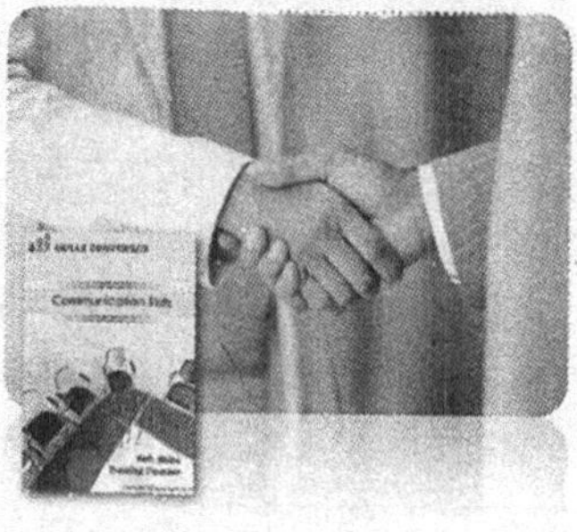

কোন অফিসার, অধ্যাপক, ব্যবসায়ী, পতি / পত্নী ইত্যাদিদের মানসিক চাপের হাত থেকে বাঁচতে হলে কথোপকথন বা '*বার্তালাপ কৌশল*' অত্যন্ত গুরুত্বপূর্ণ ভূমিকা পালন করে। আমাদের অর্দ্ধেকের থেকে বেশী সামাজিক চাপ কেবলমাত্র খারাপ বার্তালাপ কৌশলেরই ফসল হয়।

এই ব্যাপারেও সঙ্গে যুক্ত কিছু টিপস্ হচেছ নিম্নলিখিত ঃ

01. অন্য কেউ যখন কথা বলছেন, তখন মন দিয়ে তাঁর কথা শুনুন। প্রতিটি ব্যক্তিই এটা চান যে, অন্যরা তাঁর বক্তব্য মনোযোগ সহকারে শুনুক।

02. প্রত্যক্ষ রূপে কারো সমালোচনা বা অপমান করবেন না। কেবলমাত্র নিজের ভাবনা প্রকট করুন।

03. বিনম্রতার সাথে কেবলমাত্র কাজের কথা বলুন।

04. বক্তব্য শুরু করার আগে অমৌখিক বার্তালাপের তথ্যের প্রয়োগ করুন।

05. বার্তালাপ করার সময় নিজের কণ্ঠস্বর মৃদু রাখুন।

**উদাহরণ ঃ**

| | ভালো বার্তালাপ | খারাপ বার্তালাপ |
|---|---|---|
| পিতা পুত্রকে | তুমি যদি আমার কথামত কাজ করতে, তাহলে এই কাজটা সফলতাপূর্বক শেষ হয়ে পড়ত। | তুমি কাজ করতে জানো না। তোমার দ্বারা কোন কাজই হবে না। আমি জানতাম যে, তুমি ব্যর্থ হবে। তুমি কোন কাজের নও। |
| পতি পত্নীকে | এই গোলাপী শাড়ীতে তোমাকে আরও ভালো দেখাবে। তুমি এই নীল শাড়ীটা পাল্টে গোলাপী শাড়ী কেন পরছ না? | তুমি পোশাক পরার আর্ট জানো না। এই নীল রং-য়ের শাড়ীতে তোমাকে কুৎসিত দেখাচেছ। তুমি কবে শিখবে? |

## 10. মানসিক চাপের ব্যবস্থাপনা আর সেটাকে বাইরে বার করা ঃ

মানসিক চাপ একবার সৃষ্টি হয়ে পড়লে যত দ্রুত সম্ভব সেটার ব্যবস্থাপনা করে সেটাকে বাইরে বার করে দেওয়া যাবে, তত ভালো হবে। অবশ্য আমরা এটার উৎপাদনের ওপরে পুরোপুরি নিয়ন্ত্রণ তো প্রাপ্ত করতে পারি না... কিন্তু এই জিনিষটার ব্যবস্থাপনায় নিম্নলিখিত উপায়গুলো প্রভাবশালী হতে পারে ঃ

**মানসিক চাপ ব্যবস্থাপনা ঃ**

**ক) আপনি যখন ক্রুদ্ধ হয়ে আছেন ঃ**

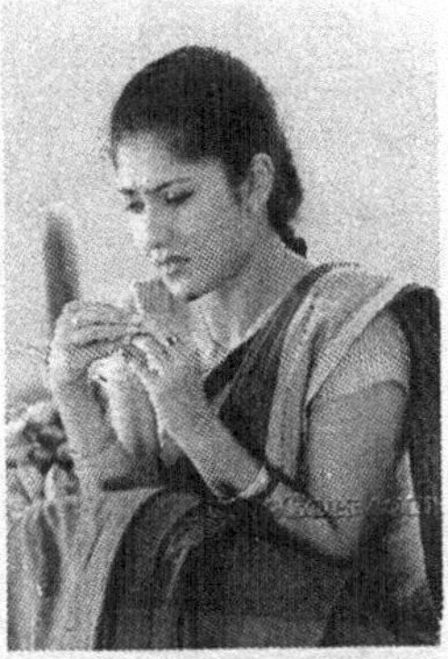

01. তাড়াহুড়ো করে কোন কাজ করবেন না। ক্রোধকে শান্ত হতে দিন।
02. সমালোচনার ইতিবাচক পক্ষের ব্যাপারে চিন্তা করুন।
03. ক্রোধের রচনাত্মক প্রয়োগ করুন – এমন কোন কাজ করুন, যে কাজে কেবলমাত্র আপনাকেই প্রয়োজন; যেমন – আটকে থাকা কোন কাজ শেষ করা।
04. কোন নিকট বন্ধু বা সাথীর সঙ্গে কথা বলুন।
05. ক্ষমা করার আর্ট রপ্ত করুন।

**খ) ক্রোধ শান্ত হওয়ার পরেও যখন মানসিক চাপ পেছু ছাড়ে না ঃ**

01. সমস্যার মূলে যাওয়ার চেষ্টা করুন... কোন ভালো সমাধান খোঁজার চেষ্টা করুন।
02. অমৌখিক বার্তালাপের প্রশিক্ষণ গ্রহণ করুন... এতেও ভালো পার্থক্য হয়।
03. নিজের ভুল জানতে পারলে নিজেকে পরিবর্তন করুন।
04. নিজের দেওয়া প্রতিশ্রুতি পালন করুন।
05. সামাজিক বার্তালাপে দৃঢ় হয়ে থাকুন... এটার জন্য কষ্ট পাবেন না।
06. নিজের সমালোচককে বোঝার চেষ্টা করুন।
07. সমালোচককে সঠিক প্রতিক্রিয়া প্রদান করুন।
08. কোন কার্যকরী সমঝোতা করে নিন।

**গ) নৈতিক মূল্যবোধ বিকশিত করা *(অণুব্রত)* ঃ** আধুনিক যুগে নৈতিক মূল্যবোধগুলোর হ্রাস পাওয়াই সামাজিক, সাংস্কৃতিক এবং ব্যবহারগত পতনের প্রমুখ কারণ। এই জিনিষটা সকলেই জানা সত্ত্বেও কেউ এই ব্যাপারে চিন্তা করেন না। এক ভালো ব্যক্তিত্ব প্রাপ্ত করার জন্য আমাদের অণুব্রতের নিয়মগুলোর পালন করা উচিত... যেগুলো নিম্নলিখিত জিনিষগুলোয় বিশ্বাস রাখে ঃ

01. অন্যদের অস্তিত্ব
02. মানব জাতির একতা

03. সাম্প্রদায়িক সামঞ্জস্য

04. অহিংসা

05. অধিগ্রহণ এবং খরচের সীমা

06. ব্যবহারে অখণ্ডতা

07. সাধনগুলোর শুদ্ধতা

08. নির্ভয়তা এবং সততা

**ঘ) সংকল্প শক্তির বিকাশ ঃ** যে কোন সফল এক্জিকুটিভের পক্ষে এই জিনিষটা সফলতার চাবিকাঠি হয়। প্রেক্ষা বা কায়োৎসর্গের সময় আত্মপরীক্ষণ দ্বারা সংকল্প শক্তির বিকাশ করা যেতে পারে। সততা এবং নৈতিক মূল্যবোধগুলোর ওপরে দৃঢ় হয়ে থাকলেও সংকল্প শক্তি বৃদ্ধি পায়। প্রত্যিক ব্যক্তির কাছে অসীমিত সংকল্প শক্তি থাকে... কিন্তু সেগুলো কখনো পূর্ণ রূপে প্রয়োগ করা হয় না। ধ্যান-মনন দ্বারা এই প্রক্রিয়ায় সহায়তা প্রাপ্ত করা যেতে পারে।

**ঙ) ধ্যান-মনন ঃ** যে কোন গভীর চিন্তা দ্বারা সাইকো-ন্যুরো এণ্ডোক্রাইন এবং ফিজিয়ো-ন্যুরো ইম্যুন তন্ত্র প্রভাবিত হয়... যার ফলে মন আর শরীরে পরিবর্তন আসতে থাকে। মাথার যন্ত্রণা দূর হয়ে পড়তে পারে... শত্রুতা বন্ধুত্বে পরিবর্তিত হয়ে পড়তে পারে। এই প্রক্রিয়ায় দীর্ঘকালীন রোগের থেকে মুক্তি পাওয়ার ক্ষমতাও রয়েছে। ধ্যানের বেশ কিছু বিধি প্রচলিত রয়েছে। সঠিক অভ্যাস আর প্রশিক্ষণ দ্বারা ধ্যানের ক্ষমতা বৃদ্ধি পায়।

**চ) লেখার অভ্যাস ঃ** কিছু-কিছু সমস্যা লেখার ভেতর দিয়েও অনেকটা সমাধান হয়ে পড়ে। এটা লেখার চেষ্টা করুন যে, আপনারা দিনের মধ্যে ঠিক কত বার মানসিক চাপে গ্রস্ত হয়ে পড়েন। এবার এই পুস্তকে দেওয়া ব্যবহারিক উপায়গুলোর সহায়তায় সেই চাপের সমাধান করার চেষ্টা করুন। বার্তালাপ কৌশল এবং আভ্যন্তরীণ কারকগুলোর ওপরে দৃষ্টি দিলে বেশ কিছু সমস্যার সমাধান হয়ে পড়তে পারে। আপনারা আরও কিছু পদ্ধতিও প্রয়োগ করতে পারেন। চমৎকারী ফল পাবেন!

### মানসিক চাপ বার করা ঃ

এর জন্য নিম্নলিখিত টিপস্‌গুলো প্রভাবশালী হতে পারে ঃ

01. মন্দির, মসজিদ বা চার্চে যান। ঈশ্বরের কাছে প্রার্থনা করুন আর সব কিছু ওনার ওপরে ছেড়ে দিন।

02. অন্য কারো সাথে নিজের চাপ ভাগ করে নিলে চাপ মুহূর্তের মধ্যে শেষ হয়ে পড়ে।

03. প্রায় আধ ঘন্টা পর্যন্ত এক গ্লাস জল ধীরে-ধীরে চুমুক মেরে-মেরে পান করুন।

04. নিজের মনের মত কোন কাজ করুন।

05. কথা বলার জন্য কোন রোচক বিষয় বেছে নিন।

06. যোগ, ধ্যান এবং কায়োৎসর্গও মানসিক চাপ দূর করতে সহায়ক হয়।

## 11. মানসিক চাপ ব্যবস্থাপনার জন্য যোগ ঃ

মানসিক চাপ ব্যবস্থাপনার জন্য নিম্নলিখিত উপায়গুলো লাভদায়ক হতে পারে ঃ

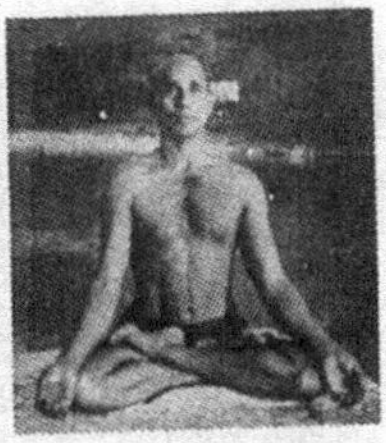

**01. স্বাস্থ্যবর্দ্ধক ব্যায়াম *(Health Rejuvenating Exercise)* ঃ** এই ব্যায়াম আপনাদের শরীরের সঞ্চালনকে ভালো রাখে। এই ব্যায়াম শরীর তৈরী করে। আপনাদের প্রতি দিন 10 মিনিট পর্যন্ত এই ব্যায়াম করা উচিত। যোগের ওপরে আধারিত এই ব্যায়াম মানসিক চাপ দূর করতে সহায়ক হয়।

**02. আসন বা যৌগিক ক্রিয়া ঃ** এটা মাংসপেশীর টান ভাব আর শিথিলতার জন্য হয়। আমরা আপনাদের কেবলমাত্র 6-টি আসনের ব্যাপারে জানাব... যেগুলোর অভ্যাস আপনারা 10 মিনিটে করতে পারবেন।

**03. প্রাণায়াম ঃ** নাক দিয়ে পালা করে গভীর শ্বাস নেওয়া *(নাড়ি শোধন বা অনুলোম-বিলোম প্রাণায়াম)*-ও মানসিক চাপ দূর করতে সহায়ক হয়।

**04. কায়োৎসর্গ ঃ** এটা শরীর-মনকে শান্ত করার পক্ষে এক ভালো অভ্যাস হয়। মানসিক চাপে গ্রস্ত হওয়ামাত্র এর অভ্যাস যে কোন স্থানে 5 মিনিট পর্যন্ত করুন। এটা আপনারা আরও বেশী সময়ের জন্যও করতে পারেন।

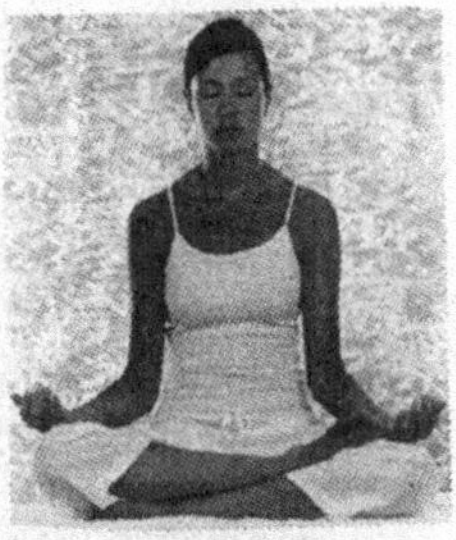

**05. প্রেক্ষা ধ্যান ঃ** প্রেক্ষা-র অর্থ হচ্ছে *'গভীরতার সঙ্গে দেখা'*। ধ্যানের এই পদ্ধতি প্রচণ্ড কার্যকরী হয়। এর দ্বারা আপনারা ভাবনাত্মক মস্তিস্ককে অনেকটাই নিয়ন্ত্রিত করতে পারবেন। এই মস্তিস্ককে নিয়ন্ত্রিত না করে মানসিক চাপ কমানো অত্যন্ত মুশ্কিল হয়। এই ব্যাপারে পরের দিকে বিস্তারিত ভাবে জানানো হয়েছে।

**06. ধ্যান-মনন ঃ** এর দ্বারা আপনারা নিজেদের চিন্তাধারাকে ইতিবাচক করে তুলতে পারবেন। মনন দ্বারা বেশ কিছু সমস্যা সহজেই সমাধান হয়ে পড়ে।

**সময় ব্যবস্থাপনা ঃ**

আমাদের কাছে এক দিনে 24 ঘন্টা সময় থাকে। কোন ধনী বা বড় শিল্পপতি থেকে শুরু করে পথের ভিখারী – সকলের কাছেই দিনের মধ্যে 24 ঘন্টা সময়ই থাকে। আমরা সকলেই এই সময় সীমার মধ্যে থেকে নিজেদের সব কাজ সম্পন্ন করি। আপনারা নিজেদের কর্তব্য আর দায়িত্ব কতটা ভালো ভাবে পালন করতে পারেন... সেটা সময় ব্যবস্থাপনার ওপরে নির্ভর করে। আপনাদের অবশ্যই

প্ল্যান তৈরী করা উচিত। এক দীর্ঘকালীন প্ল্যান তৈরী করার পরে সেটাকে ছোট-ছোট অংশে ভাগ করে নিন।

প্রতি দিন 6 থেকে 7 ঘন্টা ভালো করে ঘুমোন। সপ্তাহে এক দিন পরিবারের সদস্যদের জন্য 1 - 2 ঘন্টা সময় বার করুন। তাঁদের সঙ্গে ছুটীর সময় কাটানোর চেষ্টা করুন। দৈনন্দিন কাজগুলো সেরে নেওয়ার পরে বাকী সময় আপনাদের নিজেদের কাজ করার জন্য তো রয়েছেই।

নিজের প্রাথমিকতা নির্দিষ্ট করার পরে সময়ের বিভাজন করুন। যদি নির্দিষ্ট সময়ের মধ্যে সব কাজ পূরণ না হয়, তাহলে *'না'* বলে দিন বা সেটাকে অন্য কারো সঙ্গে ভাগ করে নিন। নিজের টাইম টেবল অনুসারে কাজ করুন আর ছুটীর দিনে আরাম করুন। বিশ্লেষণ করলে এটা জানতে পারা যাবে যে, আপনারা এগুলোর মধ্যে বেশীর ভাগ কাজ করার বদলে সেটা করার চিন্তায় বেশী সময় খরচ করেন।

## 12. সময় ব্যবস্থাপনা ঃ

**বৃথা সময় নষ্ট করা কাজের সূচী ঃ**

01. টেলিফোন করা
02. মীটিংস্
03. অতিথি
04. সামাজিকতা
05. তথ্যের অভাব
06. অত্যধিক পেপার ওয়ার্ক
07. বার্তালাপের অভাব
08. নীতি, পদ্ধতি এবং সমন্বয়ের অভাব
09. যোগ্য কর্মীর অভাব
10. লাল ফিতাশাহী
11. এড়িয়ে যাওয়া
12. কাজে ব্যর্থতা
13. অস্পষ্ট উদ্দেশ্য
14. প্রাথমিকতা স্থির করতে না পারা
15. সংকট ব্যবস্থাপনা
16. টাইম টেবল তৈরী না করা
17. আত্মানুশাসনের অভাব
18. এক বারে অনেক কাজ করার চেষ্টা
19. প্রাসঙ্গিক কৌশলের অভাব

□□□

অধ্যায় - *06*

# উচ্চ রক্তচাপ রোগীদের জন্য যোগ

## পরিচয় ঃ

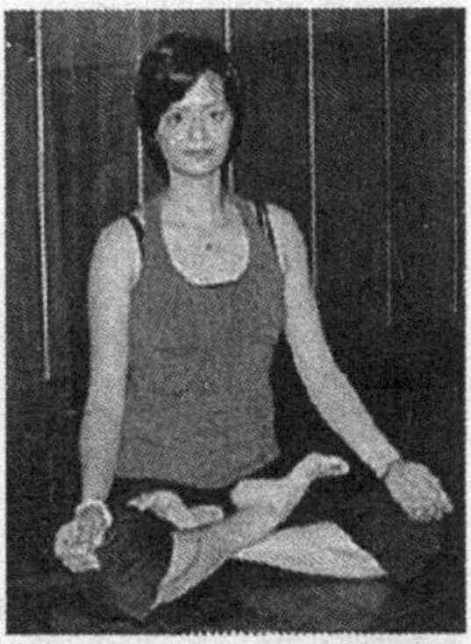

বিগত কয়েক দশক ধরে উচ্চ রক্তচাপ আর করোনারী হৃদয় রোগের চিকিৎসার জন্য যোগের প্রয়োগ সফলতাপূর্বক করা হচ্ছে। সম্প্রতি এক অধ্যয়ণ এটা স্পষ্ট করে দিয়েছে যে, এই চিকিৎসায় শুধু রক্তচাপই কমে না... বরং সীরম কোলেস্ট্রল স্তর, সীরম ট্রাইগ্লিসরাইড স্তর, সীরমের ফ্যাটী এ্যাসিড, ব্লাড গ্লুকোজ, ওজন আর করোনারী ধমনী রোগও কমে আসে। করোনারী হৃদয় রোগে তো যোগ ওষুধের থেকেও বেশী লাভদায়ক হয়। এর কোন প্রকারের দুস্প্রভাবও থাকে না। যৌগিক অভ্যাস দ্বারা শারীরিক ফিট্নেস বেড়ে ওঠার সাথে-সাথে ব্যক্তিগত ক্ষমতাও বৃদ্ধি পায়। এই পুস্তকে আমি প্রেক্ষা যোগের ওপরে আধারিত এক নির্দিষ্ট জীবন শৈলী গড়ে তোলার সুপারিশ করেছি।

## যোগের পরিভাষা ঃ

যোগ হচ্ছে এক দার্শনিক সিদ্ধান্ত, যেটা ভারতে খ্রীষ্টপূর্ব 500 সালে বিকশিত হয়েছিল। এটা নৈতিক আদর্শ, ধ্যানের টেক্নিক এবং এক বিশেষ শারীরিক প্রশিক্ষণ হঠযোগের ওপরে আধারিত... যার মধ্যে মুদ্রা আর শ্বাস নিয়ন্ত্রণ শামিল রয়েছে। এর দ্বারা শরীর এবং মন সমত্বের অবস্থায় চলে আসে।

## অন্যান্য পরিভাষা ঃ

এটা হচ্ছে প্রাণ এবং মহাশক্তির সংযোগ।

চিত্তের সমস্ত অবরোধ দূর করা।

সমত্ব এবং সামঞ্জস্যের প্রাপ্তি।

যোগ হচ্ছে কার্যের কুশলতা।

**মহর্ষি পতঞ্জলির অষ্টাঙ্গ যোগ ঃ**

প্রচীনতম বিজ্ঞান যোগ হচ্ছে 5000 বছর প্রচীন। বেদ এবং অগমের মত প্রচীন গ্রন্থগুলোতেও এর উল্লেখ দেখতে পাওয়া যায়। যোগের জনক মহর্ষি পতঞ্জলি '*অষ্টাঙ্গ যোগ*'-য়ের পরিচয় প্রদান করেছিলেন, যেটা হচ্ছে এই প্রকার ঃ

| | | |
|---|---|---|
| 01. যম | ঃ | অহিংসা, সত্য, আস্থা, ব্রহ্মচর্য, অপরিগ্রহ |
| 02. নিয়ম | ঃ | শৌচ, সন্তোষ, তপ, স্বাধ্যায়, ত্যাগ |
| 03. আসন | ঃ | শারীরিক বন্ধ |
| 04. প্রাণায়াম | ঃ | শ্বাস নিয়ন্ত্রণ |
| 05. প্রত্যাহার | ঃ | ইন্দ্রিয়গুলোর ওপরে নিয়ন্ত্রণ |
| 06. ধারণা | ঃ | একাগ্রতা |
| 07. ধ্যান | ঃ | ধ্যান, একাগ্রতা এবং প্রবাহ |
| 08. সমাধি | ঃ | মহাচেতন অবস্থা |

**ধ্যান ঃ**

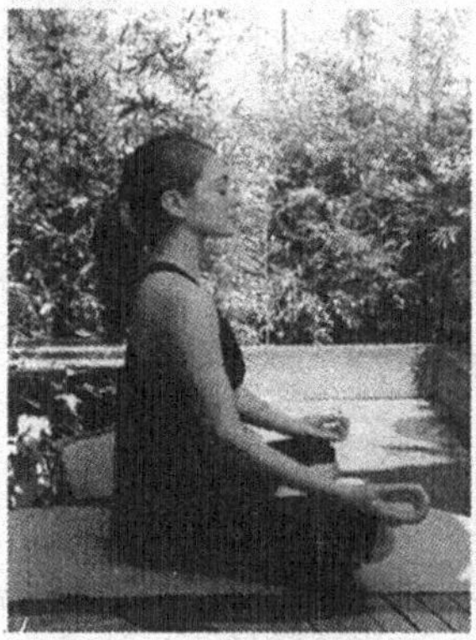

ধ্যান হচ্ছে যোগের সব থেকে মুখ্য অঙ্গ, যেটা উচ্চ রক্তচাপকে কমিয়ে নিয়ে আসতে সহায়ক হয়। মস্তিস্ক বা মন থেকে মানসিক চাপের সৃষ্টি হয়। ধ্যান মন আর মস্তিস্ককে শান্ত করে তোলে। ধ্যানের দ্বারা আমরা ভাবনাত্মক মস্তিস্ককেও নিয়ন্ত্রিত করতে পারি। এমনিতে আমাদের যৌক্তিক মস্তিস্ক বাহ্যিক চাপকে বুঝে নিয়ে সেটার সাথে সমঝোতা করে নেয়... কিন্তু ক্রোধ, লোভ, দুঃখ আর প্রতিশোধকে নিয়ন্ত্রণ করা ভাবনাত্মক মস্তিস্ক হৈ-চৈ ফেলে দেয়।

ধ্যানের দ্বারাই আমরা এটাকে নিয়ন্ত্রিত করতে পারি। যোগী পুরুষের কখনো ক্রোধ আসে না। বৈজ্ঞানিক রূপে ধ্যানের চার গুরুত্বপূর্ণ অঙ্গ হচ্ছে ঃ

ক) শান্ত পরিবেশ

খ) আরামদায়ক মুদ্রা

গ) উদাসীন মনোভাব

ঘ) সারের ওপরে কেন্দ্রীভূত হওয়া

ধ্যান দ্বারা মস্তিস্কে আল্‌ফা তরঙ্গ সৃষ্টি হয়। এটাও ভাবনাত্মক মস্তিস্ককে নিয়ন্ত্রণ করে, যার ফলে আমরা ভাবনার ওপরে ভালো নিয়ন্ত্রণ প্রাপ্ত করি।

## ধ্যান করার আগে ঃ

আপনারা যদি ধ্যান করতে চান, তাহলে আপনাদের চার পাশে উত্তেজক পরিবেশ থাকা উচিত নয়। মস্তিস্ক শান্ত হলে তবেই কাজের কাজ হবে। সেই জায়গায় যেন বেশী আলো না থাকে এবং আপনারা নিজেদের চোখ বন্ধ করে নিন। এমন চেষ্টা করুন, যেন সেখানে চিৎকার-চেঁচামেচিও না হয়। প্রাতঃকালে ধ্যান করলে খুব ভালো হয়... কারণ এই সময় চেঁচামেচি কম হয়। ধ্যান কক্ষেও শান্তি বজায় রাখা আবশ্যক হয়।

ধ্যান করার সময় না তো কোন বস্তু স্পর্শ করবেন, না কোন গন্ধ শুঁকবেন আর না-ই জিভ দিয়ে কোন স্বাদ গ্রহণ করবেন। নিজের জ্ঞানেন্দ্রিয়গুলোকে বিশ্রাম করতে দিন। ধ্যানের সময় কথা বলা উচিত নয় আর শরীরের কোন অঙ্গ -প্রত্যঙ্গ নাড়ানোও উচিত নয়। এর ফলে আপনাদের মস্তিস্ক শান্ত হয়ে উঠবে।

এটাও দেখুন, যেন শরীরের কোন জয়েন্ট বা মাংসপেশী মস্তিস্ককে যন্ত্রণা হওয়ার বার্তা না প্রদান করে। এর জন্য আপনাদের আরামদায়ক মুদ্রায় বসতে হবে। এমনিতে *'সুখাসন মুদ্রা'* ধ্যানের জন্য ঠিক হয়। যেসব ব্যক্তি মেঝেতে বসতে পারবেন না, তাঁরা সোফা বা চেয়ারেও আরাম করে বসতে পারেন। ধ্যান করার সময় মেরুদণ্ড একেবারে সোজা থাকা উচিত, যাতে শরীরের দিক থেকে মস্তিস্কের প্রক্রিয়া যতটা সম্ভব কম হয়।

এবার আপনাদের মস্তিস্কে চলতে থাকা বিচারগুলোকে আটকাতে হবে। আপনাদের মস্তিস্কে চলতে থাকা বিচার হচ্ছে অতীতের স্মৃতি, বর্তমানের সমস্যা আর ভবিষ্যতের সম্ভাবনা। এগুলো মস্তিস্কে লাগাতার ঘুরে বেড়ায় আর মানসিক চাপের সৃষ্টি করে। এগুলোকে আটকানোর চেষ্টা করুন। এই কাজটা কঠিন বটে... কিন্তু অসম্ভব নয়। চেষ্টা করলে সফলতা অবশ্যই পাওয়া যাবে।

এর পরে আপনাদের কোন একটা বিষয়ে কেন্দ্রীভূত হতে হবে। সেটা কোন মন্ত্র, শ্বাস, চাঁদ, মূর্তি বা নীল আকাশও হতে পারে। আপনারা কোন ভাবনার ওপরেও মনোযোগ কেন্দ্রীভূত *(অনুপ্রেক্ষা)* করতে পারেন; যেমন – "আমার রক্তচাপ কমে আসছে... আমার আরাম হচ্ছে... আমার পুরো শরীর আরাম প্রাপ্ত করছে।" আপনারা মস্তিস্কের কিছু বিশেষ অংশ *(যৌগিক ভাষায় চক্র)*-য়ের ওপরেও মনোযোগ কেন্দ্রীভূত করতে পারেন। এমনটা 5 থেকে 10 মিনিট পর্যন্ত করুন। এর দ্বারা ধ্যান পুরো হয়ে পড়বে। মাথায় রাখবেন যে, ধ্যান করার সময়ে আপনাদের ঘুমিয়ে পড়লে চলবে না... আপনাদের পূর্ণ রূপে জাগ্রত থাকতে হবে।

## ধ্যানের সার ঃ

| | | |
|---|---|---|
| পৃথ্বী তত্ত্ব | ঃ | কালো গোল বিন্দু, ঈশ্বরের প্রতিমা |
| জল তত্ত্ব | ঃ | ঝিল, সরোবর অথবা সাগর |
| ধ্বনি তত্ত্ব | ঃ | শব্দ, মন্ত্র, জপ অথবা ভজন |
| অগ্নি তত্ত্ব | ঃ | প্রদীপ, মোমবাতি |

| | | |
|---|---|---|
| প্রকৃতি তত্ত্ব | ঃ | নীল আকাশ, ঘন জঙ্গল, সূর্য, চন্দ্র, সাগর, বরফে আচ্ছাদিত পর্বত চূড়া |
| শরীর তত্ত্ব | ঃ | অঙ্গ, শ্বাস |
| ভৌতিক তত্ত্ব | ঃ | কুণ্ডলিনী |
| রং | ঃ | কমলা, সবুজ আর সাদা |
| বিচার | ঃ | অনুপ্রেক্ষা |

**শরীরের ওপরে যোগ আর ধ্যানের বৈজ্ঞানিক প্রভাব ঃ**

ডাক্তারী অনুসন্ধান ইতিমধ্যেই নিম্নলিখিত ক্ষেত্রগুলোয় যোগ, আসন আর ধ্যানের প্রভাবকে প্রমাণিত করেছে ঃ

- রক্তচাপ
- হৃদয়গতি
- ক্যাটেকোলামাইন্স
- অক্সিজেনের ব্যয়
- টাইপ 'এ' ব্যক্তিত্ব রোগীদের টাইপ 'বি'-তে ইতিবাচক পরিবর্তন
- উদ্বেগ স্তর
- নমনীয়তা
- সীরম কোলেস্ট্রল
- ব্লাড গ্লুকোজ
- ধূম্রপান
- শারীরিক ফিট্‌নেস
- অনিদ্রা রোগে উন্নতি
- ফুসফুসের অক্সিজেন গ্রহণ ক্ষমতায় উন্নতি
- হৃদয় রোগে উন্নতি

**যোগের উপ-সমূহ ঃ**

উচ্চ রক্তচাপের জন্য যোগ পদ্ধতিতে বিভিন্ন উপ-সমূহ শামিল রয়েছে ঃ

- স্বাস্থ্যবর্দ্ধক ব্যায়াম
- আসন বা আরামদায়ক মুদ্রা
- প্রাণায়াম বা শ্বাসের অভ্যাস
- কায়োৎসর্গ
- ধ্যান ঃ প্রেক্ষা ধ্যান
- নৈতিক শিক্ষা এবং অনুপ্রেক্ষা

## প্রশিক্ষণ এবং সময় ঃ

প্রতি দিন 40 থেকে 60 মিনিট পর্যন্ত যোগাভ্যাস করা উচিত। ইচ্ছে করলে আপনারা দীর্ঘ সময় পর্যন্ত ধ্যান করতে পারেন। যোগাভ্যাস করার সব থেকে ভালো সময় প্রাতঃকালই হয়... কারণ প্রত্যেক ব্যক্তিকে উপার্জনের জন্য কাজে বেরোতে হয়। যোগাভ্যাস করার সময় পেট খালি থাকা উচিত। এছাড়া যোগাভ্যাস করার সময় আরামদায়ক পোশাক, একান্ত পরিবেশ আর হাওয়াদার ঘরের দিকেও দৃষ্টি দেওয়া উচিত।

প্রশিক্ষণে 2 ঘন্টায় চারটি সেশন থাকবে। রোগীদের তাঁদের জীবনসাথীর সাথে এর প্রশিক্ষণ দেওয়া হবে। তাঁরা বাড়ীতে অভ্যাস করার সময় নির্দেশিকারও সহায়তা নিতে পারেন।

## নিয়ম ঃ

01. **অভ্যাস ঃ** অভ্যাস নিয়মিত রূপে করা উচিত।

02. **সময় ঃ** অভ্যাসের জন্য সময় নির্দিষ্ট করে নিন। সকালের দিকে সময় সব থেকে ভালো হয়। কিছু লোক সন্ধ্যাতেও অভ্যাস করা পছন্দ করেন। ভোজন এবং অভ্যাসের মধ্যে কম পক্ষে 2 ঘন্টার অন্তরাল থাকা উচিত।

03. **ভোজন ঃ** এমনিতে তো চা-কফি পান করা ছেড়ে দেওয়াই উচিত... কিন্তু ইচ্ছে হলে আসন শুরু করার আধ ঘন্টা আগে এক কাপ চা, কফি বা দুধ পান করতে পারেন।

04. **স্থান ঃ** আসনের অভ্যাস করার জন্য ঘর খোলা আর হাওয়াদার হওয়া উচিত এবং সেখানে যেন কোন প্রকারের চিৎকার-চেঁচামেচি না হয়।

05. **পোশাক ঃ** এমন অভ্যাসের জন্য হাল্কা, আরামদায়ক আর ঢিলাঢালা পোশাকই উপযুক্ত হয়।

06. **নিদ্রা ঃ** এক প্রাপ্তবয়স্ক ব্যক্তির জন্য 6 থেকে 8 ঘন্টা ঘুমের আবশ্যকতা হয়। রাতে ঠিক সময়ে ঘুমোলে পরের দিন সকালে যোগাভ্যাস করার জন্য ঠিক সময়ে উঠতে পারবেন।

07. **বিশ্রাম ঃ** আসন করার সময় ক্লান্তি অনুভূত হলে বিশ্রাম করুন। নিজের শারীরিক ক্ষমতার বেশী ব্যায়াম করতে যাবেন না। এই ক্ষমতা ধীরে-ধীরে বেড়ে ওঠে। আসনের অভ্যাস করার পরে 5 মিনিট পর্যন্ত কায়োৎসর্গ অবশ্যই করুন। তারপর ধ্যান লাগাতে পারেন।

## যৌগিক আহার ঃ

যৌগিক পদ্ধতিতে আহারকে **সাত্ত্বিক**, **রাজসিক** আর **তামসিক** – এই তিন শ্রেণীতে ভাগ করা হয়েছে। করোনারী হৃদয় রোগীদের সাত্ত্বিক আহারের সেবন করা উচিত। এই শ্রেণীর আহারে শস্য, ডাল, ফল, সব্জী এবং প্রকৃতির সাথে

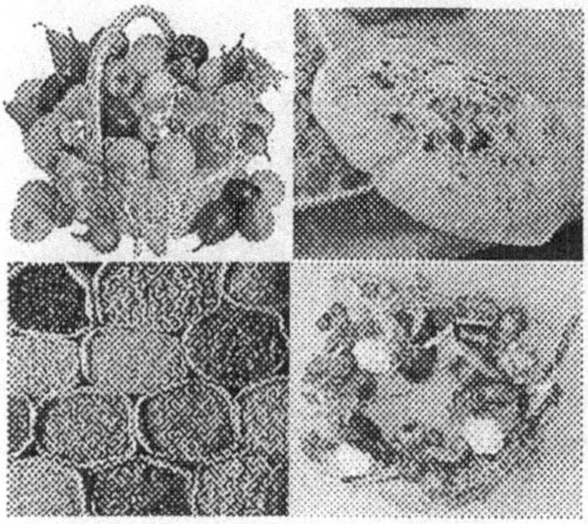

যুক্ত খাদ্য পদার্থ আসে। যদিও দুধ আর দই-ও এই শ্রেণীতেই আসে... কিন্তু *'সাওল হার্ট প্রোগ্রাম'* এগুলোকে কম মাত্রায় খাওয়াই পরামর্শ দিয়ে থাকে... যাতে ধমনীগুলোয় ব্লকেজ না হয়। আহারে ফ্যাট আর কোলেস্ট্রলের মাত্রা একেবারে না থাকার মতই থাকা উচিত। চিনি এবং নুনের মাত্রাও সীমিত হওয়া উচিত। আহারে চা, কফি এবং অন্যান্য উত্তেজক পদার্থকে শামিল করবেন না।

আহারে তন্তু ভরপুর মাত্রায় থাকা উচিত। গোটা শস্য, বরবটী, সব্জী আর ফলে তন্তু পাওয়া যায়। এগুলোয় খনিজ লবন, এঞ্জাইম আর এ্যান্টী-অক্সিডেন্টও থাকে... যেগুলো রক্তে কোলেস্ট্রলের স্তর কমানোর জন্য অনিবার্য হয়।

**দিনের আদর্শ আহার ঃ**

**প্রাতঃরাশ ঃ** ফল, যবের আটার ভুষি, গম বা মক্কার দালিয়া আর অঙ্কুরিত দানা।

**মধ্যাহ্ণ ভোজন ঃ** গম, ছোলা আর সোয়াবীনের আটার রুটী, সব্জীর স্যালাড, ডাল, চাটনী, ভাত আর স্যুপ। আটায় 50% গম, 25% সোয়াবীন এবং 25% ছোলার মাত্রা মেশান।

**সন্ধ্যার টিফিন ঃ** ফল আর হার্বাল চা।

**রাতের ভোজন ঃ** দালিয়া, খিচুড়ি, রুটী, সেদ্ধ করা পাতাওয়ালা সব্জী, অঙ্কুরিত কালো ছোলা আর মুগ ইত্যাদি। রুটীও নিতে পারেন।

**স্বাস্থ্যবর্দ্ধক ব্যায়াম ঃ**

আসনের অভ্যাস করার আগে আপনাদের নিম্নলিখিত ব্যায়ামগুলো করা উচিত। যৌগিক প্রশিক্ষণ করার আগে এগুলোর অভ্যাস করাটা আবশ্যক হয় ঃ

01. চোখের জন্য
02. ঘাড়ের জন্য
03. কানের জন্য
04. মুখের জন্য
05. কাঁধের জন্য
06. বুকের জন্য
07. কোমরের জন্য
08 উরু আর নিতম্বের জন্য
09. হাঁটুর জন্য
10. গোড়ালির জয়েন্টের জন্য
11. পায়ের পাতা আর গোড়ালির জন্য

**01. চোখের জন্য ঃ**

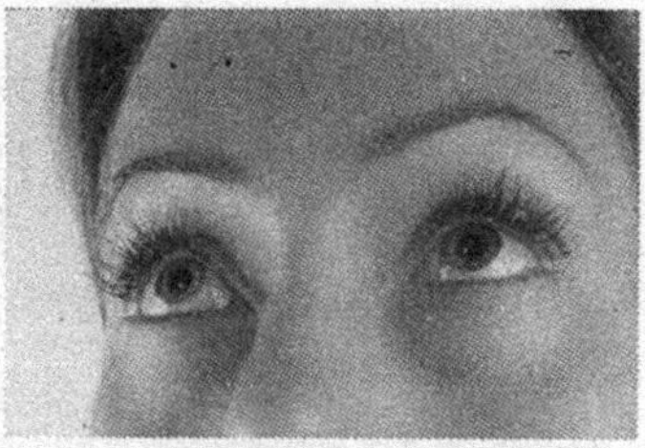

**মুদ্রা ঃ**

আরাম করে সোজা হয়ে দাঁড়ান।

**বিধি ঃ**

01. মাথাকে এক জায়গায় স্হির রেখে কিছুক্ষন পর্যন্ত ওপরে-নীচে দেখুন।
02. তারপর নিজের ডান দিক-বাঁ দিকে দেখুন এবং চোখের মণিকে ঘোরান। দৃষ্টিকে বিস্তৃত করার চেষ্টা করুন।
03. দু হাতের পাতাকে পরস্পরের সঙ্গে রগড়ে চোখের ওপরে কিছুক্ষণ রাখুন এবং বেশ কয়েক বার চোখের পাতা ফেলুন।

**02. ঘাড়ের জন্য ঃ**

**মুদ্রা ঃ**

আরাম করে সোজা হয়ে দাঁড়ান।

**বিধি ঃ**

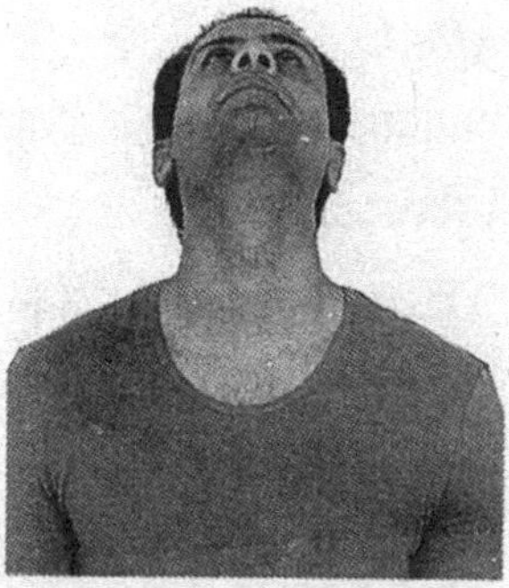

01. দুটো হাতকে পরস্পরের সঙ্গে কম পক্ষে 10 বার জোরে-জোরে রগড়ান আর পালা করে এক-এক হাত দিয়ে ঘাড়ের পেছনের দিকে মালিশ করুন।
02. ঘাড়ের সামনের অংশেও এই প্রক্রিয়া 5 বার পুনরাবৃত্তি করুন।
03. যতটা সম্ভব হয়, ঘাড়কে নীচের দিকে ঝোঁকান আর থুতনী দিয়ে বুক স্পর্শ করার চেষ্টা করুন। এই প্রক্রিয়াও 5 বার পুনরাবৃত্তি করুন।
04. ঘাড়কে বাঁ দিকে ঘুরিয়ে কাঁধের দিকে নিয়ে আসুন। এই প্রকার অন্য দিকেও করুন।
05. ঘাড়কে পালা করে দু দিকে ঝোঁকান এবং কানকে বাঁ আর ডান কাঁধের সঙ্গে স্পর্শ করান।
06. চোখ বন্ধ করে, চিবুককে বুকের সঙ্গে স্পর্শ করে ঘাড়কে গোলাকার ভাবে ঘোরান। তারপর চোখ খুলে ডান দিকে ঝুঁকুন। কানকে কাঁধের সঙ্গে স্পর্শ করিয়ে ঘাড় ঘুরিয়ে ওপরের দিকে তাকান এবং বাঁ কান দিয়ে বাঁ কাঁধ স্পর্শ করুন এবং চিবুক পর্যন্ত এসে চোখ বন্ধ করে নিন। এই প্রক্রিয়া অন্য দিক দিয়েও দু বার পুনরাবৃত্তি করুন।

**03. কানের জন্য ঃ**

**মুদ্রা ঃ** সোজা হয়ে দাঁড়ান এবং দু কানের ওপরের অংশকে বৃদ্ধাঙ্গুষ্ঠ আর তজনী দিয়ে ধরুন।

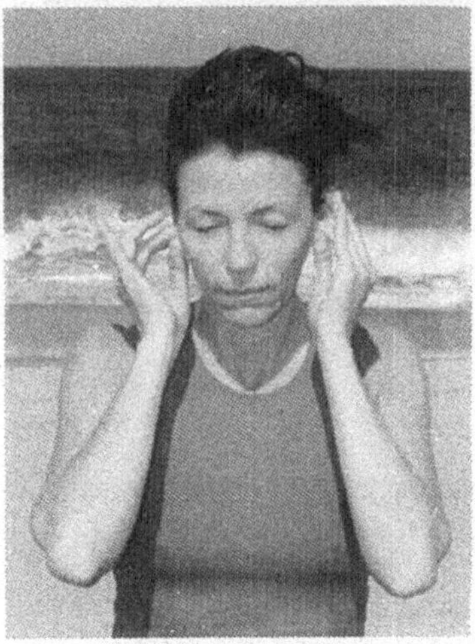

বিধি ঃ

01. দুটো কানকে ওপরের দিকে টানুন।
02. কানের মাঝের অংশকে নীচের দিকে টানুন।
03. কানের নীচের দিকের অংশকে নীচের দিকে টানুন।
04. হাতের পাতা দিয়ে দু কান ঢেকে চাপ দিন।
05. তিন আঙুল আর বৃদ্ধাঙ্গুষ্ঠ এক সাথে মুড়ে মুঠির মত তৈরী করুন এবং তর্জনী দিয়ে কানের সামনের অংশের মালিশ করুন।
06. সেই একই আঙুল দিয়ে কানের পেছনের অংশের মালিশ করুন।

**04. মুখের জন্য ঃ**

**মুদ্রা ঃ**

আরাম করে সোজা হয়ে দাঁড়ান।

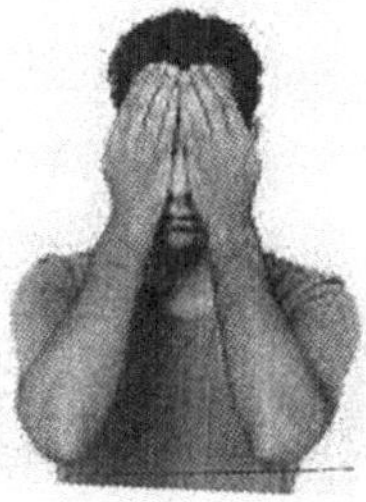

**বিধি ঃ**

01. দু হাতের পাতা দিয়ে ভালো করে মুখ রগড়ান।
02. গোটা শরীরকে শিথিল করে ছেড়ে দিন।

**05. কাঁধের জন্য ঃ**

**মুদ্রা ঃ** সোজা হয়ে দাঁড়ান।

**বিধি ঃ**

01. হাতের মুঠি বন্ধ করে দুটো হাতকে শরীরের দু পাশে সোজা করে ঝুলিয়ে দিন। কনুই না মুড়ে শ্বাস নেওয়ার সময় কাঁধ দুটোকে ওপরের দিকে ওঠান এবং শ্বাস ছাড়ার সময় আবার আগের অবস্থায় চলে আসুন।

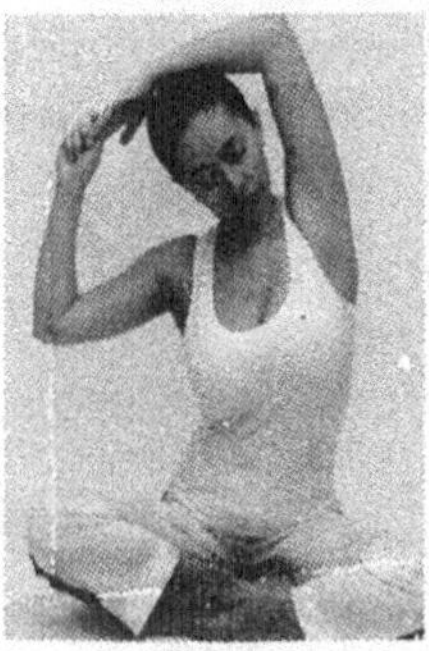

02. হাত দুটোকে শিথিল করে ছেড়ে দিয়ে কাঁধকে সামনের দিক থেকে পেছনের দিকে এবং পেছনের দিক থেকে সামনের দিকে বৃত্তাকারে ঘোরাতে থাকুন। এমনটা পালা করে 5 বার করুন।
03. নিজের হাত, আঙুল আর বৃদ্ধাঙ্গুষ্ঠ মুড়ে কাঁধ স্পর্শ করুন। গভীর শ্বাস নিতে-নিতে হাতকে সামনের দিক থেকে পেছনের দিকে এবং পেছনের দিক থেকে সামনের দিকে বৃত্তাকারে ঘোরান।

**06. বুকের জন্য ঃ**

**মুদ্রা ঃ** হাত দুটোকে ভেতরের দিকে মুড়ুন এবং হাতের পাতা বুকের ওপরে রাখুন।

**বিধি ঃ**

01. শ্বাস ভেতরে টেনে নিন আর বাঁ হাত ছড়িয়ে দিন। শ্বাস বাইরে বার করুন এবং হাতকে আগের অবস্থায় ফিরিয়ে নিয়ে যান। এই ব্যায়ামটা ডান হাত দিয়েও করুন *(প্রতি হাতে পাঁচ বার করে)*... তারপর দু হাত দিয়ে পাঁচ বার করুন।

02. হাত দুটোকে উরুর ওপরে রাখুন। গভীর শ্বাস নিন। বাঁ হাত না মুড়ে কান স্পর্শ করে উঁচুতে ওঠান। হাত নীচে নামিয়ে আনুন আর শ্বাস ছাড়ুন। এটা ডান হাত দিয়েও পুনরাবৃত্তি করুন। তারপর দু হাত দিয়ে পাঁচ বার করুন।

**07. কোমরের জন্য ঃ**

**মুদ্রা ঃ** কাঁধ যতটা চওড়া, ততটা দূরত্বে দুটো পা রাখুন। দুটো হাত শরীরের দু পাশে ঝুলে থাকবে।

**বিধি ঃ**

01. শ্বাস ভেতরে নিয়ে হাত ওপরের দিকে ওঠান আর শ্বাস ছাড়তে-ছাড়তে কোমরকে 30° পর্যন্ত বাঁ দিকে ঝোঁকান। বাঁ হাতকে হাঁটুর কাছাকাছি নিয়ে আসুন, ঘাড়কেও বাঁ দিকে মুড়ুন আ বাঁ হাতকে মাথার ওপরে নিয়ে যান। তিন বার শ্বাস নিন আর ছাড়ুন। এই প্রক্রিয়ার বিপরীত করে স্বাভাবিক অবস্থায় ফিরে আসুন। এই প্রক্রিয়ার পুনরাবৃত্তি দু বার ডান দিক দিয়েও করুন।

02. হাতের আঙুলগুলোকে পরস্পরের মধ্যে ফাঁসিয়ে হাত ওপরে ওঠান।

(ক) হাতের পাতা আকাশের দিকে থাকবে।

(খ) কোমরকে 30° পর্যন্ত বাঁ দিকে ঝোঁকান, হাত কানের সমান্তরালে বাঁ দিকে থাকবে।

(গ) মুদ্রা 'ক'-তে ফিরে আসুন।

(ঘ) হাত নীচে নামিয়ে আনুন আর এই প্রক্রিয়ার পুনরাবৃত্তি ডান দিক দিয়েও দু বার করুন।

03. দু হাতের পাতা এক করুন।

(ক) শ্বাস নিতে-নিতে হাতকে ওপরের দিকে নিয়ে যান, হাত কানের সমান্তরাল উচ্চতায় থাকবে।

(খ) শ্বাস ছাড়তে-ছাড়তে বাঁ দিকে প্রায় 30° পর্যন্ত ঝুঁকুন *(5 বার শ্বাস নিন আর ছাড়ুন)*।

(গ) মুদ্রা 'ক'-তে ফিরে আসুন।

(ঘ) হাত নীচে নামিয়ে আনুন আর এই প্রক্রিয়ার পুনরাবৃত্তি ডান দিক দিয়েও করুন।

04. (ক) শ্বাস নিতে-নিতে হাতকে কাঁধ পর্যন্ত ওঠান... দু হাতের পাতা পরস্পরের দিকে থাকবে।

(খ) কোমরকে এমন ভাবে ঝোঁকান, যাতে ডান হাত বাঁ কাঁধ এবং বাঁ হাত ডান নিতম্ব পর্যন্ত যেতে পারে *(5 বার শ্বাস নিন আর ছাড়ুন)*।

(গ) শ্বাস ভেতরে নিতে-নিতে মুদ্রা 'ক'-তে ফিরে আসুন।

(ঘ) শ্বাস ছাড়তে-ছাড়তে হাত নীচে নামিয়ে আনুন আর এই প্রক্রিয়ার পুনরাবৃত্তি ডান দিক দিয়েও তিন বার করুন।

**08. ঊরু আর নিতম্বের জন্য ঃ**

**মুদ্রা ঃ** দুটো পাকে 15 থেকে 20 সেমি দূরত্বে রেখে দাঁড়ান।

**বিধি ঃ**

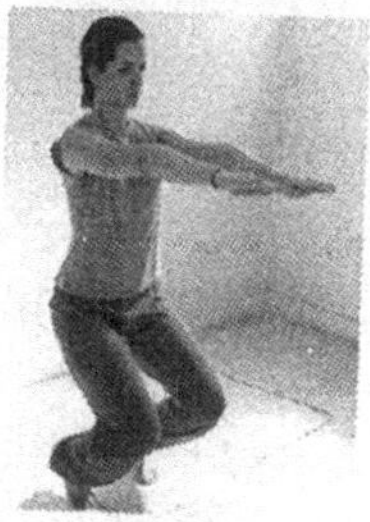

01. দু পায়ের গোড়ালি দিয়ে নিতম্বে পালা করে আঘাত করুন।

**09. হাঁটুর জন্য ঃ**

**মুদ্রা ঃ** ওপরে জানানো মুদ্রায় দাঁড়ান।

**বিধি ঃ**

01. বাঁ পায়ের গোড়ালি দিয়ে নিতম্বের ওপরে আঘাত করুন এবং হাঁটুর ওপরে চাপ দিয়ে সেটাকে টান-টান করুন। এমনটা ডান পা দিয়েও করুন এবং এই প্রক্রিয়ার পাঁচ বার পুনরাবৃত্তি করুন।

02. দু হাতের বৃদ্ধাঙ্গুষ্ঠকে সামনের দিকে করে কোমরে হাত রাখুন। দুটো পা 30 সেমি দূরত্বে রাখুন। শরীরকে সোজা রেখে ধীরে-ধীরে হাঁটু মুড়ুন আর ওপরের দিকে উঠে আসুন। এই প্রক্রিয়ার পুনরাবত্তি 5 বার করুন।

**10. গোড়ালির জয়েন্টের জন্য ঃ**

বাঁ পা-কে মেঝের থেকে কিছুটা ওপরে তুলুন। গোড়ালিকে 5 বার ওপরে আর নীচের দিকে ঘোরান। তারপর ডান দিক আর বাঁ দিকে ঘোরান। এমনটাই ডান পা দিয়েও করুন।

**11. পায়ের পাতা আর গোড়ালির জন্য ঃ**

প্রথমে নিজের পায়ের পাতার ওপরে ভর দিয়ে হাঁটুন, তারপর গোড়ালির ওপরে ভর দিয়ে উল্টো হাঁটুন।

## উচ্চ রক্তচাপ কমানোর জন্য যোগাসন ঃ

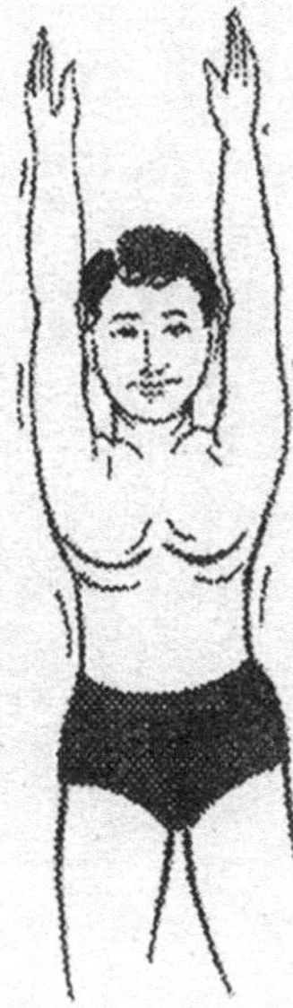

### (ক) দাঁড়ানো মুদ্রায় ঃ

**01. তাড়াসন ঃ**

**মুদ্রা ঃ** দু পায়ের পাতা আর গোড়ালি 10 সেমি দূরত্বে রাখুন। দুটো হাত শরীরের দু পাশে ঝুলে থাকবে।

**বিধি ঃ** শ্বাস ভেতরে নিন আর হাত দুটোকে ওপরের দিকে তুলুন। পেট আর বুককে ধীরে-ধীরে ফোলান। দুটো হাতকে এক জায়গায় নিয়ে আসুন আর পুরো শরীরের ওজন পায়ের পাতার ওপরে নিয়ে আসুন। কোন এক নির্দিষ্ট বিন্দুর দিকে তাকিয়ে থেকে এই মুদ্রা বজায় রাখুন। হাঁটু সোজা রাখুন... তারপর শ্বাস ছাড়তে-ছাড়তে গোড়ালি আর হাত নীচে নিয়ে আসুন।

**সতর্কতা ঃ** স্লিপডিস্কের সমস্যা থাকলে এই আসন করবেন না।

**02. পাদহস্তাসন ঃ**

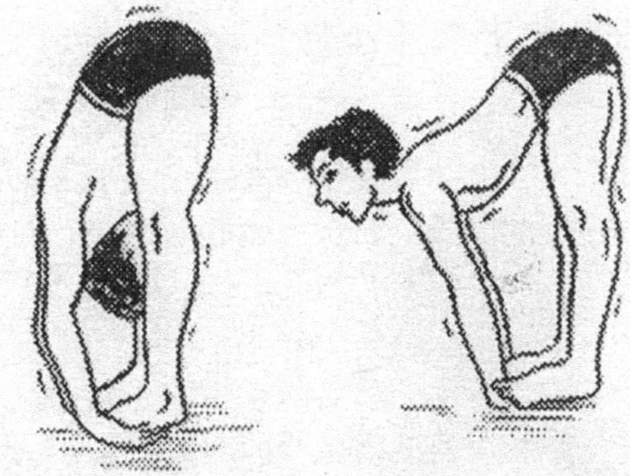

**মুদ্রা ঃ** দু পায়ের ওপরে ভর করে সোজা হয়ে দাঁড়ান।

**বিধি ঃ**হাত ওপরে ওঠান আর শ্বাস নিন। নীচের দিকে ঝোঁকার সময় ধীরে-ধীরে শ্বাস ছাড়ুন। হাতের পাতা দিয়ে পায়ের গোড়ালি স্পর্শ করুন আর হাঁটুর সঙ্গে কপাল ঠেকান। হাঁটু আর গোড়ালি সোজা রাখার চেষ্টা করুন। কেবলমাত্র ততটাই ঝুঁকুন, যতটা আপনি সহজে ঝুঁকতে পারবেন। এটাও মাথায় রাখবেন যে, আপনাকে কপাল দিয়ে হাঁটু স্পর্শ করতে হবে। শ্বাস নিতে-নিতে শরীরকে ওপরের দিকে নিয়ে আসুন আর হাত ওপরের দিকে করার সময় শ্বাস ছাড়ুন আর তারপর হাত নীচে নিয়ে যান।

**সতর্কতা ঃ** স্লিপডিস্কের সমস্যা থাকলে এই আসন করবেন না।

(খ) বসা মুদ্রায় ঃ

**03. বজ্রাসন ঃ**

**মুদ্রা ঃ** হাঁটু মুড়ে বসুন।

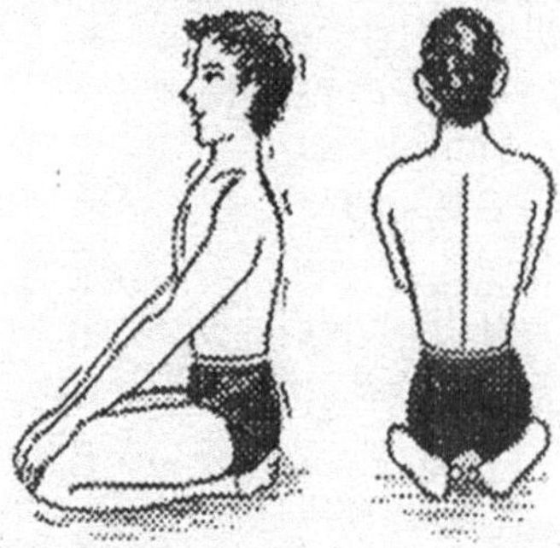

**বিধি ঃ** হাঁটুর ওপরে ভর করে বসুন। গোড়ালি দুটো পরস্পরের থেকে আলাদা থাকবে, পায়ের পাতা এক জায়গায় থাকবে আর পায়ের পাতা বাইরের দিকে থাকবে। দুটো হাঁটুকে পরস্পরের সঙ্গে লাগান আর পায়ের পাতার ওপরে ভর করে বসুন। মৃদু গতিতে লয়বদ্ধ শ্বাস নিন আর ছাড়ুন।

**04. শশাঙ্কাসন ঃ**

**মুদ্রা ঃ** বজ্রাসনের মুদ্রায় বসুন। দুটো হাতকে সোজা রেখে, দু হাতের পাতা হাঁটুর ওপরে রাখুন।

**বিধি ঃ** শ্বাস নিন আর দুটো হাতকে ওপরের দিকে উঠিয়ে পরস্পরের সঙ্গে মেলান। মনে রাখবেন, দুটো হাত যেন দুই কান স্পর্শ করে। শ্বাস ছাড়তে-ছাড়তে নীচের দিকে ঝুঁকুন আর হাতের পাতা দিয়ে পা স্পর্শ করুন। 5 বার শ্বাস নিয়ে আর ছেড়ে এই মুদ্রা বজায় রাখুন। তারপর শ্বাস নিতে-নিতে হাত ওপরের দিকে ওঠান। শ্বাস ছাড়ুন আর হাত নীচে নামিয়ে আনুন। এই প্রক্রিয়ার পুনরাবৃত্তি 2 বার করুন।

**05. প্রাণায়াম *(নাড়ি শোধন প্রাণায়াম)* ঃ**

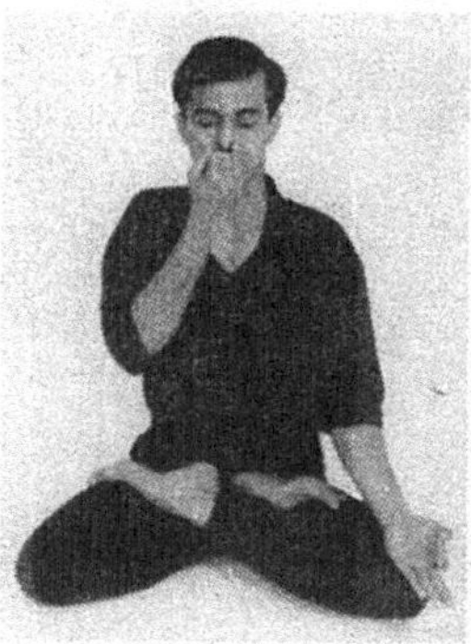

আরামদায়ক মুদ্রায় বসুন আর শ্বাস নিন। নাকের ডান দিকের ফুটোকে আঙুল দিয়ে বন্ধ করুন আর বাঁ দিকের ফুটো দিয়ে ধীরে-ধীরে শ্বাস নিন। শ্বাস নেওয়ার পরে নাকের বাঁ দিকের ফুটোও বন্ধ করে নিন আর 2 - 3 সেকেণ্ড শ্বাস বন্ধ করে রাখুন। এবার নাকের ডান দিকের ফুটোর ওপর থেকে আঙুল সরিয়ে নিন, বাঁ দিকের ফুটো বন্ধ রেখে ধীরে-ধীরে শ্বাস ছাড়ুন। বাঁ দিকে ফুটো দিয়ে শ্বাস নিয়ে এবং ডান দিকের ফুটো দিয়ে শ্বাস ছেড়ে এই প্রক্রিয়ার পুনরাবৃত্তি করুন। এই হচ্ছে নাড়ি শোধন প্রাণায়ামের এক চক্র। এটার 10 চক্রের অভ্যাস করুন।

(গ) উপুড় হয়ে শোওয়া মুদ্রায় ঃ

**06. সংশোধিত ভূজঙ্গাসন ঃ**

**প্রথম মুদ্রা ঃ** দু পায়ের পাতা আর গোড়ালিকে পরস্পরের সাথে মিলিয়ে, মাটির ওপরে উপুড় হয়ে শুয়ে পড়ুন। হাতের পাতা শরীর থেকে 30 সেমি দূরত্বে থাকবে।

**বিধি ঃ** শ্বাস নিতে-নিতে মাটি থেকে 15 সেমি ওপর পর্যন্ত উঠুন। মুখ দিয়ে ফুঁ মেরে শ্বাস ছাড়ুন আর নাভিকে ভেতরের দিকে টানুন। গভীর শ্বাস নিয়ে শরীরকে হাতের পাতা আর উরুর সহায়তায় ওপরের দিকে ওঠান এবং মুখ দিয়ে ফুঁ মেরে শ্বাস ছাড়তে-ছাড়তে আকাশের দিকে দেখুন। এবার শ্বাস ছাড়ুন আর শরীরকে মাটির ওপরে ফিরিয়ে নিয়ে আসুন।

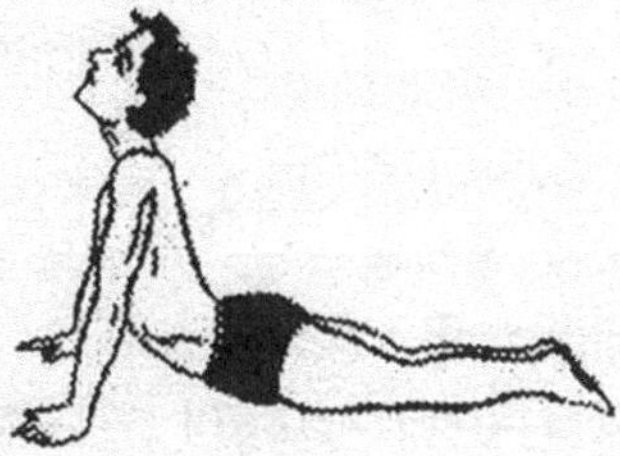

**দ্বিতীয় মুদ্রা ঃ** হাত দুটোকে শরীর থেকে 15 সেমি দূরত্বে রাখুন।

**বিধি ঃ** বাকী বিধি প্রথম মুদ্রারই মত।

**তৃতীয় মুদ্রা ঃ** হাত দুটোকে শরীরের কাছাকাছি নিয়ে আসুন।

**বিধি ঃ** শ্বাস নিতে-নিতে শরীরকে মাটি থেকে 15 সেমি ওপরে ওঠান। মুখ দিয়ে ফুঁ মেরে শ্বাস ছাড়ুন। শ্বাস নেওয়ার সময় শরীরকে ওপরে ওঠান... কিন্তু নাভি মাটি স্পর্শ করে থাকবে। মুখ দিয়ে ফুঁ মেরে শ্বাস ছাড়ুন এবং শরীরকে নীচে নামিয়ে নিয়ে আসুন। মুখের ডান দিকে মাথার নীচে হাত রাখুন। পায়ের পাতা পরস্পরের সঙ্গে মিলিত হয়ে থাকবে... কিন্তু গোড়ালি আলাদা থাকবে। পুরো শরীরকে বিশ্রাম প্রদান করুন।

**(ঘ) চিত হয়ে শোওয়া মুদ্রায় ঃ**

**07. উত্তানপাদাসন ঃ**

**মুদ্রা ঃ** মাটির ওপরে চিত হয়ে শুয়ে পড়ুন। হাতের আঙুলগুলো পরস্পরের সঙ্গে ফাঁসানো থাকবে আর কনুই মাটির ওপরে থাকবে। পা দুটোর মধ্যে 15 সেমি দূরত্ব রাখুন।

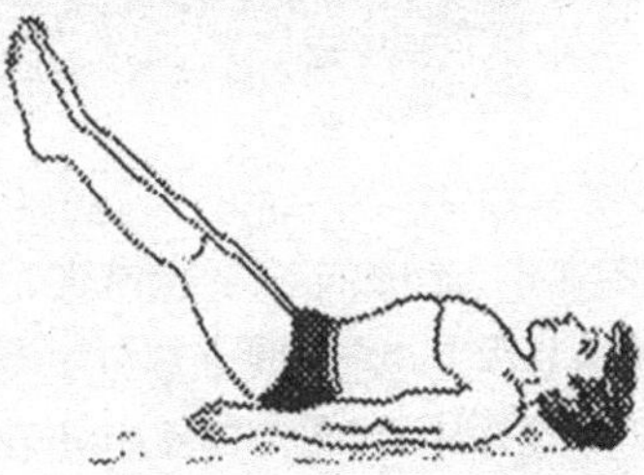

**বিধি ঃ** নিয়মিত শ্বাস নিতে-নিতে পা দুটোকে মাটি থেকে প্রায় 15 সেমি ওপরে উঠিয়ে নিন। 5 মিনিট পর্যন্ত শ্বাস নিন আর ছাড়ুন *(শ্বাস নেওয়ার সময় পা নীচে নিয়ে আসুন আর তারপর শ্বাস ছাড়ুন)*।

**08. মেরুদণ্ডাসন ঃ**

মাটির ওপরে চিত হয়ে শুয়ে পড়ুন। হাত দুটো শরীরের দু পাশে সমান্তরাল অবস্থায় থাকবে। বাঁ গোড়ালি উঠিয়ে ডান পায়ের পাতার ওপরে রাখুন। দুই পা সোজা হয়ে থাকবে। এবার শ্বাস নিয়ে শরীরের ওপরের অংশকে বাঁ দিকে আর শরীরের নীচের অংশকে ডান দিকে ঘোরান। হাত আর কাঁধ আগের অবস্থাতেই থাকবে। বাঁ পায়ের পাতা মাটি স্পর্শ করবে। এবার শ্বাস ছাড়তে-ছাড়তে প্রথম মুদ্রায় ফিরে আসুন। অন্য দিক দিয়েও এই প্রক্রিয়ার পুনরাবৃত্তি করুন। পা দুটোর অবস্থান বদলেও এই প্রক্রিয়ার পুনরাবৃত্তি করুন।

আরও বেশ কিছু যোগাসন হায়পারটেনশনে সহায়ক হয় ঃ

**09. মৎস্যাসন ঃ**

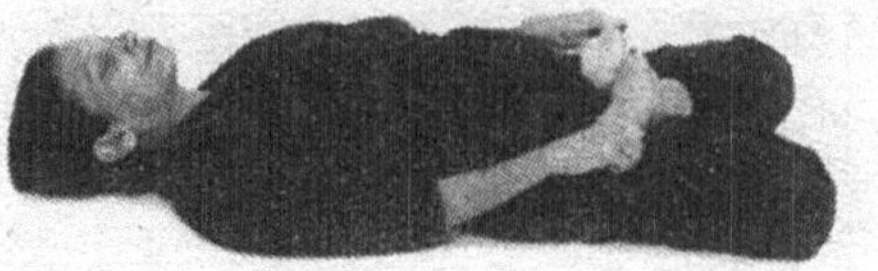

পদ্মাসনের মুদ্রায় বসুন আর তারপর চিত হয়ে শুয়ে পড়ুন। কনুই আর মাথার সহায়তায় শরীরকে মাটি থেকে ওপরে ওঠান। দু পায়ের পাতাকে হাত দিয়ে ধরে নিন। তির্যক শরীরকে মাথা আর নিতম্বের সহায়তায় বিশ্রাম প্রদান করুন।

**10. অর্দ্ধ-মৎস্যাসন ঃ**

যেসব ব্যক্তি মৎস্যাসন করতে পারবেন না, তাঁরা অর্দ্ধমৎস্যাসনের অভ্যাস করতে পারেন। এই আসনে পদ্মাসনের মুদ্রায় বসার পরিবর্তে পা দুটোকে ছড়িয়ে দিন। কনুইয়ের সহায়তায় শরীরকে ওপরের দিকে ওঠান আর ঘাড়কে পেছনের দিকে মুড়ুন। মাথাকে মাটির সঙ্গে স্পর্শ করান এবং হাত উরুর ওপরে রাখুন। কনুইয়ের সহায়তায় মাথা সোজা রেখে বিশ্রাম করুন।

**কায়োৎসর্গ ঃ**

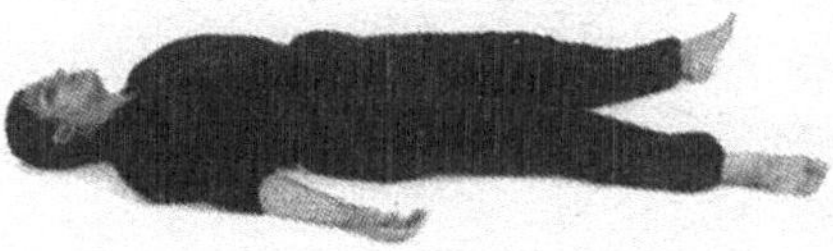

ধ্যানের প্রথম পর্যায় হচেছ *'কায়োৎসর্গ'*। এতে অন্যান্য সজাগতার সাথে শরীরকে শিথিল করা হয়। নিজের শরীরকে সোজা, শান্ত আর চাপমুক্ত রাখুন। ঘাড় আর মেরুদণ্ড সোজা হয়ে থাকবে আর সেগুলোয় কোন প্রকারের টান ভাব থাকবে না। শরীরের সকল মাংসপেশীগুলোকে শিথিল হতে দিন। শরীর যেন পুরোপুরি শিথিল হয়ে ওঠে।

5 মিনিট পর্যন্ত শরীরকে এই ভাবেই রাখুন। শরীর ঠিক কোন মূর্তির মতই স্হির হয়ে থাকবে। শরীরে যেন কোন প্রকারের গতিবিধি না থাকে।

কায়োৎসর্গে আত্ম-সজাগতার সাথে-সাথে পুরো শরীরের বিশ্রামও শামিল হয়ে রয়েছে। আমাদের মানসিক রূপে একে বেশ কয়েক ভাগে ভাগ করতে হবে এবং মাথা থেকে পা পর্যন্ত শরীরের প্রতিটি অঙ্গের ওপরে একাগ্রচিত্ত হতে হবে। মস্তিস্ককে মুরো শরীরের যাত্রা করতে দিন; আত্ম-পরামর্শের টেক্‌নিক গ্রহণ করে শরীরকে বিশ্রামাবস্হায় আসতে দিন। এমনটা অনুভব করুন যে, আপনার শরীরের প্রতিটি মাংসপেশী শিথিল হয়ে উঠছে... আপনার পুরো শরীর বিশ্রাম করছে। গভীর একাগ্রতার সাথে নিজের সজাগতা বজায় রাখুন।

**কায়োৎসর্গের জন্য বিস্তৃত নির্দেশ ঃ**

নিজের ডান পায়ের গোড়ালির ওপরে মনোযোগ একাগ্র করুন। মস্তিস্ককে

সেখান পর্যন্ত পৌঁছতে দিন, শরীরের মাংসপেশীগুলোকে শিথিল হতে বলুন। সেগুলোর শিথিলতা অনুভব করুন। ঠিক এই প্রকার পায়ের বাকী আঙুল, পায়ের পাতা, গোড়ালি, পায়ের ওপরের অংশ, পায়ের ডিম, হাঁটু, উরু আর নিতম্বের জয়েন্ট পর্যন্ত সব কিছুকে শিথিল করে দিন।

এবার কোমর থেকে ঘাড় পর্যন্ত, শরীরের মাঝের অংশকে শিথিল করুন। পেটের নীচের আর সামনের দিকের অংশ, পিঠ আর ডান দিকের অংশের ওপরে মনোযোগ একাগ্র করুন। তারপর বাঁ দিক, বাইরের দিক আর পেটের নীচের দিকের ওপরে মনোযোগ একাগ্র করুন। এবার নাভি থেকে পেটের ভেতরে প্রবেশ করে ছোট-বড় আন্ত্র, প্লীহা, লিভার, অগ্নাশয় আর পেট ইত্যাদিকে শিথিল করে তুলুন। তারপর বুকের পাঁজরগুলোকে শিথিল করুন। পাঁজরগুলোকে সামনে-পেছনে, ওপর-নীচ থেকে দেখতে-দেখতে অনুভব করুন আর সেগুলোকে শিথিল হতে দিন। এর পরে ফুসফুসের সাথেও ঠিক এমনটাই করুন। হৃদয় রোগীদের এখানে কয়েক মিনিট থেমে নিজেদের হৃদয়কে আত্ম-পরামর্শ প্রদান করে হৃদ্‌গতিকে ধীর করে তুলে মানসিক চাপ দূর করার চেষ্টা করা উচিত।

এবার ঘাড়ের মাংসপেশীগুলোকে শিথিল করার পরে হাত আর পায়ে চলে আসুন। বৃদ্ধাঙ্গুষ্ঠ, অন্যান্য আঙুল, কব্জি, হাতের ওপরের আর নীচের অংশ এবং কাঁধকে শিথিল করুন। এমনটা অনুভব করুন যে, আপনার শরীরের ওপরের আর মাঝের অংশ পূর্ণ রূপে শিথিল হয়ে পড়েছে।

এবার ঘাড় থেকে মাথা পর্যন্ত অংশকে শিথিল করুন। এখনও পর্যন্ত আপনি সেই সব মাংসপেশীগুলোকে শিথিল করছিলেন... যেগুলো ঝট্ করে আপনার পরামর্শ মেনে নিয়েছে... কিন্তু এই সব ছোট-ছোট মাংসপেশীগুলোকে শিথিল করাটা একটু কঠিন হয়। প্রথমে নিজের দাঁত আর চোয়াল খুলুন আর জিভকে শিথিল করে ছেড়ে দিন। আস্তে করে ঠোঁঠ বন্ধ করুন। এবার মুখের সমস্ত মাংসপেশীগুলোকে শিথিল করুন। চিবুক, ঠোঁঠ, মুখের ভেতরের অংশ, দাঁত, মাড়ি, তালু আর জিভ; তারপর গাল, নাক, কান আর কানপটি, দুই চোখ, কপাল আর মাথার খুলিকে আত্ম-পরামর্শ দ্বারা শিথিল করুন। এমনটা কল্পনা করুন যে, আপনার শরীরের ওপরের অংশ পূর্ণ রূপে শিথিল হয়ে পড়েছে।

এবার মাথা থেকে পা পর্যন্ত লক্ষ্য করে দেখুন যে, শরীরের কোন অংশে এখনও পর্যন্ত কোন চাপ তো নেই! ধ্যান সেশনের সময় কায়োৎসর্গের এই মুদ্রা বজায় রাখুন। শরীরকে স্হির আর গতিহীন রাখারই চেষ্টা করুন।

এবার স্বরতন্ত্রগুলোকে শিথিল করে 5 মিনিটের জন্য আভ্যন্তরীণ মৌনতার অভ্যাস করুন। গলার ভেতরে স্বরতন্ত্রের ওপরে একাগ্রচিত্ত হয়ে সেটাকে পূর্ণ রূপে শিথিল করে দিন। সম্পূর্ণ আভ্যন্তরীণ শান্তির নিরীক্ষণ করুন। স্বরতন্ত্রে যেন কোন প্রকারের কম্পন না হয়।

## প্রেক্ষা ধ্যান ঃ

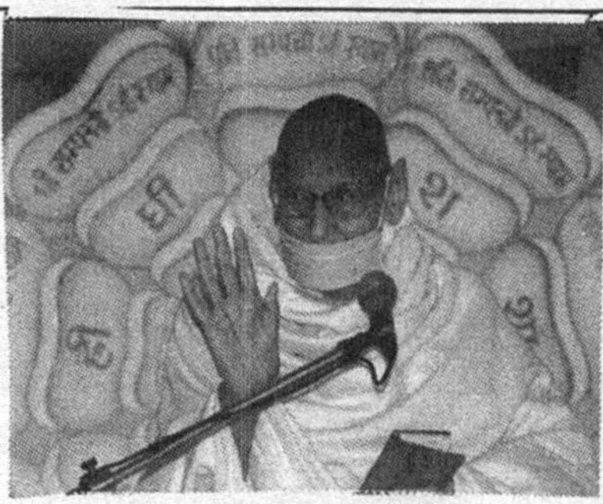

*প্রেক্ষা ধ্যানের আবিষ্কারক*
*আচার্য মহাপ্রজ্ঞ*

প্রেক্ষা ধ্যানের এই পদ্ধতি আধুনিক এবং ব্যবহারিক ধ্যান পদ্ধতিগুলোর মধ্যে সর্বশ্রেষ্ঠ! ধ্যানের অর্থ কেবলমাত্র মানসিক গতিবিধিগুলোকে দমন করাই হয় না। মানসিক অবস্থার শুদ্ধিই হচ্ছে প্রেক্ষা ধ্যানের লক্ষ্য। যখন মন পরিস্কার আর শুদ্ধ হয়ে উঠবে... তখন মানসিক শান্তি আপনা থেকেই আসতে থাকবে। এর সাথে-সাথে মানসিক সন্তুলন, সমত্ব আর সম্পূর্ণতারও অনুভূতি হতে থাকবে।

প্রেক্ষার অর্থ হচেছ *'বোধ'* এবং ধ্যানের অর্থ হচেছ *'একাগ্রতা'*। প্রেক্ষা ধ্যানে বিচারগুলোর ওপরে নয়... বরং বোধ *(প্রত্যক্ষ জ্ঞান)*-য়ের ওপরে একাগ্র হতে হয়। মন চিন্তনের সাথে-সাথে প্রত্যক্ষ জ্ঞানেরও সাধন হয়। প্রত্যক্ষ জ্ঞান বর্তমানের সাথে সম্বন্ধিত হয়ে থাকে। এটা না তো অতীতের স্মৃতি হয় আর না-ই এটা ভবিষ্যতের কল্পনা হয়। বর্তমানের ঘটনাগুলোর প্রত্যক্ষ জ্ঞান এক বাস্তবিকতা হওয়া উচিত। প্রেক্ষা ধ্যানে প্রত্যক্ষ জ্ঞানের অর্থ হচেছ ঃ- পছন্দ-অপছন্দের বিশেষত্বগুলোর লাভগুলো অনুভব করা। খুব অল্প সময়েই আমাদের চেতন মন আভ্যন্তরীণ যথার্থতা পর্যন্ত পৌঁছতে সক্ষম হয়ে ওঠে। প্রত্যক্ষ জ্ঞানেরও বেশ কয়েকটা পর্যায় রয়েছে। আমাদের সবার আগে শ্বাস-প্রেক্ষা *(শ্বসনের প্রত্যক্ষ বোধ)*-য়ের ওপরে দৃষ্টি দিতে হবে।

## টেক্‌নিক ঃ

**শ্বাস-প্রেক্ষা ঃ** শ্বাস সচেতন মনের সাথে যুক্ত হয়ে রয়েছে। মন সর্বদাই ঘুরে বেড়াতে থাকে... এটাকে এক জায়গায় স্থির করে রাখাটা অত্যন্ত কঠিন হয়। কিন্তু শ্বাসের ওপরে মনোযোগ একাগ্র করে মানসিক গতিবিধিগুলোকে আমরা শান্ত করে তুলতে পারি। এর সাথে-সাথেই শ্বাস-গতিও 15 - 17 প্রতি মিনিট থেকে 10 - 12 প্রতি মিনিট পর্যন্ত চলে আসে এবং লাগাতার অভ্যাস দ্বারা এটা 04 - 06 প্রতি মিনিট পর্যন্তও চলে আসতে পারে।

**প্রথম পর্যায় ঃ** কায়োৎসর্গ দ্বারা পুরো শরীরকে শিথিল করে তুলুন।

**দ্বিতীয় পর্যায় ঃ** শ্বাসের ওপরে পূর্ণ মনোযোগ দিন... বাকী সব অনুভূতি থেকে মনোযোগ সরিয়ে আনুন। শ্বাসকে নিয়মিত, গভীর আর লয়বদ্ধ হতে দিন। নাভির ওপরে মনোযোগ কেন্দ্রীভূত করুন এবং শ্বাস নেওয়া আর ছাড়ার সাথে-সাথে পেটের সংকুচন-প্রসারণের ওপরে মনোযোগ একাগ্র করুন।

**তৃতীয় পর্যায় ঃ** ঠিক এই ভাবে ধীর-লয়বদ্ধ শ্বাস নিতে-নিতে নিজের সম্পূর্ণ

মনোযোগ নাভির থেকে সরিয়ে নাকের ঠিক মাঝখানে নিয়ে আসুন... আসতে-যেতে থাকা প্রতিটি শ্বাসের প্রত্যক্ষ বোধ করুন। এটাকে দেখুন আর অনুভব করুন।

**চতুর্থ পর্যায় ঃ** যদি মনোযোগ বিঘ্নিত হয়ে পড়ে, তাহলে আবার নতুন করে শ্বাসের ওপরে মনোযোগ কেন্দ্রীভূত করুন। যদি এমনটা বার-বার হতে থাকে, তাহলে কয়েক সেকেণ্ডের জন্য শ্বাস বন্ধ করে রাখুন আর তারপর আবার একবার স্বাভাবিক শ্বাস নিন।

**পঞ্চম পর্যায় ঃ** ধ্যান শেষ করার জন্য 2 - 3 লম্বা আর গভীর শ্বাস নিন। সূত্র পাঠ করুন আর সামনের দিকে ঝুঁকে প্রণাম করুন।

## অনুপ্রেক্ষা এবং নৈতিক সংহিতা ঃ

অনুপ্রেক্ষার অর্থ হচেছ *'ভবন'*। এই প্রকারে আমরা গভীর নিরীক্ষণ দ্বারা দৈনন্দিন জীবন থেকে বেশ কিছু গুরুত্বপূর্ণ পক্ষকে বার করতে পারি। নিজেদের ইচ্ছা, ভাবনা আর আবেগগুলোকেও নিয়ন্ত্রিত করতে পারি। এটা আমাদের নৈতিক জ্ঞান প্রদান করে। আমাদের পুরো জীবনশৈলী চাপমুক্ত, উদ্দেশ্যপূর্ণ এবং সহজ হয়ে ওঠে।

অনুপ্রেক্ষা দ্বারা হৃদয় রোগীদের ধমনীগুলোর ব্লকেজকে খোলা যেতে পারে। ইতিবাচক বিচারধারার এই পদ্ধতিকে মেডিক্যাল বিজ্ঞানের শাখা সাইকো-ন্যুরো ইম্যুনোলোজী *(PNI)* প্রমাণিত করেছে। PNI-য়ের বক্তব্য অনুসারে ইতিবাচক বিচারধারা দ্বারা শরীরে ইতিবাচক ন্যুরো রসায়ন উৎপন্ন হয়... যেটার দ্বারা আমাদের ইচ্ছার পূর্তি হয়। ডাঃ ডীন অর্নিশ-ও জীবনশৈলীর ওপরে আধারিত নিজের টেক্‌নিকে এটাকে শামিল করে করোনারী ধমনীর ব্লকেজ খুলতে সফলতা প্রাপ্ত করেছেন।

❑❑❑

অধ্যায় - *07*

# অভ্যাসে পরিবর্তন

উচ্চ রক্তচাপের ওপরে নিয়ন্ত্রণ প্রাপ্ত করার জন্য নিম্নলিখিত অভ্যাসগুলোকে বদলানো উচিত ঃ

01. ধূম্রপান আর তামাক সেবনের অভ্যাস
02. অত্যধিক মাত্রায় চা এবং কফির সেবন
03. পুরো সময় না ঘুমোন
04. মদ্যপান
05. ফুড লেবেল না পড়ার অভ্যাস
06. কাজ বা দৈনন্দিন জীবনে শারীরিক গতিবিধির অভাব

## ধূম্রপান এবং তামাকের সেবন ত্যাগ করুন ঃ

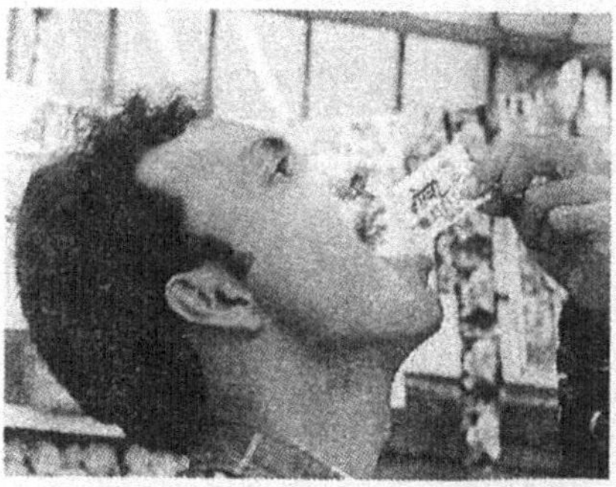

উচ্চ রক্তচাপকে নিয়ন্ত্রিত করতে হলে সিগারেট, বিড়ি, সিগার এবং তামাকের সেবন বন্ধ করতে হবে। ভারতের বিভিন্ন প্রান্তে জর্দা, খৈনি, গুড়াকু, কিমাম, গুটখা আর নস্যির রূপে তামাকের সেবন করা হয়। এগুলো বর্জন করতে হবে। এগুলো কেবলমাত্র হৃদয় রোগ আর ক্যান্সার রোগের পক্ষেই মারাত্মক হয় না... বরং এগুলোর সেবনে রক্তচাপও বেড়ে ওঠে।

## ক্যাফিন এবং চা-কফির অত্যধিক সেবন এড়িয়ে চলুন ঃ

এগুলোও আমাদের মস্তিষ্ককে উত্তেজনা প্রদান করে। আপনারা নিশ্চয়ই এটা লক্ষ্য করে থাকবেন যে, ঘুম-ঘুম পেলে এক কাপ চা বা কফি পান করতেই

আমাদের মস্তিষ্ক ফিট্ হয়ে ওঠে। লং ড্রাইভে যাওয়ার সময় ড্রাইভাররাও মাঝ রাস্তায় গাড়ী দাঁড় করিয়ে চা বা কফি পান করেন। এই সব উৎপাদনে ক্যাফিন বা নিকোটিন থাকে... যেগুলো মস্তিষ্ককে উত্তেজিত করে তোলে। সব থেকে ভালো হয়, যদি আপনারা চা বা কফির পরিবর্তে হার্বাল ড্রিংক, জুস বা স্যুপের সেবন করেন। পান করতেই হলে ডি-ক্যাফিনেটেড ড্রিংক নিন।

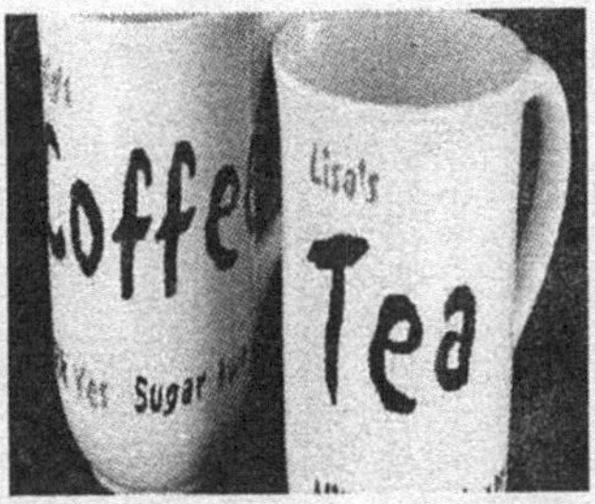


## পুরো আর ভরপুর নিদ্রা নিন ঃ

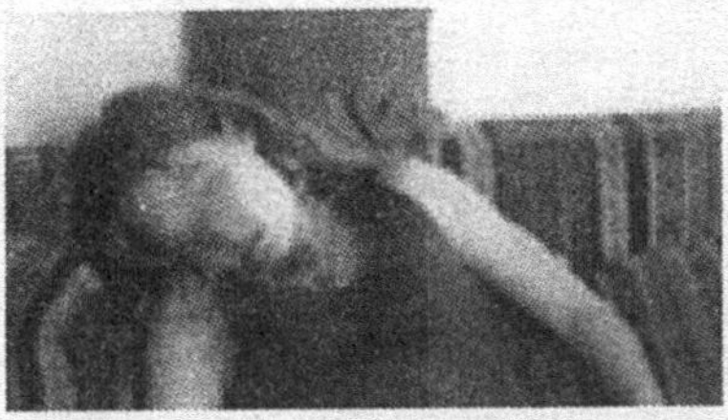

আমাদের শরীর আর মস্তিষ্ক দিন-রাত ধরে কাজ করতে পারে না। এগুলোরও বিশ্রাম আর ঘুমের আবশ্যকতা হয়। ঘুমে ব্যাঘাত ঘটলে উচ্চ রক্তচাপ হতে পারে। বর্তমানে ব্যস্ততার কারণে লোকেরা ভরপুর মাত্রায় ঘুমোতে পারেন না। 18 বছরের বেশী বয়সের ব্যক্তিদের দিনের মধ্যে 6 থেকে 8 ঘন্টার ভরপুর নিদ্রার প্রয়োজন হয়। 50 বছর বয়সের পরে এটা 5 থেকে 7 ঘন্টা হতে পারে। কিছু লোক সময় থাকা সত্ত্বেও মানসিক চাপ আর উদ্বেগের কারণে ঘুমোতে পারেন না। তাঁদের নিজেদের মস্তিষ্ককে নিয়ন্ত্রিত করার জন্য ভাবনাগুলোকে নিয়ন্ত্রিত করতে হবে। যোগ আর ধ্যান দ্বারাও এই কাজে সহায়তা পাওয়া যেতে পারে। মানসিক চাপ যদি খুব বেশী হয়, তাহলে আমি মানসিক চাপ কমে আসা পর্যন্ত ঘুমের ট্যাবলেট খেয়ে ঘুমোনোর সুপারিশ করব।

## মদ্যপান এড়িয়ে চলুন ঃ

সুস্থ শরীর-মনের সাথে মদ্যপানের কোন প্রকারের সম্পর্কই থাকে না। কম মাত্রায় মদ্যপান মস্তিষ্ককে উত্তেজিত করে তোলে... কিন্তু এই জিনিযটার অত্যধিক মাত্রা মস্তিষ্ককে নিষ্ক্রিয় করে তোলে। এই দুটোই খারাপ হয়। এটা হচ্ছে এমন এক অভ্যাস... যেটা পারিবারিক চাপ সৃষ্টি করে, স্নায়ু তন্ত্রকে নষ্ট করে দেয় এবং এটা বিশ্রাম করার ভুল পদ্ধতিও হয়। মদপান করার সময় প্রায়ই লোকেরা তীব্র নুন আর ফ্যাটযুক্ত আহারেরও সেবন করেন। উচ্চ রক্তচাপের রোগীদের এই জিনিযটা এড়িয়ে চলাই উচিত।

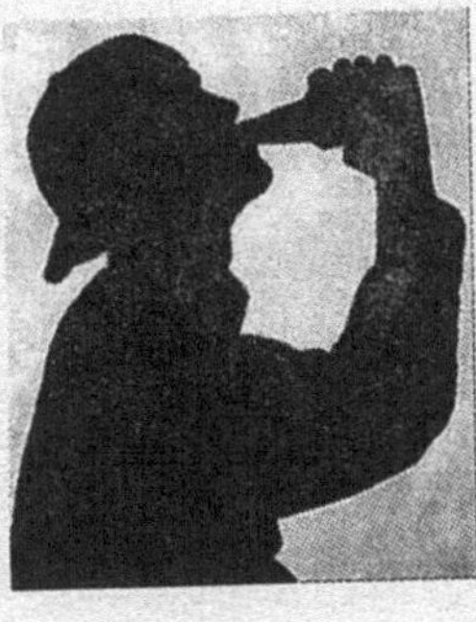

## ফুড লেবেল পড়ুন ঃ

আজকাল ভোজনের প্রতিটি প্যাকেটে ফুড লেবেল থাকে। উৎপাদকদের প্যাকেটের ওপরে সেই খাদ্য পদার্থে মজুদ তত্ত্বগুলোর ব্যাপারে লিখতেই হয়। বাজার থেকে যে কোন খাদ্য পদার্থ কেনার আগে সেটায় মজুদ ফ্যাট, নুন, ক্যালোরী, ক্যাফিন আর নিকোটিন তত্ত্বের ব্যাপারে জেনে নিন। এই প্রকারে আপনারা সুস্থ আর ভালো ভোজনের সেবন করে উচ্চ রক্তচাপের হাত থেকে নিজেদেরকে দূরে রাখতে পারবেন।

## দৈনন্দিন জীবনে শারীরিক গতিবিধি বাড়ান ঃ

বিন্দু-বিন্দু থেকেই সিন্ধুর সৃষ্টি হয়। আমাদের দৈনন্দিন জীবনে শারীরিক গতিবিধি বাড়ানো উচিত। কোন বিল্ডিং-য়ের তিন তলা পর্যন্ত লিফ্‌ট ছাড়া ওঠা, বেশ কয়েক তলা ওপর থেকে লিফ্‌ট ছাড়াই নীচে নামা, নিজের হাতে জল নেওয়া, গাড়ীর বদলে কিছুটা পায়ে হাঁটা, নিজের গাড়ী নিজেই পরিস্কার করা, বাগান করা, নিজের জামা-কাপড় নিজেই ইস্ত্রী করা, নিজের কামরা বা বই-পত্র ঠিক জায়গায় গুছিয়ে রাখা ইত্যাদি হচেছ শারীরিক গতিবিধির উদাহরণ। এগুলোর অভ্যাস করলে আপনাদের ওজন, মানসিক চাপ আর কোলেস্ট্রল – তিনটেই কমে আসবে।

❑❑❑

অধ্যায় - 08

# উচ্চ রক্তচাপ রোগীদের জন্য পায়চারী এবং ব্যায়াম

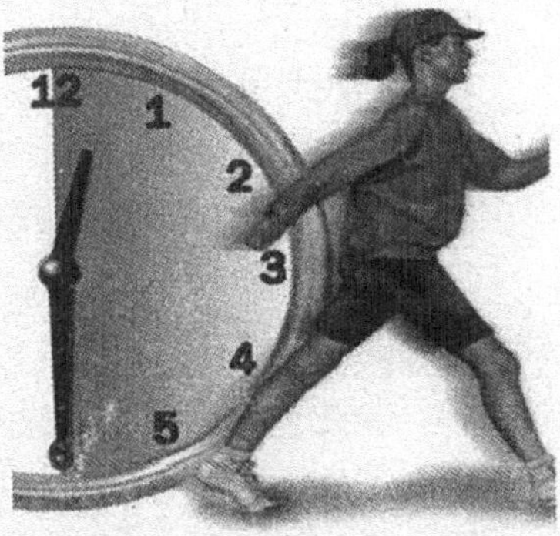


যদি উচ্চ রক্তচাপের কোন রোগী প্রতি দিন প্রায় 35 মিনিট পর্যন্ত পায়চারী করেন, তাহলে সেটা তাঁর রক্তচাপকে কম করতে সহায়ক হবে। এমনিতে এই কাজটা সকালের দিকেই করা উচিত... কিন্তু সময় না থাকলে আপনারা এটা দিনের যে কোন সময়েই করতে পারেন। নিজের শারীরিক ফিট্‌নেস অনুসারে পায়চারী করার গতি নির্দিষ্ট করুন। খুব বেশী দ্রুত হাঁটলে রক্তচাপ বেড়ে উঠবে আর আস্তে হাঁটলে কোন লাভই হবে না। সঠিক পদ্ধতি হচেছ এটা যে, এমন গতিতে হাঁটা উচিত... যে গতিতে হাঁটার সময় আপনারা কারো সঙ্গে আরাম করে কথা বলতে পারবেন না। এটাকে *'সাব-ম্যাক্সিমাল স্পীড'* বলা যেতে পারে।

প্রথমে কিছু সময় পর্যন্ত ধীর গতিতে হেঁটে শরীরকে ওয়ার্ম-আপ করে নিন...: তারপর শেষের দিকেও মৃদু গতিতে হেঁটে শরীর ঠাণ্ডা করে নিন। হাঁটার সময় খুব বেশী জায়গায় থামা উচিত নয়। প্রায়ই কোথাও যাওয়ার কারণে বা কাজ করার কারণেও এই হাঁটার নিয়ম ভঙ্গ হয়ে পড়ে। যেখানেই যান, প্রতি দিন কিছুক্ষন হাঁটুন। যদি ব্রেক হয়ে পড়ে, তাহলে পায়ে হাঁটাকে ধীরে-ধীরে আবার একবার 35 মিনিট পর্যন্ত নিয়ে আসুন।

এ্যারোবিক্স, ডান্স, টেবল টেনিস আর সাইক্লিং-ও উচ্চ রক্তচাপের রোগীদের পক্ষে ভালো হয়। এগুলোকে আমরা *'আইসোটনিক ব্যায়াম'* বলতে পারি। উচ্চ রক্তচাপের রোগীদের জিমে যাওয়া, ওজন ওঠানো, স্নুকার, ধাক্কা মারার ব্যায়াম এবং কুস্তি ইত্যাদির থেকে দূরে থাকা উচিত।

নিয়মিত পায়চারী এবং ব্যায়াম দ্বারা নিম্নলিখিত লাভ হয় ঃ

**শারীরিক লাভ ঃ**

01. বিনা ক্লান্তিতে শারীরিক কার্য করার ক্ষমতায় বৃদ্ধি

02. এ্যাঞ্জাইনার ওপরে নিয়ন্ত্রণ
03. রক্তচাপের ওপরে নিয়ন্ত্রণ
04. রিদমের সামঞ্জস্যে বৃদ্ধি
05. শরীরের ওজনের ওপরে নিয়ন্ত্রণ
06. ফ্যাট বিতরণে উন্নতি
07. ফুসফুসের কার্যক্ষমতায় উন্নতি
08. শারীরিক অঙ্গগুলোর কার্যক্ষিমতায় বৃদ্ধি
09. বার্ধক্যে হাড় দুর্বল হওয়ার থেকে সুরক্ষা
10. ঠাণ্ডা-গরম সহ্য করার ক্ষমতায় উন্নতি
11. শরীরের জয়েন্টগুলোর সুরক্ষা
12. হায়পার এ্যাসিডিটি কমে আসা
13. মলত্যাগে উন্নতি
14. ত্বকে চমক আসা
15. করোনারী ধমনীগুলোয় ব্লকেজ হওয়া আটকানো
16. হার্ট এ্যাটাক থেকে সুরক্ষা
17. জীবনকালে বৃদ্ধি

**জৈব রাসায়নিক লাভ ঃ**

01. খারাপ কোলেস্ট্রলের মাত্রা কমে আসা
02. ভালো কোলেস্ট্রলের মাত্রায় বৃদ্ধি
03. ফ্যাটের স্তর কমে আসা
04. ডায়াবেটিজের ওপরে ভালো নিয়ন্ত্রণ
05. লাগাতার ক্লট জমার প্রবৃত্তি কমে আসা
06. হার্মোনের অনুচিত স্রাব থেকে উৎপন্ন চাপ কমে আসা

**মানসিক লাভ ঃ**

01. এনার্জী, উৎসুকতা আর সেল্ফ ইমেজ বেড়ে ওঠা
02. উদ্বেগ আর অবসাদ কমে আসা
03. মানসিক চাপের সঙ্গে মোকাবিলা করার ক্ষমতায় বৃদ্ধি
04. উন্নত বিশ্রাম এবং নিদ্রা
05. ঘুমের ওষুধ আর ড্রাগসের ওপরে নির্ভরতা কমে আসা

**আর্থ-সামাজিক লাভ ঃ**

01. লাভদায়ক উপার্জনের দিকে দ্রুত প্রত্যাবর্তন
02. ওষুধের খরচ কমে আসা

□□□

অধ্যায় - *09*

# উচ্চ রক্তচাপের চিকিৎসার জন্য ঔষধি

## পরিচয় ঃ

- পরিচয়
- উচ্চ রক্তচাপে লাভদায়ক এ্যালোপ্যাথিক ঔষধি
- চিকিৎসা চলাকালীন নিজের রক্তচাপের ওপরে নজর রাখা
- রক্তচাপের ঔষধির ব্লাড গ্রুপ
- সাইড এফেক্ট
- আরও কিছু পয়েন্ট

যেহেতু উচ্চ রক্তচাপের কোন স্বাভাবিক লক্ষণ প্রকট পায় না, সেজন্য এই রোগের রোগীরা কোন প্রকারের ঔষধির সেবন করেন না। আর সেবন করলেও সেটা অনিয়মিত হয়। তাঁদের মনে বি.পি. পরীক্ষা করার ব্যাপারেও এক চিন্তা থাকে... তাই তাঁরা প্রায়ই এই পরীক্ষাকে এড়িয়ে চলেন। এটা ভালো প্রবৃত্তি মোটেই নয়। দীর্ঘ সময় ধরে এমনটা করে চললে আরও বড় ক্ষতি হতে পারে।

দ্বিতীয় সমস্যা হচ্ছে – ওযুধ খাওয়া শুরু করা এড়িয়ে চলা। এটা যেহেতু এক দীর্ঘকালীন রোগ হয়... তাই এই রোগে গ্রস্ত ব্যক্তিরা এটা ভালো করেই জানেন যে, তাঁদের সারাটা জীবন ধরে বা এক দীর্ঘ সময় ধরে ওযুধ খেয়ে চলতে হতে পারে। কিন্তু তাঁরা এটা জানা সত্ত্বেও ওযুধ খাওয়া শুরু করা এড়িয়ে চলেন।

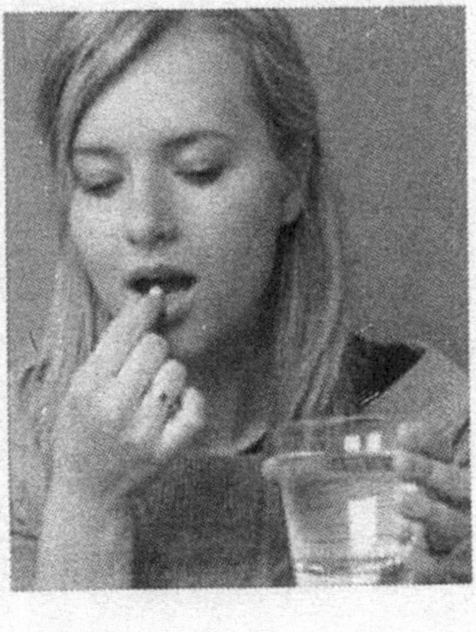

তাঁরা যেসব জেনারেল ফিজিশিয়ানদের কাছে নিজেদের রক্তচাপ পরীক্ষা করানোর জন্য যান, তাঁরাও এই জিনিযটাকে যথেস্ট গুরুত্ব সহকারে গ্রহণ করেন না আর এটাই বলেন – *"আপনার বি.পি. একটু বেড়ে উঠেছে... কিন্তু চিন্তা করার কিছু নেই।"* বেশ কিছু জি.পি. *(জেনারেল ফিজিশিয়ান)* এখনও পর্যন্ত এমনটাই মানেন যে, এক নির্দিষ্ট বয়সের পরে 140 / 90 mmHg রক্তচাপ স্বাভাবিক হয়... কিন্তু এটা সত্য নয় *(এখন যে কোন বয়সের জন্য 110 / 75 mmHg বা 120 / 80 mmHg রক্তচাপকে ভালো বলে মানা হয়ে থাকে)*! এমনটা এজন্য... কারণ

তাঁরা আধুনিক মেডিক্যাল সায়েন্সের ব্যাপারে পর্যাপ্ত তথ্য রাখেন না এবং 20 - 30 বছর পুরোন তথ্যকেই আঁকড়ে ধরে থাকেন।

আমি উচ্চ রক্তচাপ রোগীদের একটা জিনিষ অত্যন্ত স্পষ্ট করে বলতে চাই – ওনারা যদি নিজেদের ভোজন, জীবনশৈলী আর ব্যায়াম ইত্যাদির ওপরে দৃষ্টি দেন, তাহলে ওনাদের সারা জীবন ধরে ওষুধ খেয়ে চলতে হবে না। এই ব্যাপারে যোগ আর ধ্যানও সহায়ক হতে পারে। যদি ওনাদের শরীরের ওজন বেশী হয়, তাহলে ওজন কমানো সহায়ক হবে। আমি এমন বেশ কিছু রোগীদের জানি, যাঁরা নিজেদের জীবনে এই সব জিনিষগুলো গ্রহণ করেছেন আর একটা সময় এমনও এসেছে... যখন তাঁদের ওষুধ খাওয়ার প্রয়োজন শেষ হয়ে পড়েছে।

আপনাদের রক্তচাপ যদি লাগাতার 140 / 90 mmHg-য়ের ওপরে থাকে আর আপনারা যদি সেটাকে নিজেদের প্রচেষ্টা দ্বারা নিয়ন্ত্রিত করতে না পারেন... তাহলে ডাক্তারের পরামর্শে এ্যালোপ্যাথি ওষুধ সেবন করা শুরু করে দিন। নিয়মিত রূপে ওষুধ খেয়ে চলুন আর নিজেদের রক্তচাপের সাপ্তাহিক পরীক্ষা করান। নিজেদের জীবনশৈলীতে পরিবর্তন নিয়ে আসার পরামর্শগুলোরও পালন করুন। আমি কথা দিচ্ছি যে, আপনারা 100% ফল প্রাপ্ত করবেন আর খুব শীঘ্রই ওষুধ সেবন করার হাত থেকেও মুক্তি প্রাপ্ত করবেন।

## উচ্চ রক্তচাপে এ্যালোপ্যাথি ঔষধির লাভ ঃ

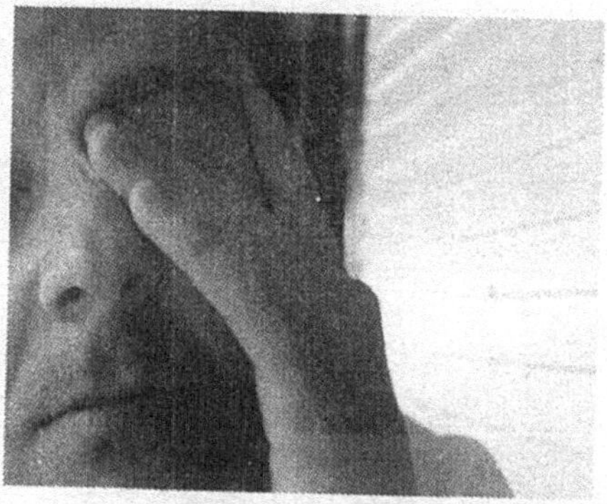

এ্যালোপ্যাথি ঔষধিতে রসায়ন থাকে, যেগুলোকে শরীরের পক্ষে ভালো মানা হয় না... কিন্তু এটার কিছু নিশ্চিত লাভও রয়েছে ঃ

01. এটা যে কোন সময়, যে কোন ব্যক্তির কাজে আসতে পারে।
02. জন্তুদের ওপরে এটার প্রয়োগ করে এর সাইড এফেক্ট ইত্যাদির ব্যাপারে জানা হয়েছে।
03. আমরা এর কার্যবিধির ব্যাপারে জানি।
04. এর ডোজ প্রয়োজন অনুসারে কম / বেশী হতে পারে।
05. এটা 8, 12 বা 24 ঘন্টার এক নির্দিষ্ট সময়ের জন্য কাজ করে। যদি এই ঔষধির সেবন সঠিক সময়ে করা হয়, তাহলে পুরো 24 ঘন্টা পর্যন্ত রক্তচাপ নিয়ন্ত্রিত থাকবে।

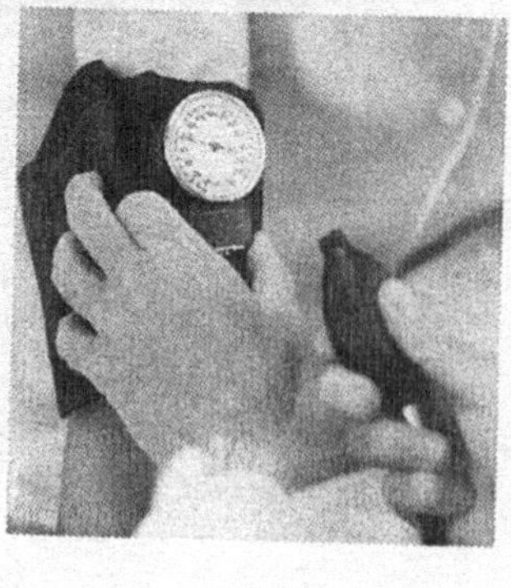

06. ডোজ বেশী নিলে রসায়নেরও সাইড এফেক্ট হতে পারে। আমরা যদি কোন ওযুধ কম ডোজে সেবন করে রক্তচাপ নিয়ন্ত্রিত করতে না পারি, তাহলে সেটার সমূহের অন্যান্য ওযুধ সেবন করতে পারি। এ্যান্টী হায়পারটেনশন ঔষধির 7 - 8 সমূহ থাকে এবং সেগুলোর মেকানিজম এ্যাকশনও আলাদা-আলাদা হয়। আমরা ঔষধির মিশ্রণ দ্বারাও উচ্চ রক্তচাপকে নিয়ন্ত্রিত করতে পারি। কোন এক সমূহের ঔষধি বেশী মাত্রায় সেবন করার থেকে সমূহের মিশ্রণ আরও ভালো ফল প্রদান করে।

07. এর প্রয়োগ যে কোন বন্ধ করা যেতে পারে।

08. এগুলো দেশের যে কোন স্হানে সহজেই কিনতে পাওয়া যায়। এগুলো এক গ্লাস জলের সঙ্গে সেবন করা উচিত।

09. বেশীর ভাগ এ্যালোপ্যাথি ঔষধি সেবন করার 1 ঘন্টা পরে নিজের প্রভাব দেখায়... কিন্তু যদি অত্যধিক ক্রোধ বা অন্য কোন কারণে আপনাদের রক্তচাপ হঠাৎ করে 200 / 100 mmHg পর্যন্ত পৌঁছে যায়, তাহলে এমন ঔষধি রয়েছে... যেগুলো মাত্র কয়েক মিনিটের মধ্যেই রক্তচাপকে কমিয়ে নিয়ে আসতে পারে। ইন্ট্রাভেনাস বি.পি. ঔষধিও পাওয়া যায়।

10. এই সব ঔষধির জন্য আপনাদের কোন বিশেষ ডাক্তার বা কার্ডিয়োলোজিস্টের ওপরে নির্ভর করার আবশ্যকতা নেই... কারণ সব জায়গায় এগুলো একই পদ্ধতিতে দেওয়া হয়ে থাকে। আপনারা এক শহর থেকে অন্য শহরে গেলেও সেখানকার ডাক্তার সহজেই আপনাদের এই ঔষধি দিতে পারবেন।

## চিকিৎসা চলাকালীন রক্তচাপের পরীক্ষা ঃ

নিয়মিত রূপে ঔষধি সেবন করা শুরু করার সময় নিজেদের রক্তচাপের রেকর্ডও রাখুন। প্রথম কয়েকটি সাপ্তাহিক রক্তচাপ পরীক্ষা থেকে এটা জানতে পারা যাবে যে, ওযুধ কাজ করছে কি না! যদি রক্তচাপ তখনও নিয়ন্ত্রণের বাইরে থাকে, তাহলে ডাক্তারকে ওযুধ পরিবর্তন করার জন্য বলুন।

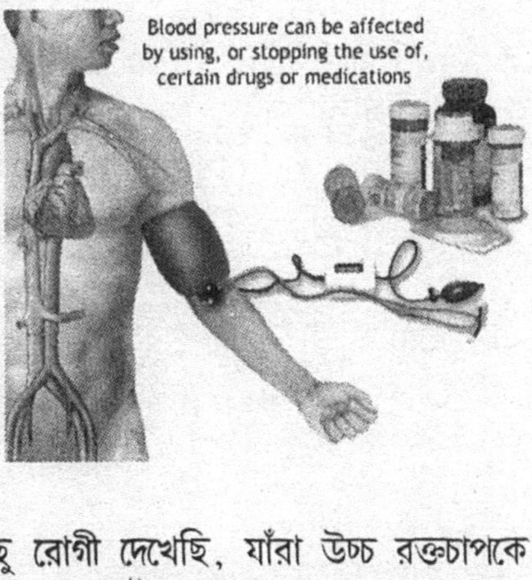


রক্তচাপ 120 / 80 mmHg পর্যন্ত নেমে এলে পরীক্ষা করা কমিয়ে দিন... এবার মাসে একবার রক্তচাপ পরীক্ষা করাতে পারেন। আমি এমন বেশ কিছু রোগী দেখেছি, যাঁরা উচ্চ রক্তচাপকে উপেক্ষা করে ওযুধ খান না। এমন অভ্যাস মোটেই ভালো নয়, এমন অভ্যাস বদলানো উচিত। মনে রাখবেন – আপনাদের উত্তেজনা আর মানসিক চাপ হিসেবে রক্তচাপও প্রতি দিন আলাদা হতে পারে, তা আপনারা সেটা ভোজন বা

ব্যায়াম করার পরে পরীক্ষা করুন বা সারা রাত জেগে থাকার পরে! একবার পরীক্ষা করেই সন্তুষ্ট হয়ে পড়বেন না... আপনাদের উচ্চ রক্তচাপ থাকলে বার-বার সেটার পরীক্ষা করান। আপনাদের রক্তচাপ স্বাভাবিক অবস্থাতেও বেশী এলে এটা ধরে নিতে পারেন যে, এবার আপনাদের ডাক্তারের কাছে যাওয়ার প্রয়োজন হয়ে পড়েছে।

রক্তচাপ পরীক্ষা করাটা অত্যন্ত সহজ এবং এতে বেশী সময়ও লাগে না। আপনারা যে কোন বি.এ.এম.এস., বি.এইচ.এম.এস., আর.এম.পি. বা নার্সকে দিয়েও এই পরীক্ষা করাতে পারেন। আর কাউকেই না পাওয়া গেলে আমি আপনাদের বি.পি. পরীক্ষা করার মেশিন *(স্ফিগমোমেনোমিটার)* কেনার পরামর্শ দেব। এটার সাথে স্টেথোস্কোপও কিনুন এবং বি.পি. পরীক্ষা করার পদ্ধতি শিখে নিন। নিজে পরীক্ষা করার পরে সেটা কোন ডাক্তারকেও দেখান... যাতে আপনারা এই ব্যাপারে নিশ্চিত হতে পারেন যে, আপনারা বি.পি. পরীক্ষা করা শিখে গেছেন। পরিবারের কোন সদস্যকেও বি.পি. পরীক্ষা করতে শেখান, যাতে তিনি আপনাদের সহায়তা করতে পারেন।

এমনিতে স্বয়ংক্রিয় বি.পি. উপকরণও খারাপ হয় না... কিন্তু কোন ইলেকট্রোনিক উপকরণের ওপরে বিশ্বাস করার আগে সেটার রীডিং কোন ডাক্তারের রীডিং-য়ের সঙ্গে মিলিয়ে দেখে নিন।

আমি মানসিক চাপগ্রস্ত ব্যক্তিদের একটা কথা বলতে চাই। এমন লোকেরা দিনের মধ্যে দশ বার নিজেদের বি.পি. পরীক্ষা করেন। রীডিং দেখে তাঁরা চিন্তাগ্রস্ত হয়ে পড়েন... যাতে তাঁদের রক্তচাপ আরও বেড়ে ওঠে। যদি বি.পি. 160 / 100 mmHg-র বেশী হয় বা রোগীর যদি গুরুতর হৃদয় রোগ থাকে... তাহলে দিনের মধ্যে বেশ কয়েক বার বি.পি. পরীক্ষা করা উচিত। মানসিক চাপগ্রস্ত লোকেদের তাঁদের বি.পি. রীডিং জানানো উচিত নয়। কোন আত্মীয় সেটা নোট করে রাখুন – সেই অনুসারে ডাক্তার ওষুধ পরিবর্তন করবেন।

## বিস্তৃত ঔষধির সমূহ ঃ

বি.পি. কম করা ওষুধকে 7 - 8 সমূহে ভাগ করা যেতে পারে। আমি কেবলমাত্র আপনাদের তথ্যের জন্য সেগুলোর নাম জানাচ্ছি। আমি এটা চাই না যে, রোগী স্বয়ং এগুলো খাওয়া শুরু করে দিন। ওষুধ সর্বদা কোন যোগ্য এ্যালোপ্যাথি ডাক্তারের পরামর্শেই খাওয়া উচিত। রোগীর এই সব ঔষধির সম্বন্ধে জানা থাকলে ভুল হওয়ার সম্ভাবনা কমে আসে আর লাভও হয়। এতে রোগী সন্তুষ্টি প্রাপ্ত করেন যে, তিনি কি ওষুধ খাচেছন আর কেনই বা খাচেছন। সেই সব সমূহ হচেছ ঃ

01. বীটা ব্লকার্স
02. ক্যালশিয়াম চ্যানেল ব্লকার্স
03. এ. সি. ই. ইনহিবিটর্স
04. এঞ্জিয়োটেন্সিন রিসেপ্টর ব্লকার্স *(ARBs)*

05. ড্যুরেটিক্স

06. আল্ফা রিসেপ্টর ব্লকার্স

07. সেন্ট্রালী এ্যাক্টিং ড্রাগস্

08. অন্যান্য

উপরোক্ত ঔষধিগুলোর মধ্যে শেষ তিনটি সমূহ অত্যন্ত দুর্লভ। এগুলো আগেকার যুগের ডাক্তাররা *(যাঁরা 30 - 40 বছর আগে এম.বি.বি.এস. করেছিলেন)* ব্যবহার করেন বা যখন কোন বিশেষ রোগীকে এমন কোন ওষুধ দেওয়ার প্রয়োজন হয়, তখন ব্যবহার করা হয়।

**বীটা ব্লকার্স *(BB)* ঃ**

বীটা রিসেপ্টরকে বাধা প্রদানকারী এই ঔষধি স্নায়ু তন্ত্র এবং হৃদয় পর্যন্ত পৌঁছে হৃদয় গতিকে কম করে আনে। এগুলোর সেবনে ধমনীগুলোয় শিথিলতা আসে, হৃদয় গতির চাপ কমে এবং রক্তচাপও কমে আসে। বীটা ব্লকার্স হৃদয় রোগীদের পক্ষে বিশেষ রূপে লাভদায়ক হয়।

***উদাহরণ (এগুলো ট্রেড, কোম্পানী নেম এবং ডোজের হিসেবে পাওয়া যায়) ঃ***

01. বীটালক – *(এ্যাস্ট্রা)* – 25 mg, 50 mg, 100 mg

02. বীটাকার্ড – *(টরেন্ট)* – 25 mg, 50 mg, 100 mg

03. কোরবিস – *(ইউনিসার্চ)*

04. এটেন – *(কোপরান)* – 25 mg, 50 mg, 75 mg, 100 mg

05. এটিলোল – *(থিমিস)* – 25 mg, 50 mg, 100 mg

06. টীনোলোল – *(ইপকা)* –12.5 mg, 25 mg, 50 mg, 100 mg

07. সেলোকেন XL – *(এ্যাস্ট্রা)* – 25 mg, 50 mg, 100 mg

08. নেবিকার্ড – *(টরেন্ট)* – 2.5 mg, 5 mg

09. মেটোলর – *(সিপলা)* – 25 mg, 50 mg, 100 mg

10. কনকর – *(মার্ক)* – 5 mg, 10 mg

11. কারকা – *(ইন্টাস)* – 3.125 mg, 6.25 mg, 12.5 mg

12. কার্ডিভাস – *(সান ফার্মা)* – 3.125 mg, 6.25 mg, 12.5 mg, 25 mg

13. এটেকাইণ্ড – *(ম্যানকাইণ্ড)* – 50 mg

14. বি. পি. নর্ম – *(মেডলে)* – 25 mg, 50 mg, 100 mg

15. কারলক – *(সিপলা)* – 3.125 mg, 6.25 mg, 12.5 mg, 25 mg

16. এমবীটা – *(ইন্টাস)* – 25 mg, 50 mg, 100 mg

17. গুডপ্রেস – *(ম্যানকাইণ্ড)* – 25 mg, 50 mg

18. ওবেটো – *(ইন্টাস)* – 25 mg, 50 mg, 100 mg

## ক্যালশিয়াম চ্যানেল ব্লকার্স (CCB) ঃ

এই ঔষধি ভাসোডায়লেটরেরই এক প্রকার হয়... যেটা হৃদয় এবং রক্ত নলিকার উত্তকগুলোয় ক্যালশিয়ামের প্রবাহকে বাধা দেয়, হৃদয়ের চাপ কমায়, রক্ত নলিকাগুলোকে শিথিল করে তুলে রক্তচাপ কমিয়ে আনে।

**উদাহরণ ঃ**

01. এমলোডেপিন – *(ক্যাডিলা)* – 2.5 mg, 5 mg, 10 mg
02. এমলোপিন – *(সেন ম্যেড)* – 2.5 mg, 5 mg, 10 mg
03. স্টেমলো – *(ডাঃ রেড্ডী)* – 2.5 mg, 5 mg, 10 mg
04. এমলোপ্রেস – *(সিপলা)* – 2.5 mg, 5 mg, 10 mg
05. এমকার্ড – *(সিস্টোপিক)* – 2.5 mg, 5 mg, 10 mg
06. এমলং – *(আর্সিয়ন)* – 2.5 mg, 5 mg, 7.5 mg, 10 mg
07. এমটস – *(ইন্টাস)* – 2.5 mg, 5 mg, 10 mg
08. এমলোসেফ – *(গেন্টিকা)* – 2.5 mg, 5 mg, 10 mg
09. মায়োডুরা – *(ওক্হার্ডট্)* – 2.5 mg, 5 mg, 10 mg
10. ডিলজেম – *(টরেন্ট)* – 30 mg, 60 mg
11. এঞ্জিজেম – *(সান ফার্মা)* – 30 mg, 60 mg
12. কালব্লক – *(ইউনিসার্চ)* – 10 mg, 20 mg
13. ডেপিন – *(ক্যাডিলা)* – 5 mg, 10 mg, 20 mg
14. নিফেডাইন – *(নিকোলাস)* – 5 mg, 10 mg
15. লামা – *(স্ট্যাডমেন)* – 5 mg, 10 mg
16. এমলোকাইণ্ড – *(ম্যানকাইণ্ড)* – 2.5 mg, 5 mg, 10 mg

## এ. সি. ই. ইন্হিবিটর্স (ACE - I) ঃ

এটাও এক প্রকারের ভাসোডায়লেটর হয়... যেটা রক্তে এমন তত্ত্বকে প্রবেশ করতে বাধা দেয়, যেগুলোর কারণে রক্ত নলিকাগুলো সংকুচিত হয়ে পড়ে। এই রসায়নকে *'এঞ্জিয়োটেন্সিনোজেন সমূহ'* বলা হয় এবং এটা কিড্নী থেকে বার হয়। যদি এঞ্জাইম এটাকে এঞ্জিয়োটেন্সিন II-তে বদলে দেয়, তাহলে রক্তচাপ বাড়তে পারে। এই সমূহ ACE *(এঞ্জিয়োটেন্সিন কন্ভার্টিং এঞ্জাইম)*-কে বাধা দেয়।

**উদাহরণ ঃ**

01. লিস্ট্রিল – *(টরেন্ট)* – 2.5 mg, 5 mg, 10 mg
02. লিজোরিল – *(ইপকা)* – 2.5 mg, 5 mg, 10 mg
03. সিপ্রিল – *(সিপলা)* – 2.5 mg, 5 mg, 10 mg
04. ইনভাস – *(ক্যাডিলা)* – 10 mg
05. কার্ডেস – *(এভেন্টিস)* – 1.25 mg, 2.5 mg, 5 mg, 10 mg
06. রীপেস – *(সান ফার্মা)* – 25 mg, 50 mg, 100 mg

07. রামেস – *(এ্যাষ্ট্রা)* – 1.25 mg, 2.5 mg, 5 mg, 10 mg

08. কোভান্স – *(ষ্ট্যানকেয়ার)* – 25 mg, 50 mg

09. কোভর্সিল – *(সার্ডিয়া)* – 2 mg, 4 mg

10. ইনেস – *(নিকোলাস)* – 2.5 mg, 5 mg, 10 mg

11. ক্যাপ্টোপ্রিল – *(ওক্‌হার্ডট্)* – 12.5 mg, 25 mg

12. রেমিপ্রিল – *(থেমিস)* – 1.25 mg, 2.5 mg, 5 mg, 10 mg

13. লিপ্রিল – *(লুপিন)* – 2.5 mg, 5 mg, 10 mg

14. কার্ডিয়োপ্রিল – *(ডাঃ রেড্ডী)* – 1.25 mg, 2.5 mg, 5 mg, 10 mg

15. লোসর – *(ইউনিসার্চ)* – 25 mg, 50 mg

**এঞ্জিয়োটেন্সিন রিসেপ্টর ব্লকার্স *(ARBs)* ঃ**

ঔষধির এই সমূহ ভালো ফল প্রদান করছে এবং হায়পারটেনশনের সঙ্গে যুক্ত জটিলতাকেও কম করে আনছে।

**উদাহরণ ঃ**

01. লোসর – *(ইউনিসার্চ)* – 25 mg, 50 mg

02. লোসাকার – *(জাইডস)* – 25 mg, 50 mg

03. লোসাকাইণ্ড – *(ম্যানকাইণ্ড)* – 25 mg, 50 mg

04. লোসাম্যাক্স – *(ইপ্তোকা)* – 25 mg, 50 mg

**ড্যুরেটিক্স ঃ**

এই ঔষধিগুলোর সেবনে কিড্নীতে প্রস্রাব বেশী মাত্রায় তৈরী হয়... যার ফলে অতিরিক্ত দ্রব্য, খনিজ লবন... বিশেষ করে সোডিয়াম ইত্যাদি শরীরের বাইরে বেরিয়ে আসে।

**উদাহরণ ঃ**

01. লেসিক্স – *(এভেন্টিস)* – 40 mg

02. ডায়রাইড – *(গ্ল্যাক্সো)* – 50 mg

03. ল্যাসিল্যাক্টোন – *(এভেন্টিস)* – 50 mg

04. এমিফ্রু – *(এন্ডার)* – 40 mg

05. থালিজাইড – *(ইপকা)* – 12.5 mg

06. এল্ড্যাক্টোন – *(আরপিজি)* – 25 mg, 50 mg

07. ডায়টর – *(সিপলা)* – 10 mg, 20 mg, 100 mg

**আল্ফা রিসেপ্টর ব্লকার্স *(AB)* ঃ**

এটা আল্ফা রিসেপ্টরকে হৃদয় আর স্নায়ু তন্ত্র পর্যন্ত পৌঁছতে বাধা দেয়... ধমনীগুলোয় শিথিলতা আনে... হৃদয়ের চাপ কমায় আর রক্তচাপও কমায়।

উদাহরণ ঃ

01. মিনিপ্রেস – *(ফায়জার)* – 2.5 mg, 5 mg

02. প্রোজোপ্রেস – *(সান ফার্মা)* – 1 mg, 2 mg

03. টেরাপ্রেস – *(ইন্টাস)* – 1 mg, 2 mg, 3 mg

**সেন্ট্রালী এ্যাক্টিং ড্রাগস্ ঃ**

এই ঔষধি সোডিয়াম অবরোধন ছাড়াই রক্তচাপ কমানোর ক্ষমতা রাখে।

01. মিথাইলডোপা

গাইনাপ্রেস – *(ম্যানকাইণ্ড)* – 250 mg

02. ক্লোনিডাইন

এরকামাইন – *(ইউনিসার্চ)* – 100 mg

ক্যাটাপ্রেস – *(রেমেডিজ)* – 150 mg

**ঔষধির মিশ্রণ ঃ**

বি.পি.-র ওষুধগুলোর প্রভাব বাড়ানো আর দুষ্প্রভাব কমানোর জন্য প্রায়ই এ্যান্টী হায়পারটেনশিভ ঔষধি মিশিয়ে দেওয়া হয়ে থাকে। এগুলোর বিভিন্ন প্রকারের মিশ্রণ পাওয়া যায়। এই ভাবে রোগীদের জন্য ট্যাবলেটের সংখ্যাও কমে আসে – যেটা তাঁরা পছন্দও করেন। কিছু সাধারণ ঔষধির মিশ্রণ এই প্রকার ঃ

উদাহরণ ঃ

01. এমলোপ্রেস AT (CCB + BB) – *(সিপলা)* – 5 + 25 mg, 5 + 50 mg

02. লোসর H (ACE - I+ Hydrochlorothiazide) – *(ইউনিসার্চ)* – 50 mg + 12.5 mg

03. লোরম H (ACE - I + Hydrochlorothiazide) – *(ইউনিসার্চ)* – 50 + 1.25 mg

04. লোসর-বীটা (AC - I + BB) – *(ইউনিসার্চ)* – 50 mg + 50 mg

05. র‍্যামিক–এম.ডি.আর.–জন'স্ ল্যাব (ACE - I + BB) – 2.5 mg + 25 mg

06. রীপেস–এ–সান ফার্মা (ACE - I + CCB) – 25 + 5 mg

07. এমলোকাইণ্ড–এল (ACE - I + CCB) – *(ম্যানকাইণ্ড)* – 5 + 50 mg

08. এডিপিন প্লাস (CCB - BB) – *(সাঁই মেডিক্যামেন্টস্)* – 5 + 50 mg

09. এমকার্ড AT (CCB - BB) – *(সিস্টোপিক)* – 5 + 50 mg

10. এমলো - AT - Pride H.Care (CCB - BB) – 5 + 50 mg

11. এমলোকাইণ্ড – (CCB - BB) - AT – *(ম্যানকাইণ্ড)* – 5 + 50 mg

12. এমলং - A (CCB - BB) – *(ক্যারীসন)* – 5 + 50 mg

13. এটো গার্ড – পার্ক ফার্মা – (CCB - BB) – 5 + 50 + 100 mg

14. বীটা ব্লক – লাইফ সায়েন্স (CCB - BB) – 50 + 5 mg

15. এমেক – সিস্টোপিক (CCB - ACE - I) – 5 + 5 mg

16. এমলোপ্রেস L (CCB - ACE - I) – 5 + 5 mg

## ঔষধির দুষ্প্রভাব ঃ

সকল এ্যালোপ্যাথিক ওষুধেরই কোন-না-কোন দুষ্প্রভাব থাকে। এখানে কিছু বিশেষ সমূহের ঔষধির দুষ্প্রভাবের উল্লেখ করা হচ্ছে... কিন্তু মনে রাখবেন যে, এটা মাত্র 1 - 2% ক্ষেত্রেই দেখতে পাওয়া যায়। আপনারা এই প্রকারের কোন লক্ষণ দেখতে পেলে শীঘ্র ডাক্তারের পরামর্শ নিন।

**আল্‌ফা এবং বীটা ব্লকার্সের দুষ্প্রভাব ঃ** ক্লান্তি, অপচন, ভোলার রোগ, মাংসপেশীগুলোর ক্লান্তি, এনার্জী আর উৎসাহের অভাব।

**এ.সি.ই. ইন্‌হিবিটর্সের দুষ্প্রভাব ঃ** শুকনো কাশি, রক্তচাপ কমে আসা, মুখে স্বাদ না থাকা, মাথা ঘোরা, মাথার যন্ত্রণা, শৌচে গড়বড়ি, রক্তাল্পতা, হায়পার ল্যুকোমিয়া *(পোটাশিয়াম স্তর স্বাভাবিকের থেকে বেশী হওয়া)*।

**ক্যালশিয়াম চ্যানেল ব্লকার্সের দুষ্প্রভাব ঃ** কোষ্ঠকাঠিন্য, গা গুলোন, মাথা ঘোরা, মাথার যন্ত্রণা, অত্যধিক ঘাম আসা, ক্লান্তি, অস্হিরতা, হাঁটু ফুলে ওঠা, অনুভূতিশূণ্যতা।

**ড্যুরেটিক্সের দুষ্প্রভাব ঃ** মাথা ঘোরা, শুনতে না পাওয়া, পায়ের ডিমে টান ধরা, এনোরেক্সিয়া, দুর্বলতা, আলস্য, বমি, গেঁটে বাত, হায়পার ল্যুকোমিয়া বা হাইফোক্যালেমিয়া ইত্যাদি।

## উচ্চ রক্তচাপ ঔষধির কিছু সাধারণ পয়েন্ট ঃ

01. জীবনশৈলীতে পরিবর্তন নিয়ে আসা সত্ত্বেও রক্তচাপ 130 / 90 mmHg পর্যন্ত না নামলে, একমাত্র তখনই ওষুধ খান।
02. কোন আত্মীয়, কেমিষ্ট বা হাতুড়ে ডাক্তারের পরামর্শ না নিয়ে কোন এম.বি.বি.এস. ডাক্তারের পরামর্শেই উচ্চ রক্তচাপের ওষুধ নিন।
03. যদি বাজারে কোন ওষুধ না পাওয়া যায়, তাহলে সেটার বিকল্প নেওয়ার আগে ডাক্তারকে দেখান... যাতে তিনি সেটাকে আপনার চিকিৎসা প্রোগ্রাম অনুসারে পরীক্ষা করতে পারেন।
04. রক্তচাপ কমানোর অনেক ওষুধ হৃদরোগীদেরও দেওয়া হয়ে থাকে।
05. মানসিক চাপের কারণে উচ্চ রক্তচাপের রোগীর রক্তচাপ হঠাৎ করে বেড়ে ওঠে। এমন পরিস্হিতিতে একটি বি.পি. ঔষধি রক্তচাপকে ঝট্ করে কমিয়ে আনতে পারে। সেটা হচ্ছে ক্যাপ্‌সুল ডেপিন 5 mg. ! এটাকে জিভের নীচে রাখতে হয়। যদি রক্তচাপ হঠাৎ করে 160 / 100 mmHg হয়ে পড়ে, তাহলে নিজের ডাক্তারের সঙ্গে পরামর্শ করে এই ঔষধি নিন।

❑❑❑

# A DIAGNOSED HYPERTENSIVE MUST

Begin or Continue Lifestyle Modifications

Goal at Blood Pressure (<120/80 mmHg)
Lower goals for patients with diabetes or renal disease

**Initial Drug Choices**

| | |
|---|---|
| Uncomplicated Hypertension | Diuretics, Beta Blockers |
| Compelling Indications | Diabetes mellitus (type 1) with proteinuria - ACE inhibitors<br>Heart failure - ACE inhibitors, Diuretics<br>Isolated systolic hypertension (older persons) - Diuretics preferred<br>(Older person) - Long - acting dihydropyridine calcium antagonists<br>Myocardial infarction - Beta blockers (non - Isa)<br>ACE inhibitors (with systolic dysfuction ) |

Start with a low dose of a long - acting, once daily drug, and titrate dose.
Low - dose combinations may be appropriate.

Not at Goal Blood Pressure

No responce or troublesome side effects → Substitute another drug from a different class.

Indequate but well tolerated → Add a second agent from a different Class ( diuretic if not already used).

Goal Blood Pressure not achieved

Continue adding agents from other classes.
Consider referral to a hypertension specialist.

অধ্যায় - *10*

# উচ্চ রক্তচাপের জটিলতা

**য**দি উচ্চ রক্তচাপকে দীর্ঘ সময় পর্যন্ত নিয়ন্ত্রিত করতে না পারা যায়, তাহলে সেটার বেশ কয়েক প্রকারের জটিলতা দেখা দিতে পারে ঃ

**01. হৃদয় রোগ ঃ**

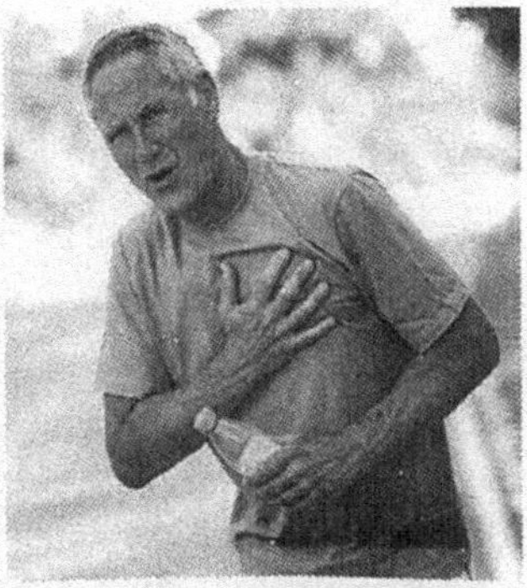

- লেফট্ ভেন্ট্রিকুলার হায়পারট্রোফী *(হৃদয়ের বাঁ দিকের কক্ষের প্রসারণ)*
- এ্যাঞ্জাইনা
- হার্ট এ্যাটাক *(মায়োকার্ডিয়াল ইনফ্র্যাকশন)*
- হার্ট ফেল *(হৃদয়ের পাম্পিং ক্ষমতা কমে আসা আর বাকী অংশগুলো পর্যন্ত রক্ত না পৌঁছনো। শরীরের সকল অঙ্গগুলোর সঠিক ভাবে কাজ করার জন্য অক্সিজেনের প্রয়োজন হয়। এই অক্সিজেন রক্তের মাধ্যমেই প্রাপ্ত হয়)*

**02. মস্তিষ্ক / স্নায়ু তন্ত্র ঃ**

- **ট্রান্সিয়েন্ট ইস্কেমিক এ্যাটাক** *(মস্তিষ্ক পর্যন্ত অস্থায়ী রূপে রক্ত না পৌঁছনো)* ঃ এর ফলে রোগী শারীরিক দুর্বলতা, অঙ্গগুলোর দুর্বলতা, অন্ধত্ব আর অনুভূতিশূণ্যতা অনুভব করেন। এই লক্ষণ কয়েক মিনিট থেকে কয়েক ঘণ্টা পর্যন্ত থাকতে পারে।

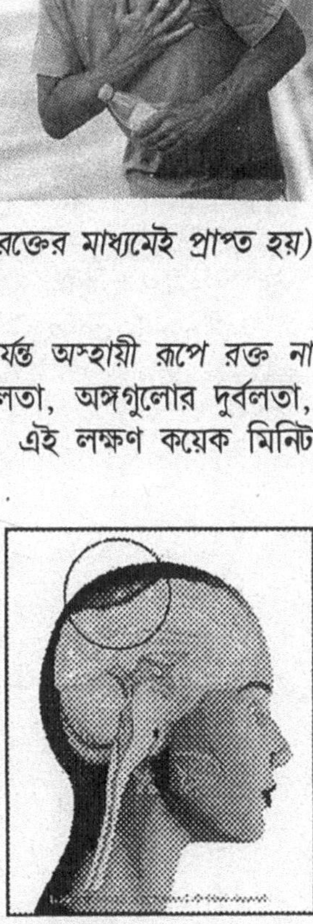

- **পক্ষাঘাত ঃ** ধমনীগুলোয় রক্তের ক্লট জমা বা মস্তিষ্কের কোন ধমনী ফেটে যাওয়ার কারণে রোগী নিজের হুঁশ হারিয়ে ফেলেন এবং তাঁর শরীরের অঙ্গগুলোয় দুর্বলতা এসে পড়ে। রোগী কোমাতেও চলে যেতে পারেন এবং অন্যান্য জটিলতার কারণে রোগী মারাও যেতে পারেন।
- **হায়পারটেনশিভ এন্কেফ্যালোপ্যাথি ঃ** হৃদয় মস্তিষ্ক পর্যন্ত পর্যাপ্ত মাত্রায় রক্ত পৌঁছে

দিতে না পারার কারণে মস্তিষ্ক ভরপুর মাত্রায় অক্সিজেন প্রাপ্ত করতে পারে না। এর ফলে রোগীর স্বভাব খিট্‌খিটে হয়ে পড়ে, অসম্বদ্ধ প্রলাপ বকতে থাকেন এবং মাথার যন্ত্রণায় অস্থির হয়ে ওঠেন।

## 03. কিড্‌নীর রোগ ঃ

❁ **হায়পারটেনশিভ নেফ্রোপ্যাথি ঃ** এতে কিড্‌নীর নেফ্রাইটিস এবং আর্টেরিয়োসক্লেরোটিক শামিল রয়েছে... যেগুলো কিড্‌নীর ছোট নলিকাগুলোয় উচ্চ চাপের কারণ হয়ে ওঠে।

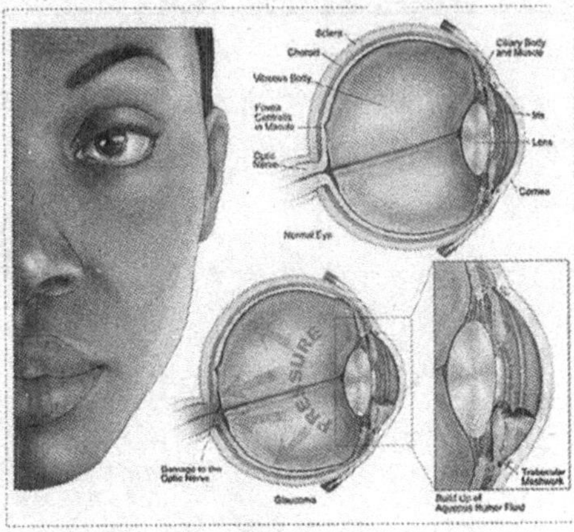

## 04. চোখের রোগ ঃ

❁ **রেটিনোপ্যাথি ঃ** রেটিনা হচেছ আমাদের চোখের সব থেকে ভেতরের পরত... যেটা দেখার কাজে সহায়ক হয়। হায়পারটেনশন রেটিনার ওপরে প্রভাব বিস্তার করে... যার ফলে রোগী অন্ধ হয়ে পড়তে পারেন।

## 05. ধমনীর রোগ ঃ

❁ হায়পারটেনশনের কারণে এই সব ধমনীগুলোয় রুক্ষতা, কড়া ভাব এবং অবরোধের সৃষ্টি হয়ে পড়ে।

যদি সঠিক চিকিৎসা না হয়, তাহলে 50% উচ্চ রক্তচাপের রোগী হৃদয় রোগে, 33% পক্ষাঘাতে এবং 10 - 15% কিড্‌নীর রোগে মারা যান। যেসব ব্যক্তিদের রক্তচাপ অত্যন্ত দ্রুত বেড়ে ওঠে, তাঁদের মৃত্যু রেনাল ফেলিয়োরের কারণে হয়; যেটা কিড্‌নীর অন্যান্য রোগের তুলনায় বেশী ক্ষতিকারক হয়।

এমন রোগীদের সময়ে-সময়ে চোখ, কিড্‌নী আর হৃদয়ের পরীক্ষা করাতে থাকা উচিত।

❑❑❑

অধ্যায় - *11*

# গর্ভাবস্থায় রক্তচাপ কমানো

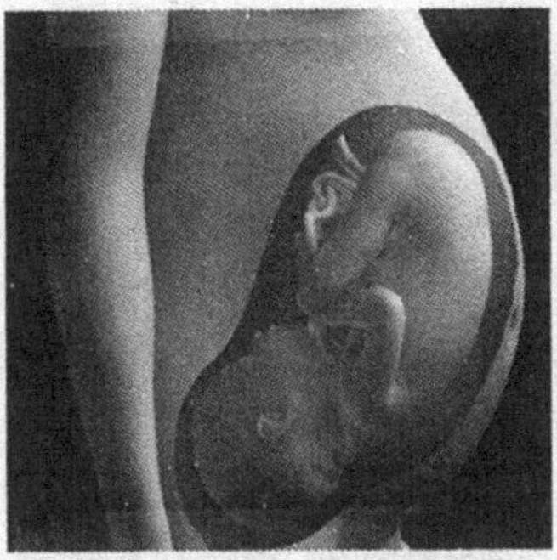

**8** থেকে 10% মহিলা গর্ভাবস্থায় হায়পারটেনশনের শিকার হয়ে পড়েন। এনাদের লাগাতার 140 mmHg বা তার থেকে বেশী সিস্টোলিক রক্তচাপ এবং 90 mmHg বা তার থেকে বেশী ডায়লেস্টিক রক্তচাপ থাকে।

এখানে *'লাগাতার'* শব্দের অর্থ হচ্ছে কম পক্ষে 6 ঘন্টা অন্তরালে সেই একই মেশিন বারা রক্তচাপ মাপা হয়েছে।

এটাকে আমরা দু ভাগে ভাগ করতে পারি ঃ

- প্রী-এক্ল্যাম্পসিয়া
- এক্ল্যাম্পসিয়া

**প্রী-এক্ল্যাম্পসিয়া ঃ** এটা গর্ভাবস্থার 20 সপ্তাহ পরে হয়। বি.পি.-তে স্বাভাবিকের থেকে বেশী বৃদ্ধি, প্রস্রাবে প্রোটিনের মাত্রার বৃদ্ধি *(0.3 গ্রাম / লিটার থেকে বেশী)* বা শরীরে ফোলা ভাব *(উত্তকগুলোয় দ্রব ভরে ওঠা)* লক্ষ্য করা যায়।

**এক্ল্যাম্পসিয়া ঃ** যদি কোন গর্ভবতী মহিলার মধ্যে উচ্চ রক্তচাপ, প্রস্রাবে প্রোটিন, শরীরের অঙ্গগুলোয় ফোলা ভাবের সাথে-সাথে মস্তিস্কে কোন প্রকারের সমস্যা না থাকে, তাহলে সেটাকে এক্ল্যাম্পসিয়া বলা হয়।

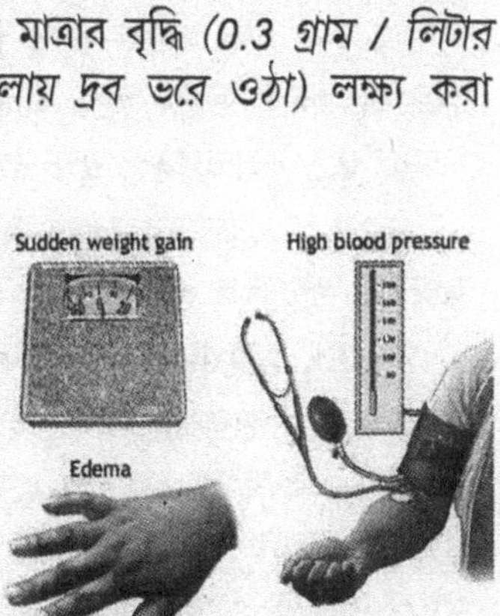


## চিকিৎসা ঃ

গর্ভাবস্থার সময় হওয়া এই হায়পারটেনশনের চিকিৎসা 'ডেলিভারী'-ই হয়।

□□□

*অধ্যায় - 12*

# উচ্চ রক্তচাপের ওপরে 201 প্রশ্ন বা টিপস্

**01. সাধারণ প্রশ্ন ঃ**

**প্র. 01. রক্তচাপ *(ব্লাড প্রেশার)* কি ? এটার আবশ্যকতা কি ?**

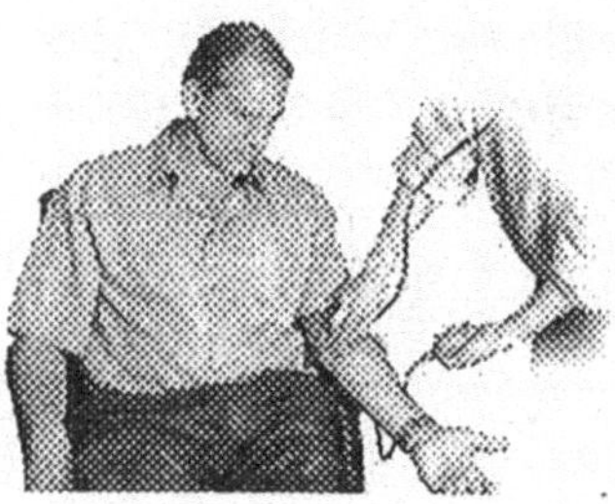

**উত্তর ঃ** আমাদের শরীরে রক্তের জোগান হয়। যেমন ম্যুনিসিপল কর্পোরেশন পুরো শহরকে জলের জোগান দেয়... ঠিক তেমনটাই হৃদয় গোটা শরীরে রক্ত পৌঁছে দেয়। তার জন্য চাপের সৃষ্টি হওয়াটা জরুরী হয়, যাতে হৃদয় থেকে শরীরের প্রতিটি অংশ পর্যন্ত রক্ত পৌঁছতে পারে। হৃদয় পাম্প করলে সকল রক্ত নলিকাগুলোয় রক্ত ভরে ওঠে... রক্তের চাপ বেড়ে উঠলে পুরো শরীরে রক্ত পৌঁছে যায়। এই সব কিছু এমন ভাবে হয়। যেমন ম্যুনিপিসল কর্পোরেশন থেকে জলের প্রেশার কম এলে গোটা শহরে জল পৌঁছতে পারে না... ঠিক তেমনি পুরো শরীরে রক্ত প্রবাহিত করার জন্য ব্লাড প্রেশারের আবশ্যকতা হয়।

**প্র. 02. স্বাভাবিক রক্তচাপ *(ব্লাড প্রেশার)* কত হয় ?**

**উত্তর ঃ** আমাদের স্বাভাবিক রক্তচাপ 120 / 80 mmHg হয়। যদিও তাজা অধ্যয়ণ অনুসারে এটা 115 / 75 mmHg হওয়া উচিত।

**প্র. 03. হায়পারটেনশন কি ?**

**উত্তর ঃ** হায়পারটেনশন হচেছ এক ডাক্তারী শব্দ... যার অর্থ হচেছ উচ্চ রক্তচাপ। যখন রক্তের চাপ 130 / 90 mmHg-কে পার করে যায়, তখন সেটাকে হায়পারটেনশন বলা হয়। এটা হচেছ এক সাধারণ রোগ... যেটা পৃথিবীর সকল অংশে দেখতে পাওয়া যায়। ভারতে হায়পারটেনশনের রোগীদের সংখ্যা প্রাপ্তবয়স্ক জনসংখ্যার আনুমানিক 8 থেকে 10% শতাংশ।

**প্র. 04. স্বাভাবিক রক্তচাপের সাম্প্রতিক পরিসংখ্যান কি ?**

**উত্তর ঃ** জয়েন্ট ন্যাশনাল কমিটি 2003 সালে এটা জানতে পেরেছে যে, 115

/ 75 mmHg রক্তচাপই আদর্শ রক্তচাপ হয়। ওনারা এটা জানিয়েছেন যে, এটা 120 / 80 mmHg রক্তচাপের থেকে অনেক ভালো হয়। আজকাল কোন প্রাপ্তবয়স্ক ব্যক্তির স্বাভাবিক রক্তচাপ 115 / 75 mmHg-কেই মানা হয়ে থাকে।

**প্র. 05. mmHg কি ?**

**উত্তর ঃ** এর অর্থ হচ্ছে মিমি অফ্ দ্য মাকারী। রক্তচাপকে যে কোন রূপে মাপা যেতে পারে... কিন্তু এটাকে চাপের রূপে মাপাই ভালো হয়।

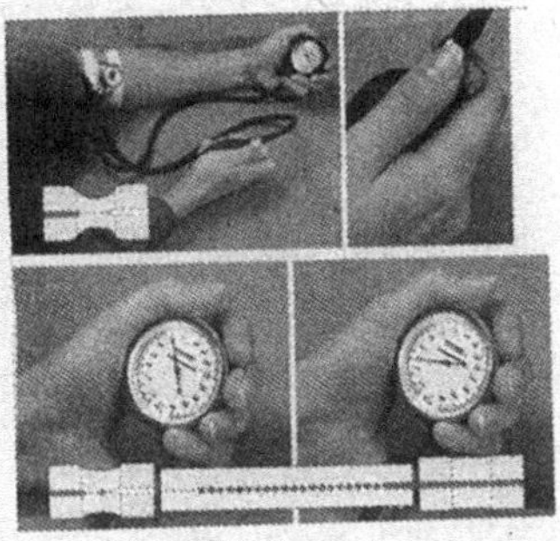

**প্র. 06. সিস্টোলিক রক্তচাপ কি ?**

**উত্তর ঃ** আমাদের শরীরে 5 লিটার রক্ত মজুদ থাকে। এর থেকে কেবলমাত্র 300 - 400 মিলি রক্ত হৃদয়ে থাকে এবং বাকী রক্ত পুরো শরীরে সঞ্চারিত হতে থাকে। যে শুদ্ধ রক্ত চতুর্থ কক্ষ থেকে প্রবাহিত হয়, সেটাই হচ্ছে সিস্টোলিক রক্তচাপ। এটা 120 mmHg বা তার থেকে কম হওয়া উচিত।

**প্র. 07. ডায়স্টোলিক রক্তচাপ কি ?**

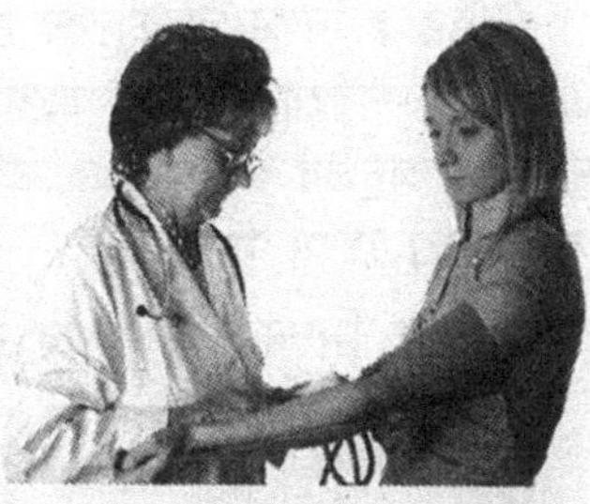

**উত্তর ঃ** যখন হৃদয় বিশ্রামের অবস্থায় থাকে, তখন শরীরে রক্ত টানতে পারে না। রক্তকে শরীর থেকে হৃদয় পর্যন্ত নিয়ে আসতে হয়। সেই সময় রক্তের চাপ সিস্টোলিক প্রেশারের মত উঁচু হয় না। সেটা ধমনীগুলোয় উপস্থিত নিম্ন চাপ হয়, যেটাকে ডায়স্টোলিক রক্তচাপ বলা হয়। স্বাভাবিক ডায়স্টোলিক রক্তচাপ 80 mmHg হওয়া উচিত।

**প্র. 08. রক্তচাপ কি ভাবে মাপা হয় ?**

**উত্তর ঃ** রক্তচাপকে স্টেথোস্কোপ আর বি.পি. মেশিনের সহায়তায় মাপা হয়... যেটাকে *'স্ফিগমোমেনোমিটার'* বলা হয়। হাতের ওপরের অংশে ব্রংকিয়াল ধমনীর ওপরে কাফ জড়ানো হয়, যেটা হাতে রক্ত প্রবাহিত করে। যখন এই কাফকে ফোলানো হয়, তখন ধমনীগুলো সংকুচিত হয়ে পড়ে। আর যখন কাফ থেকে ধীরে-ধীরে হাওয়া বার করা হয়, তখন এমন একটা সময় আসে... যখন রক্তের চাপ রক্ত প্রবাহিত করতে লাগে। সেই সময় একটা আওয়াজ শুনতে পাওয়া যায়... যেটা বি.পি. মেশিনের মিটারে নোট হয়ে পড়ে। এটাকে সিস্টোলিক রক্তচাপ বলা হয়। এর কিছুক্ষন পরে সেই আওয়াজ হারিয়ে যায়। যে বিন্দুতে আওয়াজ হারিয়ে যায়, সেই বিন্দুকে ডায়স্টোলিক রক্তচাপ বলা হয়। এই ভাবে আমরা রক্তচাপ মাপতে পারি।

**প্র. 09. মীন ব্লাড প্রেশার কাকে বলে ?**

**উত্তর :** এটা হচ্ছে এক গড়পড়তা রক্তচাপ... যেটা সর্বদা রক্ত নলিকা আর ধমনীগুলোয় থাকে। এই চাপ ডায়স্টোলিক +1 / 3 সিস্টোলিক আর ডায়স্টোলিক রক্তচাপের পার্থক্যে মাপা যেতে পারে।

ধরুন যে, আপনার স্বাভাবিক রক্তচাপ হচ্ছে 120 / 80 mmHg। তাহলে আপনার মীন রক্তচাপ হবে :

80 + 1 / 3 (120 - 80) = 80 + 1 / 3 x 40 = 93.3 mmHg।

**প্র. 10. রক্তচাপ কি বয়স অনুসারে আলাদা-আলাদা হতে পারে ?**

**উত্তর :** হ্যাঁ, বাচ্চাদের মধ্যে প্রায়ই রক্তের চাপ কম থাকে। 18 বছর বয়সের পরে আমরা এমনটা আশা করি যে, আমাদের স্বাভাবিক রক্তচাপ 120 / 80 mmHg হবে। যেসব ব্যক্তি নুনের সেবন কম মাত্রায় করেন... নিয়মিত রূপে শারীরিক ব্যায়াম করেন... নিজেদের ওজনকে নিয়ন্ত্রিত রাখেন এবং মানসিক চাপের সঠিক ব্যবস্থাপনা করেন – তাঁদের পক্ষে সকল বয়সে রক্তচাপ 120 / 80-র থেকে কম হওয়া উচিত।

**প্র. 11. নিম্ন রক্তচাপের ক্ষেত্রে কি হয় ?**

**উত্তর :** নিম্ন রক্তচাপের ক্ষেত্রে পুরো শরীরে রক্তের সঞ্চার হতে পারে না। এর ফলে শরীরের প্রতিটি অঙ্গে রক্তের অভাব হয়ে পড়ে। এমন অবস্থায় ব্যক্তি দুর্বলতা অনুভব করেন আর তাঁর মাথা ঘুরতে থাকে। অনেক বার চোখের সামনে অন্ধকারও ছেয়ে যায়।

**প্র. 12. নিম্ন রক্তচাপের ব্যাপারে কি ভাবে জানা যেতে পারে ?**

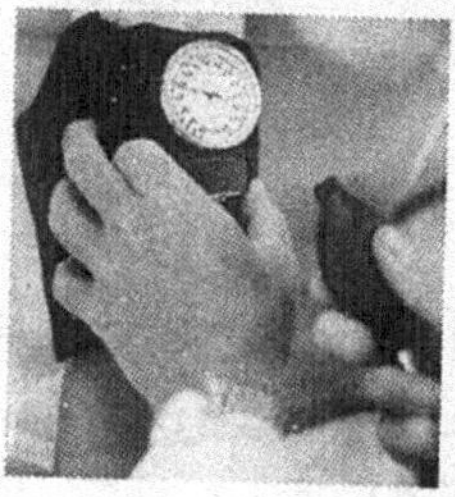

**উত্তর :** নিয়মিত রক্তচাপ পরীক্ষা দ্বারা এই ব্যাপারে জানা যেতে পারে। আপনার রক্তচাপ যদি 110 / 70 mmHg-র থেকে কম আসে, তাহলে সেটাকে নিম্ন রক্তচাপ বলা যেতে পারে। অনেক লোকেদের রক্তচাপ এতটাই থাকে... কিন্তু তাঁরা সেটার কোন লক্ষণ অনুভব করেন না। এমন অবস্থায় আমরা সেটাকে নিম্ন রক্তচাপ বলি না আর তাঁদের কোন প্রকারের চিকিৎসারও প্রয়োজন হয় না।

**প্র. 13. হায়পারটেনশনের গ্রেড কি ?**

**উত্তর :** উচ্চ রক্তচাপের গ্রেড হচ্ছে :

| | সিস্টোলিক (mmHg) | | ডায়স্টোলিক (mmHg) |
|---|---|---|---|
| ন্যুনতম | 120 বা কম | এবং | 80 বা কম |

| | | | |
|---|---|---|---|
| স্বাভাবিক | 129 বা কম | এবং | 84 বা কম |
| উচ্চ স্বাভাবিক | 130 - 139 | এবং | 85 - 89 |
| হায়পারটেনশন | | | |
| স্টেজ - 01 | 140 - 159 | এবং | 90 - 99 |
| স্টেজ - 02 | 160 - 179 | এবং | 100 - 109 |
| স্টেজ - 03 | 180 বা বেশী | এবং | 110 বা বেশী |

**প্র. 14. কোন্ ব্লাড প্রেশার বেশী গুরুত্বপূর্ণ – সিস্টোলিক বা ডায়স্টোলিক ?**

**উত্তর ঃ** এই দুটোই সমান গুরুত্বপূর্ণ হয়। যদিও আজকাল সিস্টোলিক ব্লাড প্রেশারকে বেশী গুরুত্ব দেওয়া হচ্ছে। আগে এমনটা মানা হত যে, যদি ডায়স্টোলিক রক্তচাপ 90 mmHg-য়ের বেশী হয়, তাহলে সেটা শরীরের ধমনীগুলোকে নষ্ট করে ফেলে... কিন্তু এখন অধ্যয়ণ থেকে এটা জানতে পারা গেছে যে, সিস্টোলিক ব্লাড প্রেশার বেশী গুরুত্ব রাখে। এটা যদি 130 mmHg-য়ের থেকে বেশী হয়, তাহলে তৎক্ষনাত চিকিৎসা করান। রক্তচাপকে কখনোই 130 mmHg-য়ের থেকে বেশী হতে দেবেন না। আদর্শ রক্তচাপ 120 / 80 mmHg হয়।

**প্র. 15. লেবাইল হায়পারটেনশন কি ?**

**উত্তর ঃ** মানসিক চাপ বা উদ্বেগে গ্রস্ত রোগীদের রক্তচাপ হঠাৎ করে 200 mmHg-য়ের ওপরে পৌঁছে যায়। এটাকেই *'লেবাইল হায়পারটেনশন'* বলা হয়।

**প্র. 16. প্রী-হায়পারটেনশন কি ?**

**উত্তর ঃ** এটা হচেছ এমন এক অবস্থা, যাতে রক্তচাপ কিছুটাই বেশী থাকে। একে স্টেজ - 01 হায়পারটেনশনও বলা হয়, যেটা মেটাবোলিক সিণ্ড্রোমের কারণে হয়। এতে রক্তচাপ 140 / 90 mmHg-য়ের থেকে কম হওয়া উচিত। প্রী-হায়পারটেনশনের জন্য কোন প্রকারের ঔষধি সেবনের প্রয়োজন হয় না। এটাকে আহার এবং শারীরিক ব্যায়াম দ্বারা নিয়ন্ত্রিত করা যেতে পারে।

**প্র. 17. জে.এন.সি. কাকে বলে ? এটা কিসের ভিত্তিতে হায়পারটেনশনের গ্রেডিং বদলায় ?**

**উত্তর ঃ** জে.এন.সি.-র অর্থ হচেছ *'জয়েন্ট ন্যাশনাল কমিটি'*। এটাকে গোটা বিশ্বের হৃদয় রোগ বিশেষজ্ঞরা মিলে তৈরী করেছেন। এই কমিটি প্রতি বছর নতুন অনুসন্ধান প্রকাশিত করে। এখনও পর্যন্ত এই কমিটি হায়পারটেনশনের ওপরে সাতটি অধ্যয়ণ প্রস্তুত করেছে এবং অন্তিম অধ্যয়ণে এটা জানানো হয়েছে যে, প্রতিটি আয়ুতে রক্তচাপ 115 / 75 mmHg হওয়া উচিত। এই কমিটি জীবনশৈলীতে পরিবর্তন, আহার নিয়ন্ত্রণ এবং নিয়মিত রূপে শারীরিক ব্যায়ামের পরামর্শ দেয়, যাতে রক্তচাপকে স্বাভাবিক অবস্থায় নিয়ন্ত্রিত রাখা যেতে পারে।

**প্র. 18. অনেক ডাক্তার এখনও 140 / 90 mmHg রক্তচাপকে স্বাভাবিক মানেন। এমনটা কি ঠিক ?**

উত্তর ঃ না... এমনটা ঠিক নয়। অনেক বার ডাক্তারদের কাছ পর্যন্ত তাজা তথ্য পৌঁছতে পারে না। প্রচীন অধ্যয়ণ অনুসারে 140 / 90 mmHg রক্তচাপকে স্বাভাবিক মানা হত। অনেক ডাক্তার এখনও প্রচীন অনুসন্ধান অনুসারেই নিজেদের রোগীদের চিকিৎসা করেন আর তাঁরা এমনটা বলেন যে, রক্তচাপের 140 / 90 mmHg রীডিং স্বাভাবিক।

**প্র. 19. এমনটা মানা হয়ে থাকে যে, বয়স + 100-ই সিস্টোলিক রক্তচাপ হয়। এমনটা কি ঠিক ?**

উত্তর ঃ না... এমনটা ঠিক নয়। আগে এমনটা বলা হত যে, বয়স বাড়ার সাথে-সাথে রক্তচাপও বাড়ে। 50 বছর বয়সে 150 mmHg রক্তচাপকে স্বাভাবিক মানা হত... কিন্তু এখন এই মান্যতা বদলে গেছে। এখন এমনটা মানা হয়ে থাকে যে, 70 বছর বয়সে রক্তচাপ 120 / 80 mmHg হওয়া উচিত।

## 02. পরিচিতি, সংকেত এবং লক্ষণ ঃ

**প্র. 20. স্টেথোস্কোপ দ্বারা রক্তচাপ পরীক্ষা করার সময় আমরা কেমন আওয়াজ শুনতে পাই ?**

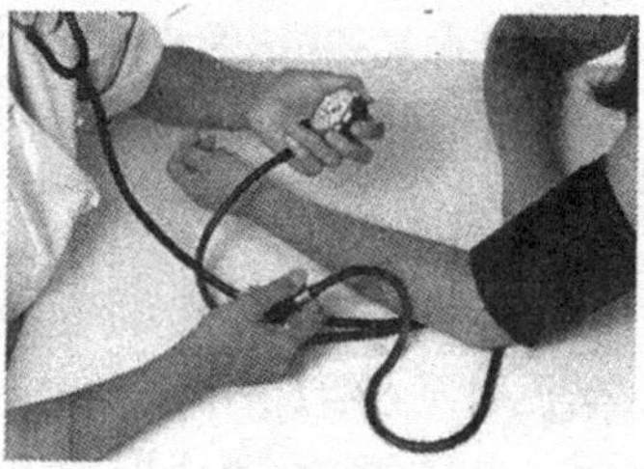

উত্তর ঃ স্টেথোস্কোপ দ্বারা রক্তচাপ পরীক্ষা করার সময় আমরা এক তীব্র আওয়াজ শুনতে পাই, যেটা কিছুক্ষন পরে গায়েব হয়ে যায়। যে বিন্দুতে এই আওয়াজ শুরু হয়, সেটা সিস্টোলিক রক্তচাপ হয় আর যে বিন্দুতে এই আওয়াজ বন্ধ হয়ে পড়ে, সেটা ডায়স্টোলিক রক্তচাপ হয়।

**প্র. 21. আমরা কি স্টেথোস্কোপ ছাড়াও রক্তচাপ পরীক্ষা করতে পারি ?**

উত্তর ঃ হ্যাঁ... আমরা এমনটা করতে পারি। কিন্তু এই ভাবে কেবলমাত্র সিস্টোলিক রক্তচাপই মাপা যেতে পারে আর সেটার রীডিং-ও আনুমানিকই হবে। এর জন্য কাফ ফোলানোর আগে আমাদের কব্জির কাছে *'ব্রংকিয়াল ধমনী'* খুঁজতে হবে আর তারপর কাফকে সিস্টোলিক প্রেশারের ওপর পর্যন্ত ফোলাতে হবে... এর পরে ধীরে-ধীরে হাওয়া বেরোবে। প্রথম যে মুহূর্তে ধমনীর আওয়াজ অনুভূত হবে, সেটাই হচ্ছে সিস্টোলিক ব্লাড প্রেশার। এই রীডিং আপনারা মাকারী কলাম দ্বারা নিতে পারেন।

**প্র. 22. আমরা কি স্টেথোস্কোপ আর ব্লাড প্রেশার মেশিন দ্বারা নিজেদের রক্তচাপ মাপতে পারি ? আমাদের পরিবারের অন্যান্য সদস্যরাও কি এমনটা করতে পারে ?**

উত্তর ঃ আজ্ঞে হ্যাঁ... আমরা স্টেথোস্কোপের সহায়তায় নিজেদের রক্তচাপ মাপতে পারি। নিজে-নিজে কনুইতে কাফ বাঁধার কাজে একটু মুশকিল হবে। যদিও বাজারে এমন কিছু পট্টি পাওয়া যায়, যেগুলো আমরা নিজেরা বাঁধতে পারি। এটা যদি সঠিক জায়গায় বাঁধা যায়, তাহলে সহজেই রক্তচাপ মাপা যেতে পারে। পরিবারের অন্যান্য সদস্যরাও রক্তচাপ পরীক্ষা করতে পারেন... ওনাদের কেবলমাত্র রক্তচাপ পরীক্ষা করার সঠিক পদ্ধতি শিখতে হবে।

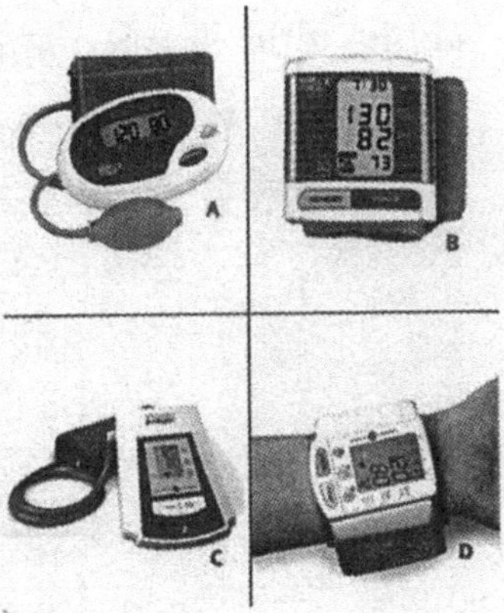


**প্র. 23. বাজারে রক্তচাপ পরীক্ষা করার কোন্-কোন্ মেশিন পাওয়া যায় ? কোন্ মেশিন সব থেকে ভালো হয় ?**

উত্তর ঃ ব্লাড প্রেশার মাপার মেশিন তিন প্রকারের হয় ঃ

01. মার্কারী মেনোমিটার

02. ডায়াল টাইপ মেনোমিটার

03. ইলেকট্রোনিক ব্লাড প্রেশার এ্যাপারেটাস

এগুলোর মধ্যে মার্কারী মেনোমিটার এবং ডায়াল টাইপ মেনোমিটার বেশী প্রামাণিক হয়। ইলেকট্রোনিক মেশিনে সব সময় 5.6 মিমি মার্কারীর ভুল হয়... এজন্য এটার দ্বারা এক আনুমানিক রীডিং-ই পাওয়া যায়। এটাও আবার দু প্রকারের হয় ঃ একটায় হাতে কাফ বেঁধে বটন টিপতে হয় এবং অন্যটা ঘড়ির মত হাতের কব্জিতে বাঁধতে হয়। ইলেকট্রোনিক উপকরণ কেনার আগে সেটার রীডিং, হস্তচালিত ব্লাড প্রেশার উপকরণের রীডিং-য়ের সঙ্গে পরীক্ষা করে নিন।

**প্র. 24. উচ্চ রক্তচাপের সময় ঠিক কি হয় ?**

উত্তর ঃ উচ্চ রক্তচাপের সময় মাথায় যন্ত্রণা হতে থাকে এবং মুখও লাল হয়ে পড়তে পারে। যদিও মাথাও যন্ত্রণা হতে থাকলেও লোকেরা নিজেদের ব্লাড প্রেশার পরীক্ষা করেন না। পরীক্ষা করার পরে উচ্চ রক্তচাপের ব্যাপারে জানতে পারা যায়। এমন রক্তচাপের কোন নির্দিষ্ট প্রকারের লক্ষণ দেখতে পাওয়া যায় না।

**প্র. 25. উচ্চ রক্তচাপের কারণ কি ?**

উত্তর ঃ উচ্চ রক্তচাপের সাধারণ কারণ এখনও পর্যন্ত অজানাই রয়ে গেছে... কিন্তু মানসিক চাপ এটার বিকাশে এক অত্যন্ত গুরুত্বপূর্ণ ভূমিকা পালন করে। যদিও স্থূলতা, শারীরিক ব্যায়ামের অভাব, আনুবাংশিকতা এবং ভুল আহারও

হায়পারটেনশন বা উচ্চ রক্তচাপের জন্য দায়ী হয়।

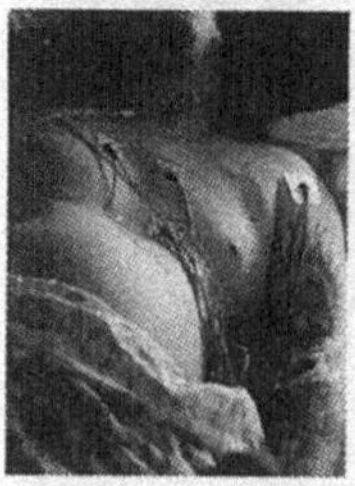

**প্র. 26. উচ্চ রক্তচাপের লক্ষণ কি হয়?**

**উত্তর ঃ** সাধারণতঃ হাল্কা থেকে মাঝারী হায়পারটেনশনের কোন প্রকারের লক্ষণ দেখতে পাওয়া যায় না। 1/3 লোকেরা তো নিজেদের রোগের ব্যাপারে জানতে পর্যন্ত পারেন না। রোগীর বুকে যন্ত্রণা, শ্বাস নিতে কষ্ট হওয়া, ক্লান্তি, ত্বকের রং লাল বা হলুদ হয়ে পড়া, নাক দিয়ে রক্ত পড়তে থাকা, কানের ভেতরে সিটির আওয়াজ শুনতে পাওয়া, নপুংসকতা, মাথার যন্ত্রণা আর মাথা ঘোরার মত লক্ষণ অনুভূত হতে পারে।

**প্র. 27. উচ্চ রক্তচাপ কি করে চেনা যেতে পারে?**

**উত্তর ঃ** যদি কখনো আপনাদের রক্তচাপের রীডিং 120 / 80 mmHg-র থেকে বেশী আসে, তাহলে আবার একবার রক্তচাপ পরীক্ষা করানো উচিত। তখনো যদি সেটা স্বাভাবিকের থেকে বেশী আসে... তাহলে সেটাকে উচ্চ রক্তচাপ হিসেবে মানা হবে।

**প্র. 28. প্রাইমারী হায়পারটেনশন কি?**

**উত্তর ঃ** 90 থেকে 95% শতাংশ প্রাইমারী হায়পারটেনশনের মামলায় কোন কারণ জানতে পারা যায় না। তবে নিম্নলিখিত কারকগুলোকে এর জন্য দায়ী মানা যেতে পারে... কারণ এগুলো উচ্চ রক্তচাপের ঝুঁকিকে বাড়িয়ে তোলে – মানসিক চাপ, পারিবারিক ইতিহাস, স্থূলতা, ধূম্রপান, শারীরিক গতিবিধির অভাব, অত্যধিক মাত্রায় কফি পান করা, ডায়াবেটিজ, কম মাত্রায় ক্যালশিয়াম আর ম্যাগ্নেশিয়াম গ্রহণ করা এবং নুনযুক্ত আহারের সেবন করা ইত্যাদি।

**প্র. 29. সেকেণ্ডারী হায়পারটেনশন কি?**

**উত্তর ঃ** এই অবস্থায় রক্তচাপের কারণ জানা যেতে পারে; যেমন – স্লীপ এ্যাপনিয়া, কিড্নীর সমস্যা, এণ্ডোক্রাইন রোগ, লিভার সিরোসিস, গর্ভাবস্থা, নন্ স্টেরয়েড এ্যান্টী-ইমফ্লেমেটোরী ঔষধি, স্টেরয়েডস্, ধূম্রপান আর মদ্যপান ইত্যাদি। এটা কোন রোগ বা অব্যবস্থার কারণেও হতে পারে। এটাকে নিয়ন্ত্রিত করা যেতে পারে।

**প্র. 30. হোয়াইট কোট হায়পারটেনশন কাকে বলে?**

**উত্তর ঃ** কিছু লোক জ্ঞানতঃ বা অজ্ঞানতঃ ব্লাড প্রেশার পরীক্ষা করার সময় যথেষ্ট মাত্রায় উত্তেজিত হয়ে ওঠেন। প্রায় ক্ষেত্রেই ডাক্তারী পরীক্ষার সময় এমন লোকেদের রক্তচাপ বেশী থাকে... এমনিতে অবশ্য তাঁদের রক্তচাপ স্বাভাবিকই

থাকে। এটাকেই *'হোয়াইট কোট হায়পারটেনশন'* বলা হয়। আপনারাও এতে গ্রস্ত হয়ে থাকলে বাড়ীতেই নিজেদের রক্তচাপ পরীক্ষা করুন আর সেটার রেকর্ড রাখুন।

**প্র. 31. উচ্চ রক্তচাপের রোগীদের কোন্-কোন্ পরীক্ষা করানোর পরামর্শ দেওয়া হয়ে থাকে ?**

**উত্তর ঃ** আমাদের সবার আগে কিড্নীর রোগগুলোর ওপরে দৃষ্টি দেওয়া উচিত। আমরা স্টেরয়েড হার্মোনেরও পরীক্ষা করতে পারি। এছাড়া রোগীর ব্লাড শুগারের স্তর, সীরম কোলেস্ট্রল আর ট্রাইগ্লিসরাইডেরও পরীক্ষা করানো উচিত। ইউরিন টেস্ট আর ব্লাড কাউন্টও হতে পারে। উচ্চ রক্তচাপের সকল রোগীদের ই.সি.জি. আর হৃদয়ের প্রসারণের পরীক্ষা করার জন্য এক্স-রে করা উচিত।

**প্র. 32. এম্বুলেটরী রক্তচাপ পরীক্ষা কাকে বলে ?**

**উত্তর ঃ** এমন রোগীদের রক্তচাপ ডাক্তারের কাছে পৌঁছনোমাত্র তীব্র হয়ে ওঠে... কিন্তু ঘুমোনোর সময় বা বিশ্রাম করার সময় তাঁদের রক্তচাপ স্বাভাবিকই থাকে। এমন লোকেদের *'এম্বুলেটরী ব্লাড প্রেশার মেশিন'* পরার পরামর্শ দেওয়া হয়ে থাকে। এটাকে শরীরের ওপরে পরা হয়... এই মেশিন সারাটা দিন ধরে রক্তচাপ পরীক্ষা করতে থাকে। রীডিং বেশী এলে সেটাকে হাই ব্লাড প্রেশার হিসেবে মানা হয়ে থাকে।

**প্র. 33. মার্কারী বা ডায়াল টাইপ – কোন্ মেশিন ভালো হয় ?**

**উত্তর ঃ** এই দুই প্রকারের মেশিনের মধ্যে মার্কারী টাইপ মেশিনকে ভালো বলা যেতে পারে। আগেকার যুগের ডাক্তাররা এটারই ব্যবহার করতেন... কিন্তু আজকাল সুবিধার দৃষ্টিতে ডায়াল টাইপ মেশিনের প্রয়োগ বেশী করে করা হচ্ছে।

**প্র. 34. আমরা কি ইলেকট্রোনিক ব্লাড প্রেশার মেশিনের পরীক্ষাকে প্রামাণিক হিসেবে মেনে নিতে পারি ?**

**উত্তর ঃ** এমনটা নয় যে, এই মেশিন প্রামাণিক রীডিং প্রদান করে না... কিন্তু এটা কেনার সময় এটা মাথায় রাখবেন যে, উপকরণে যেন কোন ত্রুটি না থাকে।

**প্র. 35. রক্তচাপ কতবার মাপা উচিত ?**

**উত্তর ঃ** স্বাভাবিক রক্তচাপের ব্যক্তিরা মাসে একবার নিজেদের রক্তচাপের পরীক্ষা করাতে পারেন... কিন্তু উচ্চ রক্তচাপ আর হৃদয় রোগীদের বেশী বার নিজেদের রক্তচাপের পরীক্ষা করানো উচিত। যদি রক্তচাপ খুব বেশী হয়... তাহলে প্রতি দিন রক্তচাপের পরীক্ষা করানো উচিত। ওষুধের সেবন করার পরে নিয়মিত রেকর্ড রাখা উচিত... কিন্তু এটা কয়েক ঘন্টা পরে-পরে মাপা উচিত নয়।

## 03. হায়পারটেনশনের চিকিৎসা ঃ

**প্র. 36. ব্লাড প্রেশার চিকিৎসার লক্ষ্য কি হওয়া উচিত ?**

**উত্তর ঃ** এর মুখ্য লক্ষ্য এটাই হওয়া উচিত যে, রক্তচাপের স্তরকে কমিয়ে 120 / 80 mmHg-য়ের নীচে নিয়ে আসা হোক্। রক্তচাপ যদি 140 / 90 mmHg-য়ের থেকে বেশী না হয়... তাহলে সেটাকে আহার সংযম, ব্যায়াম আর মানসিক চাপ ব্যবস্হাপনা দ্বারা উন্নত করে তোলা যেতে পারে। কিন্তু তারপরও সেটা বেশী থাকলে সেটাকে কমানোর জন্য ওষুধ খাওয়া উচিত।

**প্র. 37. হায়পারটেনশনের চিকিৎসা কি ভাবে করা উচিত ?**

**উত্তর ঃ** এর চিকিৎসা বেশ কয়েক প্রকারে হতে পারে। রক্তচাপ যদি স্বাভাবিকের থেকে কিছুটা বেশী হয়... তাহলে জীবনশৈলীতে পরিবর্তন, মানসিক চাপ ব্যবস্হাপনা আর আহারে সংযমই যথেষ্ট হয়... কিন্তু সেটা 130 / 90 mmHg-র থেকে বেশী হলে এই সব বর্জনতার সাথে-সাথে ওষুধের সেবনও শুরু করে দেওয়া উচিত।

**প্র. 38. হায়পারটেনশনে ওষুধের কি ভূমিকা থাকে ?**

**উত্তর ঃ** ওষুধ হায়পারটেনশন কমাতে বেশ কয়েক প্রকারে সহায়তা করে। বেশ কিছু ওষুধ ধমনীগুলোয় ক্যালশিয়াম অয়েলের স্রাবকে বাধা দেয়, এঞ্জিয়োটেন্সিন হার্মোন তৈরী হওয়া আটকায়, রক্ত থেকে সোডিয়াম ইত্যাদি বার করে – এই ভাবে ওষুধ রক্তচাপের স্তরকে স্বাভাবিক রাখে। এই সব ওষুধ দীর্ঘ সময় পর্যন্ত সেবন করতে হয়।

**প্র. 39. আমরা হায়পারটেনশনের জন্য কোন্-কোন্ ওষুধ নিতে পারি ?**

**উত্তর ঃ** এখন এটা এক সাধারণ রোগ হয়ে উঠেছে। অনেক রোগী তো এটা জানতেও পারেন না যে, তাঁদের হায়পারটেনশন রয়েছে... কিন্তু যাঁরা নিজেদের উচ্চ রক্তচাপের ব্যাপারে জানেন, তাঁরা ওষুধ সেবন করেন। উচ্চ রক্তচাপ কমানোর জন্য আল্ফা এ্যাণ্ড বীটা ব্লকার্স, ক্যালশিয়াম চ্যানেল ব্লকার্স, এ.সি.ই. ইন্হিবিটর্স, সেন্ট্রালী এ্যাক্টিং ড্রাগস্ এবং ড্যুরেটিক্স ইত্যাদি ঔষধি সমূহের ব্যবহার করা হয়ে থাকে।

**প্র. 40. ড্যুরেটিক্স কাকে বলে ? কিছু উদাহরণ দিন।**

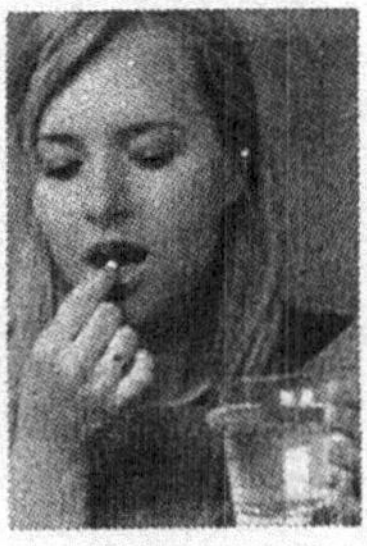

**উত্তর ঃ** এটা হচেছ সেই সব ঔষধির নাম, যেগুলো শরীরে দ্রবের মাত্রা কমাতে সহায়ক হয়। আজকাল এগুলোর প্রয়োগ খুব বেশী হচেছ। এগুলোর সহায়তায় প্রস্রাবে সোডিয়ামের মাত্রা বেড়ে ওঠে। সোডিয়াম রক্তে জলের মাত্রা কমিয়ে দেয়, যার ফলে ধমনীগুলোয় যাওয়া রক্তের মাত্রা কমে আসে। এই ভাবে রক্তচাপও কমে আসে। সাধারণতঃ প্রয়োগ হওয়া কিছু ড্যুরেটিক্স হচেছ ঃ

01. থিয়াজাইডসঃ ঃ ড্যুরিল, হাইগ্রোটোন, ওরেটিক, ড্যুলো জারোক্সোলিন

02. লুপ *(বেশী মাত্রায় সোডিয়াম বেরোন)* ঃ লেসিক্স, এডিক্রিন, ব্যুমেক্স, উীমাডেক্স

03. পোটাশিয়াম স্পেরিং ঃ মীডামোর, এল্ডেকরোন, ডায়রেনিয়ম।

**প্র. 41. বীটা ব্লকার্স কি ? কয়েকটা উদাহরণ দিন।**

**উত্তর ঃ** বীটা ব্লকার্স নর-এড্রেনলিন হার্মোনের প্রভাবকে বাধা দিয়ে রক্তচাপ কমাতে সহায়তা করে। এটা হৃদয় গতিকে তীব্র করে তোলা এবং রক্ত নলিকাগুলোর সংকুচন আর প্রসারণের জন্য দায়ী বীটা রিসেপ্টর্সের প্রভাবকেও কম করে। আগে করোনারী হৃদয় রোগের চিকিৎসায় এই ঔষধির প্রয়োগ করা হত... কিন্তু পরের দিকে এটাকে হায়পারটেনশন রোগের চিকিৎসার জন্য বেশী প্রভাবশালী মানা হতে থাকে। উদাহরণ – টেনোরমিন, ইণ্ডেরাল, টেনোলোল, এটেক্যাড, এটেন এবং বীটাকার্ড ইত্যাদি।

**প্র. 42. আল্ফা ব্লকার্স কি ? কয়েকটা উদাহরণ দিন।**

**উত্তর ঃ** আল্ফা ব্লকার্স শরীরে এড্রেনলিন আর নর-এড্রেনলিনের প্রভাবকে কম করে। এই হার্মোন রক্ত নলিকাগুলোকে সংকুচিত করে দেয়... যার ফলে হৃদয়কে বেশী পরিশ্রম করতে হয়। হৃদয় গতি বেড়ে ওঠায় রক্তচাপও বেড়ে ওঠে। এটা প্রস্রাবের প্রবাহকে উন্নত করে তোলে... যেটা প্রোস্টেট রোগীদের পক্ষে ভালো হয়। এর উদাহরণ হচেছ ঃ হাইট্রিন, কার্ডুরা আর মিনিপ্রেস ইত্যাদি।

**প্র. 43. ক্যালশিয়াম চ্যানেল ব্লকার্স কি ? কয়েকটা উদাহরণ দিন।**

**উত্তর ঃ** আমাদের শরীরে ছোট-ছোট চ্যানেলের বেশ কিছু কোশিকা রয়েছে... যেগুলোকে *'ক্যালশিয়াম চ্যানেল'* বলা হয়। যখন ক্যালশিয়াম এই সব চ্যানেলগুলো দিয়ে প্রবাহিত হয়, তখন কোশিকাগুলোর মাংসপেশী সংকুচিত হয়ে পড়ে আর ধমনীগুলোও সংকীর্ণ হয়ে পড়ে... এর ফলে রক্তচাপ বেড়ে ওঠে। এই ঔষধির প্রয়োগে ধমনীগুলোয় রক্ত প্রবাহ সুচারু হয়ে ওঠে আর রক্তচাপ কমে আসে। উদাহরণ ঃ এমকার্ড, এমডেপিন, এমলো, এমলোড্যাক, এমলোপ্রেস, এমলোভাস ইত্যাদি।

**প্র. 44. এ.সি.ই. ইন্হিবিটর্স কি ? কয়েকটা উদাহরণ দিন।**

**উত্তর ঃ** এগুলো হচেছ এঞ্জিয়োটেন্সিনে পরিবর্তিত হওয়া এঞ্জাইম। এটা দুটো শব্দ দিয়ে তৈরী – এঞ্জিয়ো অর্থাৎ রক্ত নলিকা আর টেন্সিন অর্থাৎ চাপ। এঞ্জিয়োটেন্সিন হচেছ এক তত্ত্ব, যেটা রক্ত নলিকাগুলোকে সংকুচিত করে রক্তচাপকে বাড়িয়ে তোলে। এ.সি.ই. ইন্হিবিটর্স এগুলোর নির্মাণকে কম করে আনে এবং রক্ত প্রবাহকে সুচারু করে তোলে। উদাহরণ ঃ র‍্যামেক, লিস্টিল, ইনেস, এনভাস, এসিটেন, ক্যাপোট্রিল ইত্যাদি।

**প্র. 45. এঞ্জিয়োটেন্সিন II রিসেপ্টর ব্লকার্স কি? কয়েকটা উদাহরণ দিন।**

**উত্তর :** এঞ্জিয়োটেন্সিন II রিসেপ্টর ব্লকার্স হচেছ এক প্রকারের নতুন ঔষধি, যেটা হায়পারটেনশনকে নিয়ন্ত্রিত করে। এটা শরীরে এঞ্জিয়োটেন্সিন তৈরী হতে দেয় না। উদাহরণ : লোসর, লোসর-এইচ, লোসাকার, রিপেক, টোজার, রিপেক-এইচ ইত্যাদি।

**প্র. 46. সেন্ট্রালী এ্যাক্টিং এজেন্ট ড্রাগস্ কি? কয়েকটা উদাহরণ দিন।**

**উত্তর :** সেন্ট্রালী এ্যাক্টিং এজেন্ট মস্তিষ্ককে স্নায়ু তন্ত্র পর্যন্ত হৃদয় গতি বাড়াতে আর রক্ত নলিকাগুলোকে সংকুচিত করার আদেশ পাঠাতে বাধা দেয়। উদাহরণ : একামিন, ক্যাটাপ্রেস, টেনেক্স, এলডীমেট, সেরপাসিল ইত্যাদি।

**প্র. 47. ভাসোডায়লেটর্স কি? কয়েকটা উদাহরণ দিন।**

**উত্তর :** ভাসোডায়লেটর্স ঔষধি গুরুতর হায়পারটেনশনের চিকিৎসায় কাজে আসে। এগুলো ধমনীর মাংসপেশীগুলোর প্রাচীরের ওপরে সরাসরি কাজ করে আর সেগুলোকে কড়া হয়ে পড়া আর সংকুচিত হয়ে পড়া থেকে রক্ষা করে। উদাহরণ : কার্ডিফ, নিট্রেপিন, ফেলোগারিস, ক্যালসিগার্ড, ডেপিন, মায়োগার্ড, নাইফডাইন ইত্যাদি।

**প্র. 48. জরুরী পরিস্থিতিতে হায়পারটেনশনের মোকাবিলা কি করে করব?**

**উত্তর :** এ্যান্টী-হায়পারটেনশন ঔষধি সেবন করার 30 মিনিট পরে প্রভাব দেখায়। এজন্য এগুলোকে জরুরী পরিস্থিতিতে প্রয়োগ করা চলে না। এমন অবস্থায় রোগীকে বিশ্রাম করতে দিন আর তাঁকে জিভের নীচে ওষুধ রাখতে বলুন। এর ফলে রক্তচাপ তখুনি কমে আসবে। রোগীকে এ্যান্টী-এ্যাঞ্জাইটি ইঞ্জেকশনও দেওয়া যেতে পারে... এতেও রক্তচাপ কমাতে সহায়তা প্রাপ্ত হয়।

**প্র. 49. উচ্চ রক্তচাপ কমানোর ঔষধি কত দিন ধরে খাওয়া উচিত?**

**উত্তর :** উচ্চ রক্তচাপ কমানোর ঔষধি পর্যাপ্ত সময় ধরে সেবন করে চলা উচিত। অনেকে এমনটা মনে করেন যে, 10 - 15 দিন লাগাতার ঔষধি সেবন করা মানে পুরো চিকিৎসা হয়ে পড়া। কিন্তু দুর্ভাগ্যবশতঃ এই ঔষধি কেবলমাত্র রক্তচাপকে স্বাভাবিক রূপে নিয়ন্ত্রিত করতেই সহায়ক হয়। রক্তচাপ নিয়ন্ত্রিত হয়ে পড়লে ঔষধির মাত্রা কমানো যেতে পারে।

**প্র. 50. হায়পারটেনশনের ওষুধের কি কোন প্রকারের দুষ্প্রভাব থাকে?**

**উত্তর :** হ্যাঁ, সকল এ্যালোপ্যাথিক ওষুধেরই কিছু-না-কিছু দুষ্প্রভাব থাকে... কিন্তু তা সত্ত্বেও উচ্চ রক্তচাপের রোগীর নিজের ব্লাড প্রেশারকে নিয়ন্ত্রিত করার জন্য এই সব ওষুধ নেওয়া উচিত।

**প্র. 51. *'ড্যুরেটিক্স'*-য়ের কি দুষ্প্রভাব থাকে?**

**উত্তর :** যদি ড্যুরেটিক্স বেশী মাত্রায় সেবন করা হয়, তাহলে দুর্বলতা আসে আর মাথা ঘুরতে থাকে। এর ফলে হাই ব্লাড শুগার, হাই কোলেস্ট্রল আর হাই এ্যাসিড লেবেলও হয়। এর ফলে ভবিষ্যতে গেঁটে বাতও হতে পারে।

**প্র. 52. বীটা ব্লকার্সের কি দুষ্প্রভাব থাকে ?**

উত্তর ঃ সকল প্রকারের ব্লাড প্রেশারের ওষুধের তুলনায় এই ঔষধির দুষ্প্রভাব সব থেকে বেশী থাকে... সেগুলো হচ্ছে ক্লান্তি, হাত ঠাণ্ডা হয়ে আসা, বুকের যন্ত্রণা, যৌনেচ্ছার অভাব আর ট্রাইগ্লিসরাইডের স্তরে বৃদ্ধি। অবশ্য গুরুতর হাঁফানী রোগীদের এই ঔষধি সেবন করার পরামর্শ দেওয়া হয় না।

**প্র. 53. এ.সি.ই. ইন্‌হিবিটর্সের কি দুষ্প্রভাব থাকে ?**

উত্তর ঃ এই ওষুধের দুষ্প্রভাবের মধ্যে রয়েছে শুকনো কাশি, ক্ষুধামান্দ্য এবং মুখের স্বাদ বদলে যাওয়া ইত্যাদি। কিড্‌নীর রোগের গুরুতর রোগীদের এই ওষুধ দেওয়া হয় না।

**প্র. 54. এঞ্জিয়োটেন্সিন II রিসেপ্টর ব্লকার্সের কি দুষ্প্রভাব থাকে ?**

উত্তর ঃ এর দুষ্প্রভাব অনেকটাই কম হয়... কিন্তু এই ওষুধের সেবনের কারণে মাথা ঘোরা, নাক বন্ধ হয়ে আসা, পা আর পিঠে যন্ত্রণা, ডায়রিয়া, অপচন আর অনিদ্রা রোগ হতে পারে। কিড্‌নীর রোগীদের এবং গর্ভবতী মহিলাদের এঞ্জিয়োটেন্সিন II রিসেপ্টর ব্লকার্স সেবন করার পরামর্শ দেওয়া হয় না।

**প্র. 55. আল্‌ফা ব্লকার্সের কি দুষ্প্রভাব থাকে ?**

উত্তর ঃ এর দুষ্প্রভাবের মধ্যে মাথার যন্ত্রণা, গা গুলোন, দুর্বলতা এবং হৃদয় গতির হার কমে আসা শামিল রয়েছে।

**প্র. 56. সেন্ট্রালী এ্যাক্টিং এজেন্টসের কি দুষ্প্রভাব থাকে ?**

উত্তর ঃ এর দুষ্প্রভাবের মধ্যে ক্লান্তি, ঘুম-ঘুম ভাব, মুখ শুকিয়ে আসা, মাথার যন্ত্রণা, ওজন বেড়ে ওঠা এবং অবসাদের মত মানসিক লক্ষণ শামিল-রয়েছে।

**প্র. 57. ভাসো ডায়লেটর্সের কি দুষ্প্রভাব থাকে ?**

উত্তর ঃ এর সেবনে পেটের গড়বড়ি, ঘুম-ঘুম ভাব, মাথা ঘোরা, নাক বন্ধ হয়ে আসা, শরীরে খুব বেশী চুল গজানো আর মাড়ি ফোলার সমস্যা দেখা দিতে পারে।

**প্র. 58. দীর্ঘ সময় পর্যন্ত হায়পারটেনশনের ওষুধ খাওয়া কি সুরক্ষিত ?**

উত্তর ঃ আজ্ঞে হ্যাঁ... দীর্ঘ সময় পর্যন্ত এই ওষুধের সেবন করাটা সুরক্ষিত হয়... কারণ এগুলো রক্তচাপকে নিয়ন্ত্রিত রাখে। এগুলোর দুষ্প্রভাবও কম হয়।

**প্র. 59. এই সব ওষুধ কি এক সঙ্গে মিশিয়ে সেবন করা যেতে পারে ?**

উত্তর ঃ হ্যাঁ... এই সব ওষুধ এক সঙ্গে মিশিয়ে সেবন করা যেতে পারে। অনেক বার কোন একটা ওষুধ রক্তচাপকে নিয়ন্ত্রিত করতে পারে না। এমন ক্ষেত্রে ডোজ বাড়ালে সেটার দুষ্প্রভাবও বেড়ে ওঠে। সুতরাং ওষুধের সমূহ বানিয়ে নেওয়াটাই ভালো হয়। এতে দুষ্প্রভাবও কম হয় আর রক্তচাপও নিয়ন্ত্রণে থাকে।

**প্র. 60. ব্লাড প্রেশারের ওষুধের সেবন কি যে কোন সময় বন্ধ করা যেতে পারে ?**

উত্তর ঃ যদি রক্তচাপ 120 / 80 বা তার নীচে নেমে আসে, তাহলে ওযুধের সেবন বন্ধ করতে পারেন... কিন্তু ওযুধ বন্ধ করার আগে এটা নিশ্চিত হয়ে নিন যে, ওযুধ বন্ধ করার পরে আপনার রক্তচাপ আর বাড়বে না। এছাড়া যোগ, ধ্যান এবং ব্যায়ামও করতে থাকা উচিত, যাতে রক্তচাপ নিয়ন্ত্রণে থাকে।

ব্যক্তি যদি নিয়ম করে যোগ, ধ্যান আর ব্যায়াম করে রক্তচাপকে 120 / 80 mmHg বা তার নীচে রাখতে পারেন... তাহলে ওযুধ বন্ধ করা যেতে পারে।

**প্র. 61. রক্তচাপ 120 / 80 mmHg পর্যন্ত এসে যাওয়ার পরে ওষুধের মাত্রা কি কম করে দেওয়া উচিত ?**

উত্তর ঃ হ্যাঁ... রক্তচাপ 120 / 80 mmHg বা তার নীচে নেমে আসতেই আপনারা ওযুধের মাত্রা কম করে দিতে পারেন... কিন্তু ওযুধের মাত্রা কম হতেই যদি রক্তচাপ আবার একবার বাড়তে থাকে, তাহলে ওযুধের মাত্রা কমাতে পারবেন না।

**প্র. 62. রক্তচাপ যদি 120 / 80 mmHg থাকে, তাহলে কি করা উচিত ?**

উত্তর ঃ এটা হচেছ রক্তচাপের স্বাভাবিক হার। এই হারকে ভবিষ্যতেও বজায় রাখার চেষ্টা করা উচিত। আপনারা যোগ, ধ্যান, ব্যায়াম আর পর্যাপ্ত আহারের মাধ্যমে এটাকে বজায় রাখতে পারেন। মানসিক চাপ উচ্চ রক্তচাপের প্রমুখ কারক হয়... এই জিনিষটাকে নিয়ন্ত্রিত করতে পারলে খুব ভালো হয়।

**প্র. 63. রক্তচাপ যদি 120 / 80 mmHg-র নীচে চলে আসে, তাহলে কি করা উচিত ?**

উত্তর ঃ যদি রক্তচাপ 120 / 80-য়ের থেকে কিছুটা নীচে চলে আসে, তাহলেও চিন্তা করার মত কিছু নেই। এটা শরীরে এ্যন্টী-হায়পারটেনশিভ ঔষধিগুলোর প্রভাব হতে পারে। কিন্তু রক্তচাপ যদি 40 / 60 mmHg পর্যন্ত নীচে চলে আসে এবং আপনারা যদি দুর্বলতা আর অস্হিরতা অনুভব করতে থাকে, তাহলে ওযুধের মাত্রা কমিয়ে দিন। আপনারা যদি কোন ওযুধের সেবন না করেন, তাহলে এক কাপ চা / কফি পান করুন... এর ফলে রক্তচাপকে নিয়ন্ত্রিত করতে সহায়তা প্রাপ্ত হবে।

## 04. আহার এবং হায়পারটেনশন ঃ

**প্র. 64. হায়পারটেনশিভ রোগী কি আহারে নুন নিতে পারেন ?**

উত্তর ঃ হায়পারটেনশিভ রোগীরা দু প্রকারের হন – নুনের প্রতি সংবেদনশীল এবং নুনের প্রতি অসংবেদনশীল। দুটি অবস্হাতেই নুনের মাত্রা সীমিত রাখা আবশ্যক। আপনি যদি নুনের প্রতি অসংবেদনশীল হন, তাহলে রান্নায় নুন তো মেশান... কিন্তু কাঁচা নুন খাবেন না।

**প্র. 65. নুন সংবেদনশীল হায়পারটেনশন কি ?**

**উত্তর ঃ** আগেই বলা হয়েছে যে, হায়পারটেনশিভ রোগীরা দু প্রকারের হন – নুনের প্রতি সংবেদনশীল এবং নুনের প্রতি অসংবেদনশীল। নুনের প্রতি সংবেদনশীল রোগীরা নুনের সেবন করলে তাঁদের রক্তচাপ প্রভাবিত হয়। একটু নুনও তাঁদের রক্তচাপকে বাড়িয়ে তুলতে পারে... যখন কি নুন বর্জন রক্তচাপ কমাতে সহায়ক হয়। এমন রোগীদের আহারে নুনের সেবন একেবারেই করা উচিত নয়।

**প্র. 66. নুন অসংবেদনশীল হায়পারটেনশন কি ?**

**উত্তর ঃ** এমন রোগীরা নুনের প্রতি অসংবেদনশীল হন অর্থাৎ নুনের সেবন করা বা না করার কারণে তাঁদের রক্তচাপ প্রভাবিত হয় না। আপনারা প্রতি দিন নুন যুক্ত ভোজনের সেবন করে রক্তচাপ পরীক্ষা করান। যদি নুনের সেবন করার ফলে আপনাদের রক্তচাপ বাড়ে, তাহলে নুনের সেবন করবেন না আর নুনের সেবন করার পরেও যদি আপনাদের রক্তচাপ না বাড়ে, তাহলে সীমিত মাত্রায় নুনের সেবন করতে পারেন।

**প্র. 67. উচ্চ তন্তুযুক্ত আহার হায়পারটেনশন কমাতে কতটা সহায়ক হয় ?**

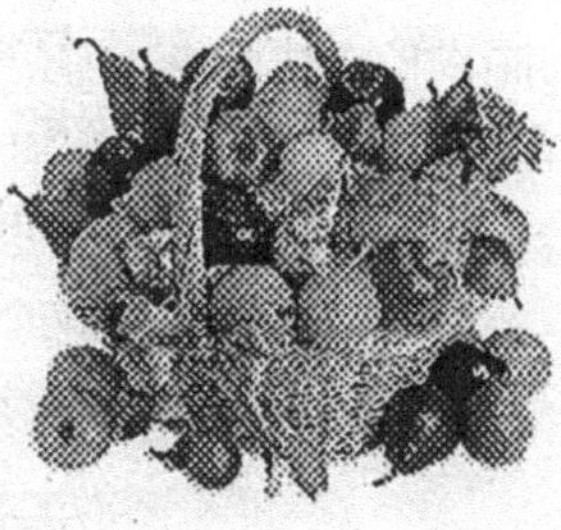

**উত্তর ঃ** তন্তুযুক্ত আহারের সেবন করলে ট্রাইগ্লিসরাইড আর কোলেস্ট্রলের স্তরকে কমানো যেতে পারে। তন্তু ডায়াবেটিজ আর ওজন কমাতেও সহায়ক হয়। স্থূলতা আর ডায়াবেটিজ – দুটোই হায়পারটেনশনকে আমন্ত্রণ জানায়... এজন্য এগুলোকে উন্নত করে তুলে হায়পারটেনশন কমানো যেতে পারে।

**প্র. 68. আমি কি দিনে 1 - 2 বারের বেশী চা / কফি পান করতে পারি ?**

**উত্তর ঃ** কফি এক উত্তেজক পানীয় হয়, যেটা আপনার হৃদয় গতি আর রক্তচাপকে বাড়িয়ে তোলে। সুতরাং হায়পারটেনশিভ রোগীদের তীব্র চা বা কফি পান করতে বলা হয়ে থাকে। সারা দিনে 1 - 2 বার চা / কফি পান করাটা খারাপ নয়... কিন্তু এর বেশী বার পান করলে ক্ষতি হতে পারে।

**প্র. 69. উচ্চ কোলেস্ট্রল যুক্ত আহার কি রক্তচাপ বাড়িয়ে তোলে ?**

**উত্তর ঃ** হ্যাঁ... এমন আহারের সেবন করলে রক্তচাপ বেড়ে ওঠে। এই কোলেস্ট্রল আপনার সেই সব ধমনীগুলোয় জমা হতে থাকে, যেসব ধমনী পুরো শরীরে রক্ত পৌঁছে দেয়। ধমনীগুলোয় রক্ত প্রবাহের জন্য জায়গার অভাব হয়ে পড়ে; করোনারী ধমনীগুলোয় অবরোধ হয়ে পড়ার কারণে রক্তচাপও বেড়ে ওঠে। অন্য ধমনীগুলোয় অবরোধ হয়ে পড়লেও উচ্চ রক্তচাপ হয়ে পড়ে।

**প্র. 70. ড্যাশ *(Dash)* ডায়েট কাকে বলে ?**

উত্তর ঃ ড্যাশ *(Dietary Approaches to Stop Hypertension)* ডায়েটে ফল, সবুজ সব্জী আর কম ফ্যাটযুক্ত ডেয়ারী উৎপাদনের ওপরে জোর দেওয়া হয়। এতে মাছ, পোল্ট্রী আর নাটস্ কম মাত্রায় থাকে এবং রেড মীট আর মিষ্টি জিনিষের মাত্রাকে কমিয়ে নিয়ে আসা হয়। এতে নুনের মাত্রাও কমানো হয়। ড্যাশ ডায়েটে তন্তু আর প্রোটিনও ভরপুর মাত্রায় থাকে।

**প্র. 71. ড্যাশ ডায়েট কি পরামর্শ দেয় ?**

উত্তর ঃ ড্যাশ ডায়েটের পরামর্শ হচ্ছে ঃ

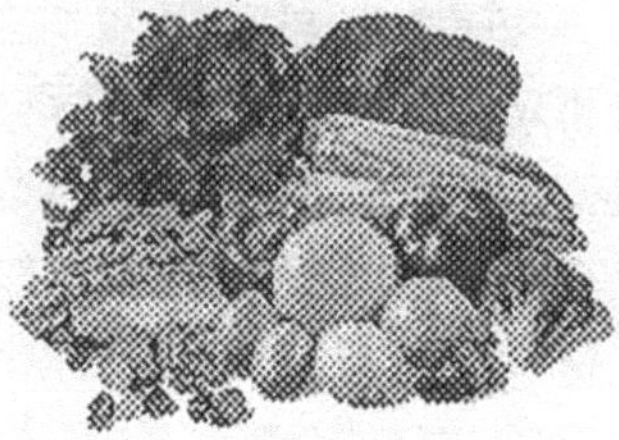

- নিজের এনার্জীর চাহিদা অনুসারে বিভিন্ন খাদ্য পদার্থ খান।
- শরীরের ওজন ঠিক রাখার জন্য ক্যালোরীর মাত্রার ওপরে দৃষ্টি দিন।
- প্রতি দিন শারীরিক গতিবিধি করুন।
- ফল, সব্জী, গোটা শস্য, কম ফ্যাটযুক্ত দুধ আর দুধ থেকে প্রস্তুত উৎপাদনের মাত্রা বাড়ান।
- ভালো স্বাস্থ্যের জন্য বুদ্ধিমত্তাপূর্বক ফ্যাটের নির্বাচন করুন।
- ভালো স্বাস্থ্যের জন্য বুদ্ধিমত্তাপূর্বক কার্বোহাইড্রেটের নির্বাচন করুন।
- কম নুনযুক্ত ভোজনের নির্বাচন করুন।
- আপনি মদ্যপানে অভ্যস্ত হলে সংযমিত মাত্রায় নিন।
- কেবলমাত্র সুরক্ষিত ভোজনেরই সেবন করুন।

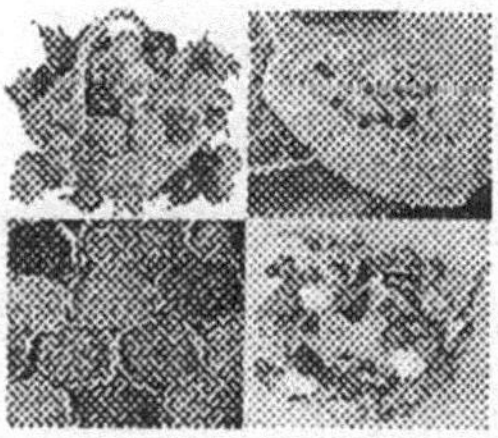

**প্র. 72. '*কম্বিনেশন ডায়েট*' কাকে বলে ?**

উত্তর ঃ '*কম্বিনেশন ডায়েট*'-তে তাজা ফল, সব্জী, শস্যের ভরপুর মাত্রা আর কম ফ্যাটযুক্ত ডেয়ারী উৎপাদনকে শামিল করা হয়ে থাকে। এই ডায়েট অনুসারে, ফ্যাট গ্রহণ মোট ক্যালোরীর 30%-য়ের থেকে কম হওয়া উচিত।

**প্র. 73. '*কম্বিনেশন ডায়েট*'-কে হায়পারটেনশিভ রোগীদের পক্ষে লাভদায়ক কেন মানা হয়ে থাকে ?**

উত্তর ঃ এমনটা দেখতে পাওয়া গেছে যে, এই ডায়েটের পালন করা হায়পারটেনশিভ রোগীর গড়পড়তা সিস্টোলিক প্রেশার 11.4 mmHg এবং ডায়স্টোলিক প্রেশার 5.5 mmHg কমে এসেছে। ওষুধের সেবন করেও এতটাই প্রভাব লক্ষ্য করা গেছে।

**প্র. 74. হায়পারটেনশিভ রোগীদের জন্য '*কম্বিনেশন ডায়েট*'-কে ভালো কেন মানা হয় ?**

**উত্তর ঃ** এমনটা এজন্য মানা হয়, কারণ এতে পোটাশিয়াম, ক্যালশিয়াম আর ম্যাগ্নেশিয়াম ভরপুর মাত্রায় থাকে।

**প্র. 75. কোন্-কোন্ জিনিষ ক্যালশিয়ামের উৎস হয় ?**

**উত্তর ঃ** একজন প্রাপ্তবয়স্ক ব্যক্তির প্রতি দিন 400 mg ক্যালশিয়াম গ্রহণ করা উচিত। নীচের খাদ্য পদার্থগুলো থেকে আপনারা বেছে নিতে পারেন। ক্যালশিয়ামের কিছু মুখ্য উৎস হচ্ছে ঃ

**ক্যালশিয়াম *(মিগ্রা.)* / প্রতি 100 গ্রাম ঃ**

| | |
|---|---|
| স্কীমড্ মিল্ক | 120 |
| লস্যি | 30 |
| রাগী | 344 |
| ছোলা | 202 |
| মোঠ | 202 |
| রাজমা | 260 |
| সোয়াবীন | 240 |
| বথুয়া শাক | 150 |
| ফুলকপি | 626 |
| ধনেপাতা | 184 |
| কারি পাতা | 830 |
| মেথী পাতা | 395 |
| সর্ষে শাক | 155 |
| স্যালাড পাতা | 320 |
| মূলো পাতা | 280 |
| পালং শাক | 75 |
| গাজর | 80 |
| পেঁয়াজ | 50 |
| মূলো | 70 |
| বীনস্ | 50 |
| ঢেঁড়শ | 66 |
| কমল কাঁকড়ি | 405 |
| আমলা | 50 |

| | |
|---|---|
| বেল | 85 |
| খেজুর | 120 |
| মুনক্কা | 130 |
| অঞ্জীর | 80 |
| পেয়ারা | 50 |
| লেবু | 70 |
| ফালসা | 129 |
| কিশমিশ | 90 |
| আখের গুড় | 80 |
| খেজুর গুড় | 363 |

**প্র. 76. কোন্-কোন্ জিনিষ ম্যাগ্নেশিয়ামের উৎস হয়?**

**উত্তর :** ম্যাগ্নেশিয়াম বিভিন্ন খাদ্য পদার্থ এবং জলে পাওয়া যায়। সবুজ পাতাওয়ালা সব্জী, বরবটী আর গোটা শস্যে ম্যাগ্নেশিয়াম ভরপুর মাত্রায় থাকে। এটা মাংস, মাছ আর পোল্ট্রী উৎপাদনেও সীমিত মাত্রায় পাওয়া যায়। যদিও হায়পারটেনশনের রোগীর মাংস, মাছ ইত্যাদির সেবন করা উচিত নয়।

**প্র. 77. কোন্-কোন্ জিনিষ পোটাশিয়ামের উৎস হয়?**

**উত্তর :** নিম্নলিখিত খাদ্য পদার্থগুলোয় পোটাশিয়াম সীমিত মাত্রা থেকে ভরপুর মাত্রায় পাওয়া যায় -

চোলাই শাক, ব্রোকলী, গাজর, ভুট্টা, বীনস্, কলা, কড়াইশুঁটি, শালগম, মাশরুম, আলু, কুমড়ো, পালং শাক, রাঙালু, টম্যাটো, আপেল, কালো জাম, চেরী, আড়ু, নাশপাতি, আনারস, কিশমিশ, খুমানী, খেজুর, পেয়ারা, আম, কমলা লেবু, মুনক্কা, তরমুজ আর পেঁপে ইত্যাদি।

**প্র. 78. এ্যান্টী-অক্সিডেন্ট কাকে বলা হয়?**

**উত্তর :** এ্যান্টী-অক্সিডেন্ট কোশিকাগুলোর সংরক্ষণের কাজ করে। এ্যান্টী-অক্সিডেন্ট পোষক *(ভিটামিন আর খনিজ লবন)* হওয়ার সাথে-সাথে এঞ্জাইম *(রাসায়নিক প্রতিক্রিয়ায় সহায়ক প্রোটিন)*-ও হয়। এটা ফ্রী রেডিক্যাল্সের ক্ষতিকারক প্রভাবের হাত থেকে আমাদের শরীরের রক্ষা করে। ফ্রী রেডিক্যাল্সকে নিয়ন্ত্রিত না করলে হৃদয়ের ক্ষতি হতে পারে। ক্যান্সার বা উচ্চ রক্তচাপের মত রোগও হতে পারে।

এ্যান্টী-অক্সিডেন্ট তিন প্রকারের হয় :

01) ভিটামিন - *'এ'*

02) ভিটামিন - *'সি'*

03) ভিটামিন - *'ই'*

**প্র. 79. কোন্-কোন্ জিনিষ এ্যান্টী-অক্সিডেন্টের উৎস হয় ?**

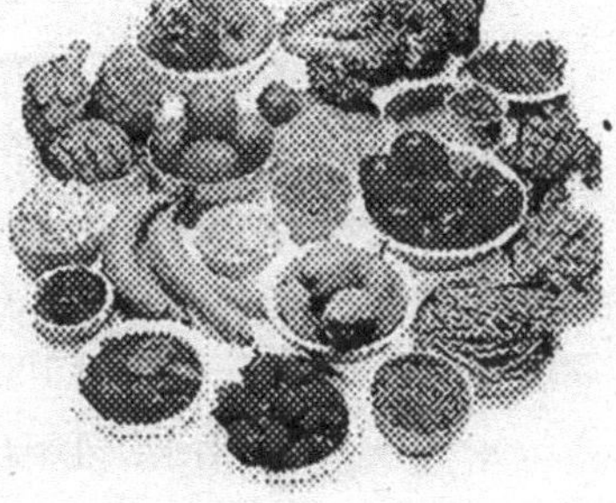

**উত্তর ঃ** এ্যান্টী-অক্সিডেন্ট নিম্নলিখিত জিনিষগুলোয় পাওয়া যায় ঃ

01) ভিটামিন - *'এ'* ঃ সবুজ পাতাওয়ালা সব্জী, রঙ্গীন ফল, সব্জী।

02) ভিটামিন - *'সি'* ঃ আমলা, কমলা লেবু, পেয়ারা, মুসম্বী লেবু, কাঁচা লঙ্কা।

03) ভিটামিন - 'ই' ঃ অঙ্কুরিত শস্য, সকল প্রকারের শস্য এবং ডাল।

**প্র. 80. এ্যান্টী-অক্সিডেন্ট কি হায়পারটেনশনে লাভদায়ক হয় ?**

**উত্তর ঃ** হ্যাঁ... এ্যান্টী-অক্সিডেন্ট হায়পারটেনশনেও লাভদায়ক হয়। এটা শরীরকে বেশ কিছু রোগের হাত থেকেও রক্ষা করে; যেমন – হৃদয়াঘাত ইত্যাদি।

ভিটামিন - *'সি'* এক শক্তিশালী এ্যান্টী-অক্সিডেন্ট হয়। এটা শরীরের অশুদ্ধি দূর করে আয়রণ অবশোষণে উন্নতি নিয়ে আসে।

ভিটামিন - 'ই' -ও এক শোধক এবং শক্তিশালী এ্যান্টী-অক্সিডেন্ট হয়। এটাও শরীরের অশুদ্ধি দূর করে রক্তচাপ কমাতে সহায়ক হয়। এটা কোলেস্ট্রলের স্তর কমায় এবং ধমনীগুলোয় ব্লকেজ হতে দেয় না।

## 05. স্থূলতা এবং উচ্চ রক্তচাপ ঃ

**প্র. 81. স্থূলতা উচ্চ রক্তচাপের জন্য কি ভাবে দায়ী হয় ?**

**উত্তর ঃ** প্রায়ই এমনটা দেখা গেছে যে, মোটা ব্যক্তিরা হায়পারটেনশন *(উচ্চ রক্তচাপ)*-য়েও গ্রস্ত হন। এমনটা এজন্য হয়, কারণ তাঁদের ধমনীগুলোয় রক্তের প্রবাহ বেশী হয়। যদি তাঁদের ওজনকে কমানো যায়, তাহলে তাঁদের ব্লাড প্রেশারও কমানো যেতে পারে।

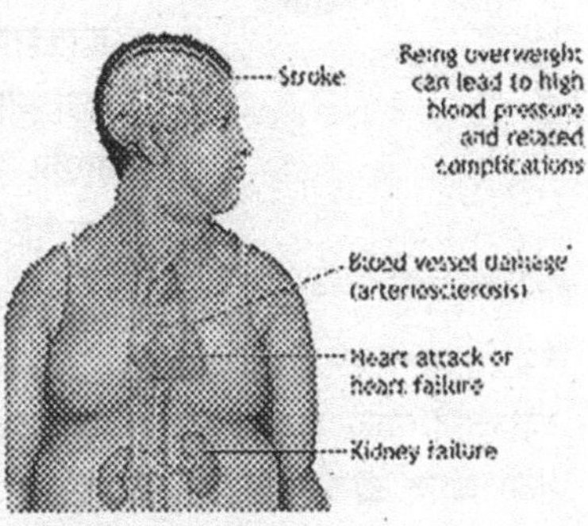


এমনটা দেখতে পাওয়া গেছে যে, 1 - 2 কিলো ওজন কমলে ব্লাড প্রেশারও 1 - 2 mmHg নীচে চলে আসে।

**প্র. 82. কোন ব্যক্তির স্থূলতা কি ভাবে জানা যেতে পারে ?**

**উত্তর ঃ** উচ্চতা অনুসারে ওজনের অনুপাত জেনে কোন ব্যক্তির স্থূলতার অনুমান লাগানো যেতে পারে। এর জন্য এক স্ট্যাণ্ডার্ড চার্ট আসে... যেটার থেকে এটা জানা যেতে পারে যে, সেই ব্যক্তি মোটা কি না। ভারতে এল.আই.সি. চার্ট

পাওয়া যায়... যেটায় উচ্চতা এবং ওজন তালিকার ব্যাপারে তথ্য থাকে।

**প্র. 83. বি.এম.আই. কাকে বলে ?**

**উত্তর ঃ** বি.এম.আই. *(বডি মাস ইণ্ডেক্স)* হচেছ স্হূলতা মাপার এক বৈজ্ঞানিক পদ্ধতি। এটা ব্যক্তির উচ্চতা আর ওজনের ওপরে আধারিত সংখ্যা হয়। এর সহায়তায় আপনারা এটা জানতে পারবেন যে, আপনাদের ওজন কতটা বেশী ?

18.5 থেকে 24.9 = আদর্শ ওজন

25 থেকে 29.9 = বেশী ওজন

30 থেকে 34.9 = স্হূলতা *(শ্রেণী 1)*

35 থেকে 39.9 = স্হূলতা *(শ্রেণী 2)*

40 বা বেশী + গুরুতর স্হূলতা *(শ্রেণী 3)*

উদারণস্বরূপ, যদি কোন ব্যক্তির ওজন 52 কিগ্রা. এবং উচ্চতা 1.65 মিটার হয়, তাহলে তাঁর ওজন *(কিগ্রা.)* / উচ্চতা (মিটার$^2$) = 52 / $(1.65)^2$ = 19 হবে।

**প্র. 84. স্হূলতা কি করে কমানো যেতে পারে ?**

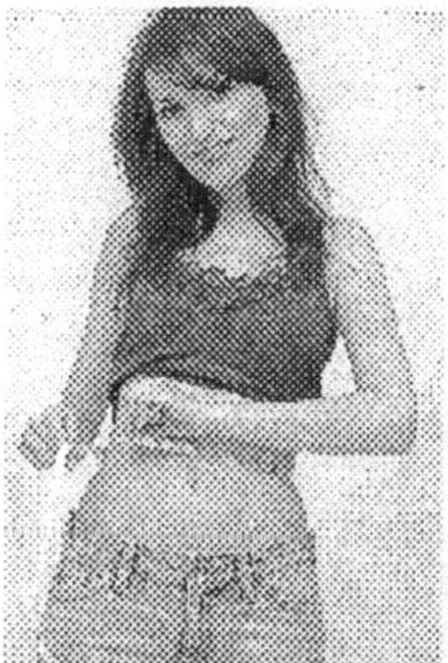

**উত্তর ঃ** ওজন কমানো কোন মুশ্কিলের কাজ হয় না। এটা হচেছ ক্যালোরী গ্রহণ আর খরচের সন্তুলন। আহারে পরিবর্তন এনে ক্যালোরী গ্রহণের মাত্রাকে কম-বেশী করা যেতে পারে। আপনাদের নিজেদের ওজন কমানোর জন্য *'কিছুই না খাওয়া'*-র নিয়ম গ্রহণ করার কোন আবশ্যকতা নেই। আপনাদের কম ক্যালোরীর হাল্কা ভোজন নেওয়া উচিত। ওজন কমানোর জন্য ভরপুর মাত্রায় তন্তুযুক্ত ফল আর সব্জী খান এবং ভোজনে সরলের পরিবর্তে জটিল কার্বোহাইড্রেটকে শামিল করুন। মোটা ব্যক্তিদের কলা, সবেদা, আঙ্গুর আর আমের মত ফল খাওয়া উচিত নয়। আপনাদের প্রতি দিন ব্যায়াম বা পায়চারী করা উচিত... কিন্তু তারপর উচ্চ ক্যালোরী যুক্ত ভোজনের সেবন করা উচিত নয়। তার পরিবর্তে আপনারা তাজা ফল আর জুস নিতে পারেন।

**প্র. 85. বেশী ওজন আর স্হূলতার মধ্যে পার্থক্যের ব্যাপারে কি ভাবে জানা যাবে ?**

**উত্তর ঃ** বেশী ওজন আর স্হূলতার মধ্যেকার পার্থক্য ডিগ্রী দ্বারা জানা যেতে পারে। ফেডারেল গাইড লাইন পরিভাষা অনুসারে বেশী ওজনের ব্যক্তিদের বি.এম.আই. 25 থেকে 29 এবং মোটা ব্যক্তিদের বি.এম.আই. 30 থেকে 35 হয়।

**প্র. 86. উচ্চ রক্তচাপ ছাড়া স্থূলতা থেকে আর কি-কি রোগ হতে পারে ?**

**উত্তর ঃ** স্থূলতা থেকে ডায়াবেটিজ, পক্ষাঘাত এবং মহিলাদের মধ্যে সার্ভাইকাল ক্যান্সার রোগ হওয়ার ঝুঁকি বেড়ে ওঠে।

**প্র. 87. পুরুষ আর মহিলাদের বি.এম.আই. কি আলাদা-আলাদা হয় ?**

**উত্তর ঃ** না... ওজন এবং উচ্চতা তালিকার মত, পুরুষ আর মহিলাদের বি.এম.আই. আলাদা-আলাদা হয় না।

## 06. হায়পারটেনশন আর করোনারী আর্টারী রোগ / মায়োকার্ডিয়াল ইন্‌ফার্কশন ঃ

**প্র. 88. করোনারী আর্টারী রোগ কাকে বলে ?**

**উত্তর ঃ** করোনারী আর্টারী রোগের অর্থ হচ্ছে করোনারী ধমনীগুলোয় অবরোধ আসা। অন্য শব্দে এটা হচ্ছে হৃদয় পর্যন্ত রক্ত পৌঁছে দেওয়া মাংসপেশীগুলোয় ব্লকেজ হয়ে পড়া। এমন ক্ষেত্রে রোগীর বুকের বাঁ দিকে যন্ত্রণা হতে থাকে। একেই এ্যাঞ্জাইনা বলা হয়। এই যন্ত্রণা দ্রুত গতিতে হাঁটলে বেড়ে ওঠে এবং বিশ্রাম করলে কমে আসে। রোগীর বুকের মধ্যে ভারী ভাব বা জ্বলুনিও অনুভূত হয়। এমন রোগী ভবিষ্যতে হার্ট এ্যাটাকের শিকার হয়ে পড়তে পারেন।

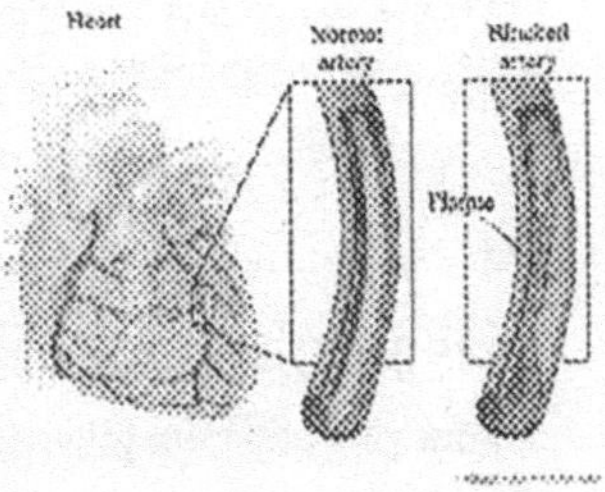


**প্র. 89. মায়োকার্ডিয়াল ইন্‌ফার্কশন কাকে বলে ?**

**উত্তর ঃ** করোনারী হৃদয় রোগীদের ধমনীতে 70% অবরোধ হয়ে পড়ে... কিন্তু সেটা যদি 80% বা 90% হয়ে পড়ে, তাহলে ব্যায়াম করার সময় তাঁদের হৃদয় পর্যাপ্ত মাত্রায় রক্ত প্রাপ্ত করতে পারে না। ফলে রোগীর বুকে যন্ত্রণা হতে থাকে। এই জটিলতার কারণে ধমনীগুলোয় রক্তের ক্লট জমে যায়। 80% অবরোধে 20% ক্লটের সৃষ্টি হয়ে পড়লে ধমনীগুলো 100% অবরুদ্ধ হয়ে পড়ে। এই প্রকারে হৃদয়ের মাংসপেশীগুলো মরে যায়।

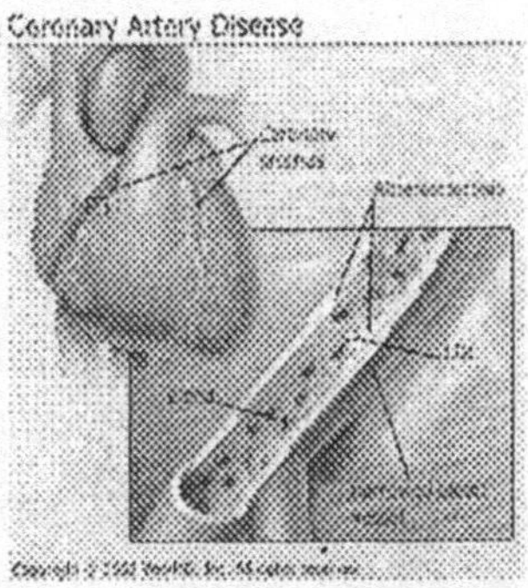


**প্র. 90. হায়পারটেনশন CAD / MI-য়ের জন্য কি ভাবে দায়ী হয় ?**

**উত্তর ঃ** হায়পারটেনশনের কারণে হৃদয় পর্যন্ত রক্ত পৌঁছে দেওয়া ধমনীগুলো সংকুচিত হয়ে পড়ে... সেগুলোর ভেতর দিয়ে রক্ত সহজে প্রবাহিত হতে পারে না। রক্ত আর অক্সিজেনের এই অভাব হার্ট এ্যাটাকের কারণ হয়ে ওঠে। CAD-য়ের থেকে সুরক্ষার জন্য রক্তচাপকে স্বাভাবিক রাখা উচিত অর্থাৎ 120 / 80mmHg

বা তার থেকে কম রাখা উচিত।

**প্র. 91. কেবলমাত্র হায়পারটেনশনই কি করোনারী হৃদয় রোগের জন্য দায়ী হয় ?**

**উত্তর ঃ** না... এটা ছাড়াও 14 - 15 কারক এমন থাকে... যেগুলো থেকে এই রোগ হতে পারে। সেগুলো হচ্ছে – উচ্চ কোলেস্ট্রল, উচ্চ ট্রাইগ্লিসরাইড, স্থূলতা, নিম্ন এইচ.ডি.এল., উচ্চ এল.ডি.এল. কোলেস্ট্রল ঃ এইচ.ডি.এল. অনুপাত, এল.ডি.এল. ঃ এইচ.ডি.এল. অনুপাত, মানসিক চাপ, ডায়াবেটিজ, স্থূলতা, ধূম্রপান, তন্তুর অভাব, এ্যান্টী-অক্সিডেন্টের অভাব, মদ্যপান ইত্যাদি।

**প্র. 92. CAD *(Coronary Artery Disease)* রোগীদের জন্য ঠিক কতটা রক্তচাপ সুরক্ষিত হয় ?**

**উত্তর ঃ** জে.এন.সি. 2003 অনুসারে আদর্শ রক্তচাপ 115 / 75 mmHg হয়। এমনিতে এমন রোগীদের জন্য 120 / 80 mmHg-ও সুরক্ষিত হয়। কিন্তু রক্তচাপ এই সীমার থেকে বেশী হয়ে পড়লে অন্যান্য কার্ডিয়াক রোগ হওয়ার ঝুঁকি বেড়ে ওঠে।

**প্র. 93. CAD রোগীর ব্লাড প্রেশারকে কি ভাবে নিয়ন্ত্রিত করা যেতে পারে ?**

**উত্তর ঃ** উচ্চ রক্তচাপ এক প্রকারের ধীর গতির মৃত্যু হয়। এক সাধারণ ব্যক্তির রক্তচাপ প্রতি বছরে 2% করে বাড়ে। হায়পারটেনশিভ রোগীদের মধ্যে এটা প্রতি বছরে 4% হারে বাড়লে করোনারী রোগের ঝুঁকিও বেড়ে ওঠে। আপনারা মানসিক চাপ আর ওজন কমান... ধ্যান আর যোগাভ্যাস করুন... আহারে সংযম বজায় রাখুন। এর পরেও যদি কাজ না হয়, তাহলে ঔষধির সেবন করুন... কিন্তু রক্তচাপকে কখনোই অনিয়ন্ত্রিত হতে দেবেন না।

## 07. হায়পারটেনশন এবং স্ট্রোক *(পক্ষাঘাত)* / সি.ভি.এ. ঃ

**প্র. 94. হায়পারটেনশন থেকে স্ট্রোক / সেরিব্রাল ভাস্কুলার এ্যাক্সিডেন্ট কি করে হতে পারে ?**

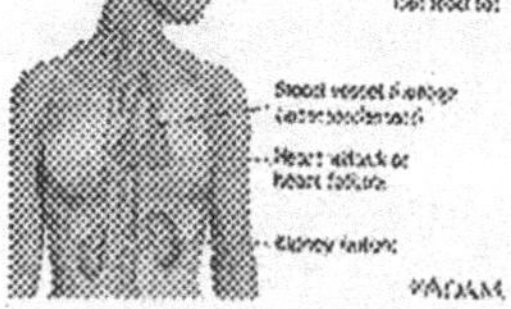

**উত্তর ঃ** রক্তচাপে বৃদ্ধি হওয়ার কারণে সেরিব্রাল ধমনীগুলোতেও অবরোধ বেড়ে ওঠে... সেগুলো দুর্বল হয়ে পড়তে থাকে আর একদিন এমন সময় আসে, যখন সেরিব্রাল হেমারেজ হয়ে পড়ে... যার ফলে মস্তিষ্কের মৃত্যু হয়ে পড়ে। 50%-য়ের বেশী মামলায় সেরিব্রাল ভাস্কুলার এ্যাক্সিডেন্ট বা স্ট্রোক উচ্চ রক্তচাপের কারণেই হয়।

**প্র. 95. সেরিব্রাল ভাস্কুলার এ্যাক্সিডেন্ট *(CVA)* কাকে বলে ?**

**উত্তর ঃ** সেরিব্রাল ধমনীগুলো হঠাৎ করে ফেটে যাওয়াকেই *'সি.ভি.এ.'* বলা

হয়। মস্তিষ্কের উত্তকগুলো পর্যন্ত রক্ত পৌঁছতে না পারলে সেগুলো রক্তের জন্য এই সব ধমনীগুলোর ওপরেই আশ্রিত হয়ে পড়ে। ফলস্বরূপ সেই ক্ষেত্রের মৃত্যু হয়ে পড়ে। এর ফলে শরীরের এক অংশে পক্ষাঘাত হয়ে পড়ে... যাকে সেরিব্রাল ভাস্কুলার এ্যাক্সিডেন্ট *(CVA)* বলা হয়।

**প্র. 96. পক্ষাঘাত *(স্ট্রোক)* কাকে বলে?**

**উত্তর ঃ** পক্ষাঘাতকে অন্য শব্দে স্ট্রোকও বলা হয়ে থাকে। এমনটা সি.ভি.এ.-র কারণে হয়। যদি এটা মস্তিষ্কের ডান দিকের অংশে হয়, তাহলে শরীরের বাঁ দিকের অংশ আর মস্তিষ্কের বাঁ দিকের অংশে হলে শরীরের ডান দিকের অংশ পক্ষাঘাতগ্রস্ত হয়ে পড়ে। একে *'হেমিপরেসিস'* বা *'হেমিপ্লেগিয়া'*-ও বলা হয়। *'প্যারাপ্লেগিয়া'* প্রায় ক্ষেত্রে শরীরের নীচের দিকের অংশে হয়। এটা সাধারণতঃ উচ্চ রক্তচাপের সঙ্গে যুক্ত হয়ে থাকে। রক্ত গাঢ় হয়ে পড়ার কারণে করোনারী হার্ট ডিজিজের রোগীদের মধ্যে প্রায়ই এমনটা দেখতে পাওয়া যায়। যেসব লোকেদের করোনারী ধমনীগুলোয় অবরোধের সাথে-সাথে উচ্চ কোলেস্ট্রল আর উচ্চ ট্রাইগ্লিসরাইডের সমস্যাও থাকে... এই রোগ তাঁদেরও নিজের শিকার বানিয়ে নেয়।

**প্র. 97. পক্ষাঘাত রোগীর রক্তচাপকে কি ভাবে কমানো যায়?**

**উত্তর ঃ** পক্ষাঘাত রোগীর রক্তচাপ 120 / 80 mmHg পর্যন্ত নেমে আসা উচিত। রক্তচাপ নিয়ন্ত্রিত না হলে ঝুঁকি আরও বেড়ে উঠতে পারে। জীবনশৈলীতে পরিবর্তন, মানসিক চাপ ব্যবস্থাপনা, যোগ, ধ্যান আর আহারে সংযম দ্বারা রক্তচাপ নিয়ন্ত্রিত হতে পারে। রোগীকে ইঞ্জেকশনের রূপে রক্তচাপ কমানোর ঔষধিও দেওয়া যেতে পারে। রক্তচাপ কমে আসতেই রোগীর অবস্থায় উন্নতি আসতে থাকে।

**প্র. 98. সি.ভি.এ.-র চিকিৎসা কি?**

**উত্তর ঃ** বিভিন্ন প্রকারের সি.ভি.এ.-র জন্য বিভিন্ন প্রকারের চিকিৎসা করা হয়।

**প্র. 99. পক্ষাঘাত কত প্রকারের হয়?**

**উত্তর ঃ** মোনোপ্লেগিয়া, প্যারাপ্লেগিয়া, হেমিপ্লেগিয়া, হেমিপরেসিস।

**প্র. 100. হেমিপ্লেগিয়া কি জিনিষ?**

**উত্তর ঃ** হেমিপ্লেগিয়াতে শরীরের এক দিকে পক্ষাঘাত হয়ে পড়ে। স্নায়ু প্রভাবিত হয়ে পড়ার কারণে রোগী নিজের শরীরের ডান বা বাঁ দিকের অংশ নাড়াচাড়া করতে পারেন না। যদি মস্তিষ্কের বাঁ দিকে অংশে স্ট্রোক হয়, তাহলে শরীরের ডান দিকের অংশে পক্ষাঘাত হয়ে পড়ে। পক্ষাঘাতের রোগীদের মৃত্যু হয় না... কিন্তু সঠিক দেখাশোনা হলে রোগীর অবস্থায় উন্নতি পরিলক্ষিত হয়।

**প্র. 101. প্যারাপ্লেগিয়া কি জিনিষ?**

**উত্তর ঃ** এটাও এক প্রকারের পক্ষাঘাত হয়... যাতে মস্তিষ্কের যে কোন

অংশে রক্তের ফোঁটা জমে যায়। শরীরের নীচের দিকের অংশে রক্ত প্রবাহিত করতে থাকা স্নায়ুগুলো এই রোগে প্রভাবিত হয়ে পড়ে এবং দু পায়ে পক্ষাঘাত হয়ে পড়ে।

**প্র. 102. হেমিপেরেসিস কি জিনিষ ?**

**উত্তর :** এতে শরীর পক্ষাঘাতগ্রস্ত তো হয়ে পড়ে না... কিন্তু মাংসপেশীগুলো দুর্বল হয়ে পড়ে। হাত-পা তো নাড়াচাড়া করা যেতে পারে... কিন্তু মাংসপেশীগুলোর শক্তি কমে আসে। এই রোগে মস্তিস্কের মৃত্যু হয় না... এজন্য এই রোগে গ্রস্ত ব্যক্তির অবস্হায় উন্নতি হতে পারে। এই রোগে গ্রস্ত রোগীদের ইন্ট্রা কার্নিয়াল প্রেশার *(Intra Carnial Pressure)* বাড়ানো হয় আর যখন সেটা স্বাভাবিক হয়ে আসে, তখন রোগীর শারীরিক অবস্হায় অনেকটাই উন্নতি হয়।

**প্র. 103. সি.ভি.এ. থেকে সুরক্ষার জন্য কি-কি সতর্কতা অবলম্বন করা উচিত ?**

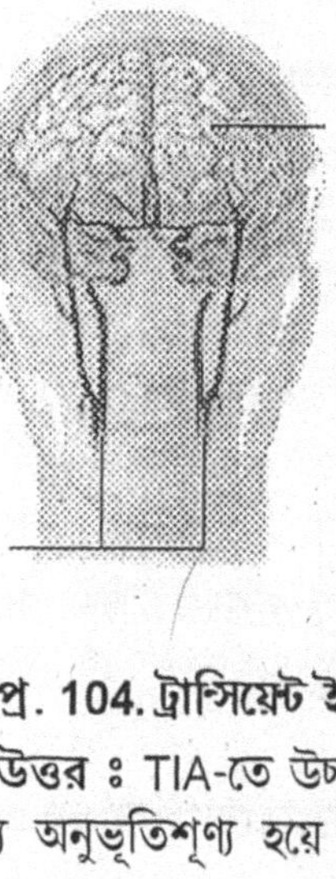

**উত্তর :** বার্ধক্যে ব্যক্তির রক্তচাপ, কোলেস্ট্রল আর ট্রাইগ্লিসরাইডের স্তর বেড়ে ওঠে... যার ফলে সি.ভি.এ. হওয়ার সম্ভাবনা বেড়ে ওঠে। স্হূলতা আর মানসিক চাপও এর বিশেষ কারণ হয়। এই সব জিনিষের ওপরে দৃষ্টি দেওয়া উচিত। উচ্চ রক্তচাপকে ঔষধি এবং অন্যান্য সাধন দ্বারা কম করা উচিত। এই প্রকারে সি.ভি.এ. থেকে অনেকটাই সুরক্ষা প্রাপ্ত হয়। যেসব লোকেদের এই রোগ হওয়ার সম্ভাবনা থাকে... তাঁদেরকে এস্প্রিন বা রক্ত পাতলা করার অন্য ঔষধি সেবন করার পরামর্শ দেওয়া হয়ে থাকে, যাতে হেমারেজ না হয়। এই ভাবে পক্ষাঘাত আর সি.ভি.এ. থেকে সুরক্ষা প্রাপ্ত করা যেতে পারে।

**প্র. 104. ট্রান্সিয়েন্ট ইসকেমিক এ্যাটাক *(TIA)* কি জিনিষ ?**

**উত্তর :** TIA-তে উচ্চ রক্তচাপের কারণে সেরিব্রাল ধমনীগুলো কয়েক মিনিটের জন্য অনুভূতিশূণ্য হয়ে পড়ে। এই ভাবে পুরো শরীরও কয়েক মিনিটের জন্য পক্ষাঘাতে কবলিত হয়ে পড়তে পারে। রোগে উন্নতি দেখা দিলে তবেই হার্ট এ্যাটাক থেকে সুরক্ষা প্রাপ্ত হয়। এটা হচ্ছে স্ট্রোকের আগের অবস্হা। আপনারাও যদি এতে গ্রস্ত হয়ে পড়ে থাকেন, তাহলে এখুনি নিজেদের চিকিৎসা করান। উচ্চ রক্তচাপ আর কোলেস্ট্রলের

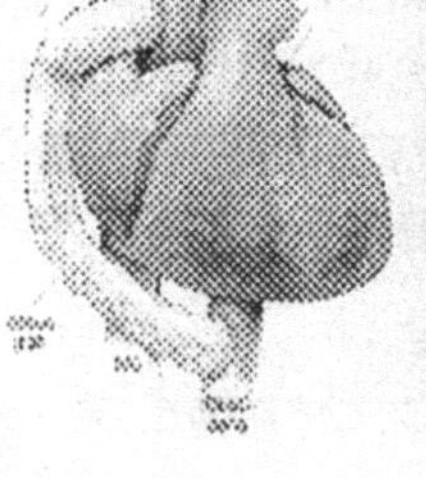

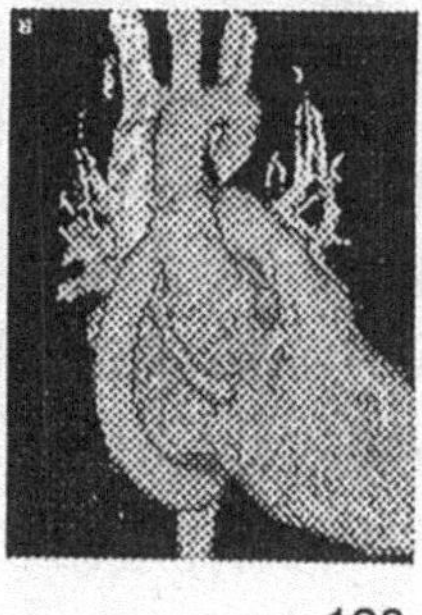

মাত্রাকে কম করুন। ফ্যাট সেবনের মাত্রা কমিয়ে নিয়ে আসুন আর স্হূলতা এড়িয়ে চলুন।

## 08. যুবাদের মধ্যে হায়পারটেনশন ঃ

**প্র. 105. যুবাদের মধ্যে হায়পারটেনশন কি জিনিষ হয় ?**

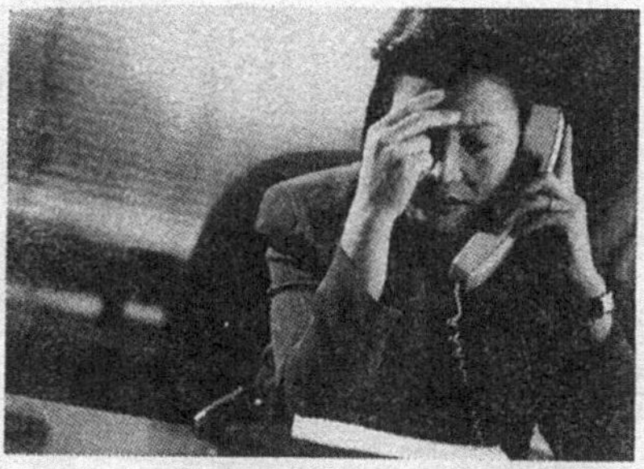

**উত্তর ঃ** আজকাল 15 - 20 বছরে হায়পারটেনশন হওয়াটা এক স্বাভাবিক ব্যাপার হয়ে উঠেছে। এই সব লোকেরা বেশী মোটা হন, বেশী করে ভাজাভুজি খাদ্য পদার্থ খান, মানসিক চাপের মধ্যে জীবন কাটান এবং অত্যন্ত কম শারীরিক গতিবিধিতে লিপ্ত থাকেন।

যদি 15 বছরের বেশী বয়সের কোন ব্যক্তির রক্তচাপ 130 / 90 mmHg-র থেকে বেশী হয়, তাহলে তাঁকে হায়পারটেনশিভ হিসেবে মানা হবে।

**প্র. 106. যুবাদের মধ্যে হায়পারটেনশন হওয়ার কারণ কি ?**

**উত্তর ঃ** এমনটা বেশ কিছু কারণে হতে পারে। সেগুলোর মধ্যে কয়েকটা হচ্ছে ঃ

- স্হূলতা
- ভাজাভুজি খাদ্য পদার্থ বেশী করে খাওয়া
- আনুবাংশিকতা
- অত্যধিক মানসিক চাপ

**প্র. 107. যুবাদের মধ্যে উচ্চ রক্তচাপের সমস্যার সমাধান কি করে হতে পারে ?**

**উত্তর ঃ** যুবাদের মধ্যে এই সমস্যা দিনে-দিনে আরও বেড়ে চলেছে... যেটাকে নিয়ন্ত্রিত করাটা অত্যন্ত আবশ্যক। মোটা ব্যক্তিরা দ্রুত এর শিকার হয়ে পড়েন। তাঁদের নিজেদের ওজন কমানো উচিত। উচ্চ তন্তুযুক্ত আর কম ফ্যাটযুক্ত ভোজনের সেবন করা উচিত। এছাড়া তাঁদের যোগ, ধ্যান এবং নিয়মিত ব্যায়ামের ওপরেও দৃষ্টি দেওয়া আবশ্যক। যদি এই সব উপায় দ্বারাও রক্তচাপ নিয়ন্ত্রিত না হয়, তাহলে তাঁদের সীমিত মাত্রায় ঔষধির সেবন শুরু করা উচিত।

**প্র. 108. যুবাদের মধ্যে আদর্শ রক্তচাপ কি হওয়া উচিত ?**

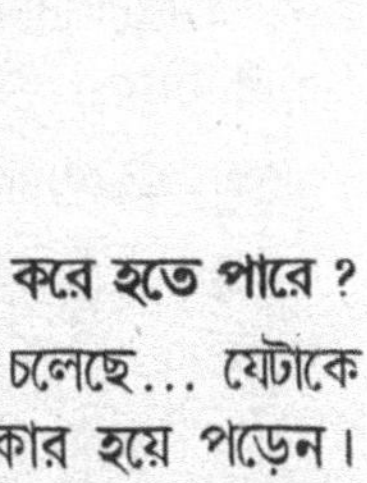

**উত্তর ঃ** 15 বছর বয়স পর্যন্ত ছেলে-মেয়েদের রক্তচাপ 120 / 80 mmHgএ-র থেকে কম হওয়া উচিত... কিন্তু 15 - 16 বছর বয়সের পরে এটা 120 / 80 mmHg পর্যন্ত হওয়া উচিত। যদি সেটা 130 / 80 mmHg-র থেকে বেশী হয়, তাহলে সেটাকে যুবাদের মধ্যে হায়পারটেনশনের সংজ্ঞা দেওয়া হয়ে থাকে।

**প্র. 109. যুবাদের মধ্যে হায়পারটেনশনের জটিলতা কি হয়?**

**উত্তর :** যুবাদের মধ্যে হায়পারটেনশনের জটিলতা : চোখে দেখতে পাওয়ার সমস্যা, মাথার যন্ত্রণা, অস্থিরতা, উদ্বেগ। অনেক বার পক্ষাঘাত পর্যন্ত হয়ে পড়তে পারে। এমন রোগীদের প্রায় গ্যাস্ট্রোইন্টেস্টেনাল সমস্যাও হয়ে পড়ে।

## 09. ব্যায়াম এবং উচ্চ রক্তচাপ :

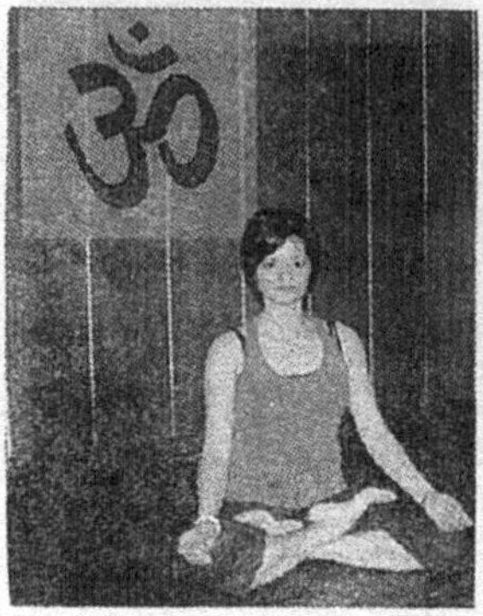

**প্র. 110. ব্যায়াম ব্লাড প্রেশার কম করতে কি ভাবে সহায়ক হয়?**

**উত্তর :** নিয়মিত ব্যায়াম দ্বারা আপনারা উচ্চ রক্তচাপকে কম করতে পারেন। ব্যায়াম করলে শরীরের মাংসপেশীগুলোয় ভাস্কুলার নেটওয়ার্কের বৃদ্ধি হয়। রক্তের প্রবাহ সুচারু রূপে হতে থাকে এবং রক্তচাপ কমে আসে। যদি এমন রোগীরা নিয়মিত রূপে ব্যায়াম করেন... তাহলে তাঁদের রক্তচাপ কমে আসতে সময় লাগবে না এবং তাঁদের শরীরের রোগ প্রতিরোধক ক্ষমতাও বেড়ে উঠবে।

**প্র. 111. ব্লাড প্রেশার কমানোর জন্য কোন্ ব্যায়াম উপযুক্ত হয়?**

**উত্তর :** এমনিতে তো ব্লাড প্রেশার কমানোর জন্য অনেক ব্যায়াম রয়েছে... কিন্তু সেগুলোর মধ্যে পায়চারী করা হচ্ছে সব থেকে ভালো ব্যায়াম। এছাড়া যোগ আর ধ্যানও ওজন আর রক্তচাপ কমাতে সহায়ক হয়।

**প্র. 112. একজন ব্যক্তির ঠিক কতটা ব্যায়াম করা উচিত?**

**উত্তর :** নিয়মিত ব্যায়াম দ্বারা ওজন নিয়ন্ত্রিত হয় আর রক্তচাপ কমাতেও সহায়তা প্রাপ্ত হয়। কোন উচ্চ রক্তচাপের রোগী সকালবেলা আধ ঘন্টা পায়চারী করতে পারেন... স্কিপিং করতে পারেন বা এক জায়গায় দাঁড়িয়ে থেকে জগিং-ও করতে পারেন। এমন রোগী ইচ্ছে করলে জিমেও যেতে পারেন।

**প্র. 113. যোগাভ্যাস দ্বারা কি রক্তচাপ কমে?**

**উত্তর :** আজ্ঞে হ্যাঁ... যোগাভ্যাস দ্বারা রক্তচাপ কমে আসে। এটা খুব সহজ তো হয় না... কিন্তু মস্তিষ্কের পক্ষে অত্যন্ত লাভদায়ক হয়। মানসিক চাপ কমে আসতেই রক্তচাপও নীচের দিকে চলে আসে। হায়পারটেনশনের রোগী বেশ কিছু যোগাসনের সহায়তায় নিজের রক্তচাপকে কম করতে পারেন; যেমন – সর্বাঙ্গাসন, কায়োৎসর্গ, বিভিন্ন প্রকারের স্বাস্থ্যবর্দ্ধক ব্যায়াম ইত্যাদি।

**প্র. 114. প্রাণায়াম দ্বারা কি রক্তচাপ কমে?**

**উত্তর :** প্রতি দিন নিয়ম করে 15 - 20 মিনিট পর্যন্ত প্রাণায়ামের অভ্যাস করলে মানসিক চাপ আর রক্তচাপ কমে আসে... কারণ এর ফলে রক্তে এড্রেনলিনের

স্তর কমে আসে। প্রাণায়াম সকালবেলায় খালি পেটে করা উচিত। রোগীর অনুলোম-বিলোম প্রাণায়ামের অভ্যাস বিশেষ রূপে করা উচিত। এমন কিছু প্রাণায়ামও আছে... যেগুলোর অভ্যাসে রক্তচাপ বেড়ে উঠতেও পারে। এজন্য সেগুলো কোন অভিজ্ঞ যোগ শিক্ষকের নির্দেশে এবং ধীরে-ধীরে করা উচিত।

## 10. হায়পারটেনশনের কারণ ঃ

**প্র. 115. হায়পারটেনশনের কারণ কি হয় ?**

**উত্তর ঃ** আজকাল এটা এক অত্যন্ত সাধারণ রোগ হয়ে উঠতে লেগেছে। এর অনেক কারণ হতে পারে... যেগুলোর মধ্যে প্রমুখ হচ্ছে মানসিক চাপ। বেশীর ভাগ মানসিক চাপগ্রস্ত লোকেদের উচ্চ রক্তচাপের সমস্যা বেশী করে থাকে। অন্য কারণগুলোর মধ্যে স্হূলতা, খাওয়া-দাওয়ার ভুল অভ্যাস, বেশী মাত্রায় নুনের সেবন আর ডায়াবেটিজ ইত্যাদি শামিল হয়ে রয়েছে।

**প্র. 116. মানসিক চাপের থেকেও কি হায়পারটেনশন হয় ?**

**উত্তর ঃ** হ্যাঁ... মানসিক চাপও হায়পারটেনশনের এক প্রমুখ কারণ হয়। উদ্বেগ, চিন্তা আর ভয়ও রক্তচাপ বাড়িয়ে তোলে... কারণ মানসিক চাপের সময় হৃদয় গতি বেড়ে ওঠে, ধমনীগুলো সংকুচিত হয়ে আসে এবং রক্তচাপ বেড়ে ওঠে।

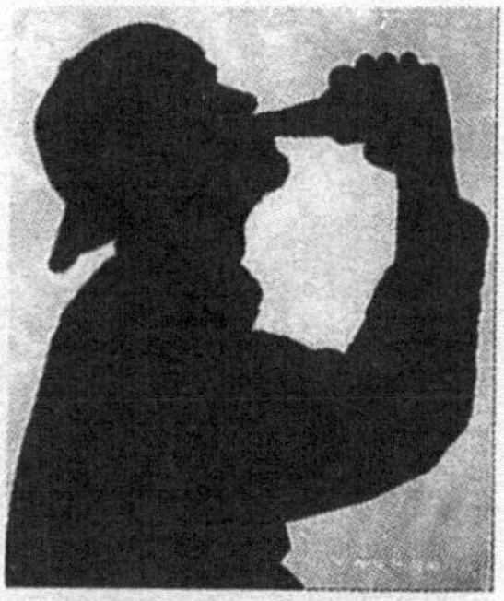

**প্র. 117. মদ্যপান থেকে কি হায়পারটেনশন হতে পারে ?**

**উত্তর ঃ** অল্প মাত্রায় মদ্যপান ভাসোডিলেটরের কাজ করে... কিন্তু যদি বেশী মাত্রায় মদ্যপান করা হয়, তাহলে রক্তে ট্রাইগ্লিসরাইডের স্তর বেড়ে ওঠে, ধমনীগুলো সংকুচিত হয়ে পড়ে এবং ফলস্বরূপ হায়পারটেনশন হয়ে পড়ে। এমনিতে প্রায়ই এমনটা দেখতে পাওয়া যায় যে, মানসিক চাপে গ্রস্ত ব্যক্তিরাই বেশী মাত্রায় মদ্যপান করেন।

**প্র. 118. ধূম্রপান থেকেও কি হায়পারটেনশন হতে পারে ?**

**উত্তর ঃ** আজ্ঞে হ্যাঁ... ধূম্রপানের কারণেও হায়পারটেনশন হতে পারে। এই দুটো জিনিষ পাশাপাশি চলতে থাকে। প্রায়ই ধূম্রপান করতে থাকা ব্যক্তিদের রক্তচাপ বেশী হয়। এর ফলে ধমনীগুলোয় অবরোধের মাত্রাও বেড়ে ওঠে... কারণ ধূম্রপান করতে থাকা ব্যক্তির আভ্যন্তরীণ মেম্ব্রেন নিকোটিন জমার কারণে চ্যাট্‌চেটে হয়ে পড়ে। এর থেকে টুনসে ফ্যাট জমা হয়ে পড়তে থাকে এবং ফলস্বরূপ হায়পারটেনশন হয়ে পড়ে। অত্যধিক মানসিক চাপের কারণেও লোকেরা ধূম্রপান করেন... যার ফলে হায়পারটেনশন হওয়ার ঝুঁকি আরও বেড়ে ওঠে।

**প্র. 119. অনিয়মিত ব্যায়াম থেকেও কি হায়পারটেনশন হতে পারে ?**

**উত্তর ঃ** না... অনিয়মিত ব্যায়ামের কারণে হায়পারটেনশন হয় না... তবে আরামদায়ক এবং মানসিক চাপযুক্ত জীবনশৈলীর কারণে হায়পারটেনশন হতে পারে।

**প্র. 120. খাওয়া-দাওয়ার ভুল অভ্যাসের কারণে কি হায়পারটেনশন হতে পারে ?**

**উত্তর ঃ** হ্যাঁ... খাওয়া-দাওয়ার ভুল অভ্যাসের কারণে হায়পারটেনশন হতে পারে। ভোজন আমাদের জীবনের এক বিশেষ পক্ষ হয়। আমরা কি খাচ্ছি আর কতটা মাত্রায় খাচ্ছি, সেটার সঙ্গে আমাদের স্বাস্থ্যের গভীর সম্পর্ক রয়েছে। বেশী নুন, ভাজাভুজি খাদ্য পদার্থ এবং উচ্চ ক্যালোরী যুক্ত ভোজনের সেবন করলে হায়পারটেনশন হওয়ার ঝুঁকি বেড়ে ওঠে। খাওয়া-দাওয়ার অনিয়মিত এবং অ-স্বাস্থ্যকর অভ্যাস ব্যক্তিকে হায়পারটেনশনের দিকে টেনে নিয়ে যায়।

**প্র. 121. আনুবাংশিকতাও কি হায়পারটেনশনের অন্যতম কারণ হয় ?**

**উত্তর ঃ** বেশীর ভাগ হায়পারটেনশিভ রোগীদের ক্ষেত্রে এমনটা দেখতে পাওয়া যায় না যে, মাতা-পিতার কারণে তাঁদের সন্তানদেরও উচ্চ রক্তচাপ হয়ে পড়েছে। বেশ কিছু পরিবেশগত কারক এক সাথে মিলে হায়পারটেনশনের জন্য দায়ী হয়।

## 11. মানসিক চাপ এবং হায়পারটেনশন ঃ

**প্র. 122. দৈনন্দিন জীবনে মানসিক চাপের কারণ কি হয় ?**

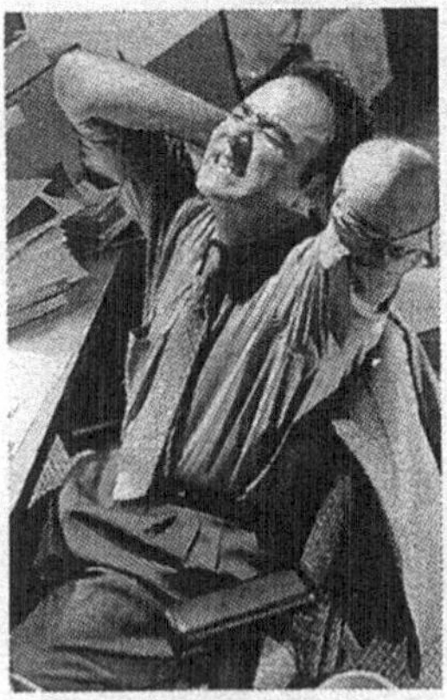

**উত্তর ঃ** আমাদের দৈনন্দিন জীবনে অনেক কারণে মানসিক চাপের সৃষ্টি হয়। আয় আর ব্যয়ের মধ্যে অসন্তুলন মানসিক চাপের এক মুখ্য কারণ হয়। আয় তো একই থাকে... কিন্তু ইচ্ছা আর ব্যয় ক্রমশঃ বেড়েই চলে – যার ফলে মানসিক অসন্তুষ্টি আর মানসিক চাপের সৃষ্টি হয়।

পরিবারে সকল সদস্যারা বড় হয়ে ওঠার পরে নিজস্ব সুবিধা দাবী করতে থাকে। গাড়ী, কম্প্যুটার, টি.ভি. আর মোবাইল ফোনের চাহিদা বেড়ে চলে। এগুলো পূরণ করার জন্য লোকেদের ঋণ করতে হয়। পরিবারে লোকেরা আত্মকেন্দ্রিক হয়ে পড়ে এবং একে-অপরের জন্য কিছু করার ভাবনা তাদের মধ্যে শেষ হয়ে পড়ে। কেউ কারো কথা শুনতে চায় না। সবাই একে-অপরের ওপরে চেঁচাতে থাকে। এছাড়াও প্রদূষণ, ট্রাফিক, কায়দা-কানুন, চুরি, ধোঁকাবাজী, ভ্রষ্টাচার এবং বিভিন্ন প্রকারের ট্যাক্স, সেলস্ ট্যাক্স আর কাস্টমস্ ডিউটী ইত্যাদিও মানসিক চাপের সৃষ্টি করে। এই মানসিক চাপই ধীরে-ধীরে বেড়ে চলে এক সময়ে হায়পারটেনশনের রূপ ধারণ করে নেয়।

**প্র. 123. মানসিক চাপের কারণে হায়পারটেনশন কি করে হয় ?**

**উত্তর ঃ** মানসিক চাপ, শারীরিক চাপ বা ভাবনাত্মক অসন্তুষ্টির কারণে আমাদের শরীর থেকে কিছু রসায়নের স্রাব হতে থাকে, যেটাকে *'ক্যাটাকোলামাইন'* বলা হয়। খুব বেশী মানসিক চাপের সৃষ্টি হয়ে পড়লে এড্রেনলিনের স্রাব হতে থাকে। এর ফলে শরীরের ধমনীগুলো সংকুচিত হয়ে পড়ে আর তার সাথে-সাথে রক্তচাপও বেড়ে ওঠে।

**প্র. 124. মানসিক চাপের সময় ঠিক কি হয় ?**

**উত্তর ঃ** মানসিক চাপের সময় শরীরে নিম্নলিখিত পরিবর্তন আসে ঃ

- হৃদয় গতিতে বৃদ্ধি।
- রক্তচাপে বৃদ্ধি।
- ব্লাড শুগারে বৃদ্ধি।
- গ্যাস্ট্রাইটিস, পক্ষাঘাত, স্ট্রোক আর হৃদয় রোগও হতে পারে... কারণ মানসিক চাপের কারণে রক্তে কোলেস্ট্রলের স্তর বেড়ে ওঠে।

**প্র. 125. মানসিক চাপ কি ভাবে কমানো যায় ?**

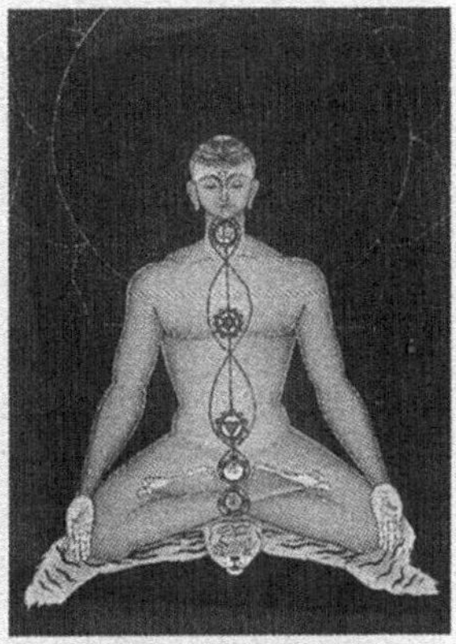

**উত্তর ঃ** মানসিক চাপকে তিন ভাবে কমানো যেতে পারে ঃ

- মানসিক চাপ উৎপন্ন হতে দেবেন না।
- মানসিক চাপ সৃষ্টি হয়ে পড়লে সেটাকে দ্রুত দূর করার চেস্টা করুন।
- মানসিক চাপের সঙ্গে নিজে লড়াই করুন... কারণ এটা আমাদের দ্বারাই সৃষ্টি হয়। মানসিক চাপ ব্যবস্হাপনা দ্বারা আমরা এটাকে একেবারে শেষ তো করতে পারব না... কিন্তু কমাতে অবশ্যই পারি। মানসিক চাপ 50% কমে এলে উচ্চ রক্তচাপও অনেকটাই কমে আসবে।

আমাদের নিজেদের যৌক্তিক মস্তিস্ককেও প্রশিক্ষিত করে তুলতে হবে... এটা আশপাশ থেকে তথ্য একত্রিত করে। ভাবনাত্মক মস্তিস্ককেও নিয়ন্ত্রিত করাটা আবশ্যক হয়... কারণ যখনই আমাদের বিরুদ্ধে কিছু হয়, তখনই এই মস্তিস্ক শরীরের গতিবিধিগুলোয় বাধা দিয়ে রক্তচাপকেও বাড়িয়ে তোলে।

**প্র. 126. এটা কি করে জানা যাবে যে, মানসিক চাপের কারণেই রক্তচাপ বেড়েছে ?**

**উত্তর ঃ** মানসিক চাপ আর হায়পারটেনশনের মধ্যে গভীর সম্পর্ক রয়েছে। মানসিক চাপের কারণে রক্তচাপ বেড়েছে কি না, এটা জানার জন্য রোগীর ব্লাড প্রেশারের ওপরের রীডিং দেখুন। রোগীকে শবাসনে শুইয়ে দিন, যাতে তাঁর রক্তচাপ কমে আসে বা সকালে ঘুম থেকে ওঠার পরে আর রাতে রক্তচাপ পরীক্ষা করুন। রাতের রক্তচাপ বেশী হলে, সেটা মানসিক চাপের কারণে বাড়ে।

**প্র. 127. যোগাভ্যাস মানসিক চাপ কমাতে কি ভাবে সহায়ক হয় ?**

**উত্তর ঃ** যোগাভ্যাসে শরীরের সকল মাংসপেশীগুলোয় টান ভাবের সৃষ্টি হয় আর সেগুলো শিথিল হয়ে পড়ে। কিছু যোগাসন মস্তিস্ককেও শিথিল করে তোলে।

যোগের দুটি অঙ্গ রয়েছে – যম এবং নিয়ম। এগুলো মানসিক চাপ ব্যবস্হাপনায় বিশেষ রূপে সহায়ক হয়। লোকেদের *'যম'*-য়ের পরিবর্তে *'নিয়ম'* আসন করা উচিত। যোগ ছাড়াও প্রাণায়াম আর ধ্যানও উচ্চ রক্তচাপ কমিয়ে আনে।

বিভিন্ন অধ্যয়ণ থেকে এটা জানতে পারা গেছে যে, উচ্চ রক্তচাপের ঔষধি সেবনের তুলনায় ধ্যান দ্বারা মানসিক চাপ দ্রুত কম হয়।

**প্র. 128. ধ্যান মানসিক চাপ কমাতে কি ভাবে সহায়ক হয় ?**

**উত্তর ঃ** *'প্রেক্ষা ধ্যান'* ধ্যানের এক প্রভাবশালী রূপ হয়। এতে শরীরের চাপ ব্যবস্হাপনাও সাথে-সাথে হয়ে পড়ে। এটা প্রায়ই আরামদায়ক মুদ্রায় বসে করা হয়ে থাকে। এক বিখ্যাত জৈন সন্ত *'আচার্য শ্রী তুলসী'* এবং তাঁর উত্তরাধিকারী *'যুবা আচার্য'* প্রেক্ষা ধ্যান পদ্ধতির বিকাশ করছেন। এছাড়া অন্যান্য ব্যক্তিরাও প্রেক্ষা ধ্যানের প্রচারে লেগে রয়েছেন।

**প্র. 129. কায়োৎসর্গ কি জিনিষ ?**

**উত্তর ঃ** কায়োৎসর্গ-ও হচ্ছে এক শিথিলতা টেক্‌নিক। ধ্যানের এই প্রক্রিয়া যথেষ্ট সরল হয়। এতে পুরো শরীরের বিভ্রান্তি হয়। এতে আপনাদের শরীর ধীরে-ধীরে শিথিল হয়ে ওঠে।

কায়োৎসর্গের জন্য এমন ঘর বেছে নিন, যেখানে চিৎকার-চেঁচামেচি নেই আর তাপমাত্রাও স্হির হয়ে থাকে। শুয়ে পড়ে এমনটা চিন্তা করুন যে, আপনাদের শরীরের প্রতিটি অঙ্গ শিথিল হয়ে পড়ছে। মানসিক চাপের সঙ্গে যুক্ত উচ্চ রক্তচাপ রোগীদের পক্ষে কায়োৎসর্গ বিশেষ রূপে লাভদায়ক হয়।

**প্র. 130. মানসিক চাপের সঙ্গে কি ভাবে মোকাবিলা করা সম্ভব ?**

**উত্তর ঃ** মানসিক চাপের ব্যবস্হাপনা তিন প্রকারে করা যেতে পারে ঃ

- মানসিক চাপ সৃষ্টি না হোক্।
- মানসিক চাপকে দূর করা হোক্।
- মানসিক চাপ ব্যবস্হাপনা।

মানসিক চাপ ব্যবস্হাপনা মানসিক চাপের কারণ আর নিজেকে বিশ্রাম প্রদান করার ওপরে নির্ভর করে। সবার আগে আপনাদের *'অনেকান্ত'*-কে বুঝতে হবে। একই জিনিষের জন্য বেশ কিছু মত হতে পারে... যদি কোন ব্যক্তি এই ব্যাপারে অন্যদের সঙ্গে তর্ক না করেন, তাহলে তিনি মানসিক চাপের থেকে মুক্ত থাকবেন।

মানসিক চাপ ব্যবস্হাপনার জন্য মানসিক চাপের মূল পর্যন্ত পৌঁছতে হবে। সংপ্রেষণ আর বিচারধারার আদান-প্রদানও মানসিক চাপের সঙ্গে যুক্ত হয়ে থাকে... কারণ অনেক বার মনের কথা না বলতে পারার কারণেও রক্তচাপ বেড়ে ওঠে।

**প্র. 131. আমার ঠিক কতটা মানসিক চাপ রয়েছে, সেটা কি করে বুঝব ?**

**উত্তর ঃ** মানসিক চাপ মাপার কোন একক হয় না। দৈনন্দিন গতিবিধিগুলোর নিরীক্ষণ দ্বারা এটা বুঝতে পারা যায় যে, ব্যক্তি মানসিক চাপে গ্রস্ত কি না ? উদাহরণস্বরূপ, যদি গাড়ী চালানোর সময় কোন ড্রাইভার অন্যদের ওপরে চেঁচাতে থাকে... তাহলে এমনটা ধরে নিতে পারেন যে, সে মানসিক চাপে গ্রস্ত হয়ে রয়েছে।

**প্র. 132. অবচেতন মানসিক চাপ কাকে বলে ?**

**উত্তর ঃ** কোন ব্যক্তি যখন ঘুমের মধ্যে মানসিক চাপের কারণে খারাপ স্বপ্ন দেখেন, সেটাকে অবচেতন মানসিক চাপ বলা হয়।

**প্র. 133. কি করে বোঝা যাবে যে, আমি মানসিক চাপে গ্রস্ত ?**

**উত্তর ঃ** মানসিক চাপের শারীরিক লক্ষণ নিম্নলিখিত হতে পারে ঃ

- হাতের পাতা ঘেমে ওঠা
- আঙুল ঠাণ্ডা হয়ে আসা
- মুখ শুকিয়ে আসা
- হাত কাঁপতে থাকা
- বার-বার প্রস্রাব হওয়া
- ডায়রিয়া
- কন্ঠস্বরে পরিবর্তন আসা
- বমি পাওয়া
- অস্থিরতা

**প্র. 134. ধ্যান আর কায়োৎসর্গের জন্য কতটা সময় দেওয়া উচিত ?**

**উত্তর ঃ** ধ্যান বা কায়োৎসর্গ অত্যন্ত লাভদায়ক হয়। এটা আমাদের ভাবনাত্মক মস্তিস্ককে নিয়ন্ত্রণ করে। ভাবনাত্মক মস্তিস্ক আমাদের ভাবনা, উদ্বেগ আর ঈর্ষার স্থান হয়... এজন্য ধ্যান আর কায়োৎসর্গ মানসিক চাপ কম করে। প্রতি দিন 10 - 15 মিনিট পর্যন্ত ধ্যান বা কায়োৎসর্গ অবশ্যই করুন।

**প্র. 135. মানসিক চাপ ব্যবস্থাপনা দ্বারা কি হায়পারটেনশনের চিকিৎসা হতে পারে ?**

**উত্তর ঃ** আজ্ঞে হ্যাঁ... মানসিক চাপ ব্যবস্থাপনা দ্বারা 90% হায়পারটেনশনের মামলা সামলানো যায়। মানসিক চাপই তো হায়পারটেনশনের মূল হয়। আমরা ওজন কমিয়ে, ধূম্রপান ত্যাগ করে আর আহারে নুনের মাত্রা কমিয়েও উচ্চ রক্তচাপের ওপরে নিয়ন্ত্রণ প্রাপ্ত করতে পারি।

অনেকে স্বাভাবিক রক্তচাপের সঙ্গে আরামে জীবন কাটান... কিন্তু হঠাৎ করে কোন বিবাদের সৃষ্টি হয়ে পড়লে তাঁদের রক্তচাপ বেড়ে ওঠে। সুতরাং মানসিক চাপ ব্যবস্থাপনা দ্বারা রক্তচাপকে নিয়ন্ত্রিত করা যেতে পারে।

**প্র. 136. লোকেরা পরস্পরের সঙ্গে লড়াই-ঝগড়া কেন করে?**

**উত্তর :** লড়াই-ঝগড়া মানসিক চাপেরই এক প্রকাশ হয়। প্রতিটি ব্যক্তিই নিজের মত করে চিন্তা করেন... কিন্তু যখন তাঁদের এই চিন্তাধারা পরস্পরের সঙ্গে সংঘাত বাধায়, তখনই লড়াই-ঝগড়ার উৎপত্তি হয়। পতি-পত্নীর বিচারধারা যখন পরস্পরের সঙ্গে মিল না খায়, তখন লড়াই-ঝগড়া হওয়াটা অত্যন্ত স্বাভাবিক হয়। অন্য শব্দে আমরা যা চাই, সেটা যদি না পাওয়া যায়... তাহলে লড়াই-ঝগড়া হয়। আমাদের অন্যদের দৃষ্টিভঙ্গীকেও বোঝা উচিত। এটাই হচ্ছে অনেকান্ত অর্থাৎ '*যত লোক... তত দৃষ্টিভঙ্গী*'। এই জিনিষটাকে স্বীকার করে নিন এবং অন্যদের দৃষ্টিভঙ্গীকেও কদর করুন; তাহলে আর কখনোই লড়াই-ঝগড়া হবে না।

**প্র. 137. আর্থিক চাপ ব্যবস্থাপনা কি ভাবে করা যায়?**

**উত্তর :** আমাদের জীবনে টাকা-পয়সার এক অত্যন্ত গুরুত্বপূর্ণ ভূমিকা রয়েছে। যে কোন কাজের জন্যই টাকা-পয়সার প্রয়োজন হয়। সুতরাং আর্থিক ক্ষেত্রটা সন্তুলিত হওয়া প্রয়োজন। বেশীর ভাগ ব্যক্তিই আর্থিক সমস্যার কারণেই মানসিক চাপগ্রস্ত হয়ে থাকেন। তাঁরা নিজেদের উপার্জনের তুলনায় বেশী খরচ করেন। এই খরচকে যদি কমিয়ে নিয়ে আসা যায়, তাহলে মানসিক চাপও আপনা থেকেই কমে আসবে। আয় আর ব্যয়ের মধ্যে এক সন্তুলন থাকা উচিত। সঞ্চয়ও মানসিক চাপ ব্যবস্থাপনার এক অঙ্গ হয়। অত্যন্ত কম সঞ্চয়ও প্রয়োজনের সময় কাজে আসে। তাহলে জরুরী অবস্থায় আর্থিক চাপেরও সৃষ্টি হয় না।

**প্র. 138. সৎসঙ্গ কি মানসিক চাপ কমাতে সহায়ক হয়?**

**উত্তর :** আজ্ঞে হ্যাঁ... আমাদের অবচেতন মন ভালো জিনিষে পরিপূর্ণ হয়ে রয়েছে। সৎসঙ্গে গেলে আপনাদের সর্বদাই এটা মাথায় থাকে যে, আপনাদের সেখানে কেমন ব্যবহার করতে হবে। আপনারা যদি সৎসঙ্গে শোনা কথাগুলোকে নিজেদের দৈনিক জীবনেও গ্রহণ করেন, তাহলে সেটা যথেস্ট লাভদায়ক হবে। সৎসঙ্গে আমরা যখন সেই সব ভালো-ভালো কথা বার-বার শুনি, তখন আমাদের মস্তিস্কের ওপরে সেটার ভালো প্রভাব পড়ে আর সেগুলো নিজেদের ব্যবহারিক জীবনে প্রয়োগ করার প্রেরণাও প্রাপ্ত হয়।

**প্র. 139. অহংকারকে কি ভাবে নিয়ন্ত্রিত করা যেতে পারে?**

**উত্তর :** অহংকার লোকেদের এটাই শেখায় যে, সেই হচ্ছে সর্বশ্রেষ্ঠ! তারা যখন অন্যদের ওপরে নিজেদের প্রভাব বিস্তার করতে পারে না, তখনই মানসিক চাপের সৃষ্টি হয়। আপনাদের অন্যদের ভালো জিনিষগুলো আর নিজেদের দুর্বলতা খুঁজতে হবে। আপনাদের এটা বুঝতে হবে যে, আপনারা জীবনের সকল ক্ষেত্রে শ্রেষ্ঠ হতে পারেন না। ব্যস্... এতটা বুঝতে পারলেই সমস্ত মানসিক চাপ গায়েব হয়ে পড়বে।

**প্র. 140. কেমন ভাবে বার্তালাপ করা উচিত, যাতে মানসিক চাপ উৎপন্ন না হয়?**

**উত্তর :** বার্তালাপের মাধ্যমেই ব্যক্তি নিজের ভাবনা প্রকট করে। অনেক

লোক ভুল বার্তালাপের কারণেই মানসিক চাপের কবলে চলে আসেন। আমাদের সর্বদা এমন ভাবে বার্তালাপ করা উচিত, যাতে অন্যদের ভাবনা আহত না হয়। আপনাদের যদি কারো কাজ পছন্দ না হয়, তাহলে তাঁকে সরাসরি এমনটা বলবেন না – *"তোমার মাথায় গোবর পোরা রয়েছে। তোমার দ্বারা কোন কাজ হবে না।"* বরং আপনাদের এমনটা বলা উচিত – *"তোমার কাজে আমি সন্তুষ্ট নই। এই কাজটা তোমার এই ভাবে করা উচিত ছিল।"* এতে সামনের ব্যক্তি অপমানিতও অনুভব করবেন না আর আপনাদের বক্তব্যও তাঁর কাছে পৌঁছে যাবে। সর্বদা এমন ভাবে কথা বলুন, যাতে কারো হৃদয়ে আঘাত না লাগে।

**প্র. 141. ইন্টারভিউ বা পরীক্ষা দিতে যাওয়ার সময় রক্তচাপ কেন বাড়ে ?**

**উত্তর ঃ** মানসিক চাপই তো হায়পারটেনশনের মূল হয়। পরীক্ষা বা ইন্টারভিউ দিতে যাওয়ার সময় মানসিক চাপ যথেষ্ট বেশী হয়... সেই সময় এড্রেনলিনের স্রাবও বেশী হয়। এই হার্মোন রক্ত প্রবাহ আর হৃদয় গতিকে বাড়িয়ে তোলে... যার ফলে রক্তচাপও বেড়ে ওঠে।

## 12. বিবিধ ঃ

**প্র. 142. ফুসফুসের রক্তচাপ কত হয় ?**

**উত্তর ঃ** স্বাভাবিক মিনিমাল ভাল্ভ রেগুর্গিটেশনে ডায়স্টোলিক গ্রেডিয়েন্ট হচ্ছে = 3.9 mmHg !

অনুভূতি স্বাভাবিক = (6 mmHg) ডান আর্টিয়াল প্রেশার, ওয়েজ প্রেশার = 3.9 + 6 = 9.9 mmHg !

আনুমানিক বেড়ে ওঠা ওয়েজ প্রেশার।

লাগাতার ওয়েভ ডপলার ট্রেসিং, ট্রান্সথোরেসিক পরীক্ষা।

মিনিমাল পাল্মোনারী ভাল্ভ রেগুর্গিটেশনে ডায়স্টোলিক গ্রেডিয়েন্ট = 15.2 mmHg !

অনুভূতি স্বাভাবিক = (6 mmHg) ডান আর্টিয়াল প্রেশার, ওয়েজ প্রেশার = 15.2 + 6 = 21.2 mmHg !

**প্র. 143. পাল্মোনারী হায়পারটেনশন কি জিনিষ ?**

**উত্তর ঃ** এটা হচ্ছে রক্ত নলিকাগুলোর অব্যবস্থা... যাতে ফুসফুসে উচ্চ রক্তচাপ হয়ে পড়ে। পাল্মোনারী *(ফুসফুস)* + হায়পারটেনশন *(উচ্চ রক্তচাপ)*। যখন হৃদয় থেকে ফুসফুসের দিকে রক্ত নিয়ে যাওয়া নলিকাগুলো উঁচু হয়... তখন হৃদয়ের ডান দিকের অংশের ওপরে চাপের সৃষ্টি হয় – এটাকেই পাল্মোনারী হায়পারটেনশন বলা হয়।

**প্র. 144. পাল্মোনারী হায়পারটেনশনের লক্ষণ কি হয় ?**

**উত্তর ঃ** পাল্মোনারী হায়পারটেনশনের লক্ষণ ঃ কাজ করার সময় শ্বাস নিতে অসুবিধা হওয়া, ক্লান্তি অনুভূত হওয়া, বেহুঁশী আর বুকে যন্ত্রণা হতে থাকা। এই সব লক্ষণের কারণে কিছু গতিবিধি আর ব্যায়ামকে সীমিত করতে হতে পারে।

**প্র. 145. পাল্‌মোনারী হায়পারটেনশনের প্রমুখ কারণ কি হয় ?**

**উত্তর :** এটা বেশ কিছু কারণে হতে পারে। কিছু কারণ অজানা থাকে, তখন আমরা সেটাকে প্রাইমারী পাল্‌মোনারী হায়পারটেনশন বলি। সেকেণ্ডারী হায়পারটেনশনে কারণ জানা যায়, যেমন – এম্‌ফী সীমা বা শ্বাসের সঙ্গে যুক্ত সমস্যা। অন্য কারণ হচ্ছে – কঞ্জেস্টিভ হার্ট ফেলিয়োর, হৃদয়ের জন্মজাত কিছু ত্রুটি, পাল্‌মোনারী ধমনীগুলোয় রক্তের পুরোন ফোঁটা, এইডস্ এবং ফেনফ্লুরামাইনের মত কিছু ডায়েট ড্রাগস্ ইত্যাদি *(এই সব ওষুধ এখন আর পাওয়া যায় না)*।

**প্র. 146. পাল্‌মোনারী হায়পারটেনশনের চিকিৎসা কি ?**

**উত্তর :** এর জন্য আলাদা করে চিকিৎসা করাতে হয়। এই রোগ অত্যন্ত গম্ভীর হলেও এর চিকিৎসা সম্ভব। অক্সিজেনের সহায়তায় হার্টের পাম্পিংকে উন্নত করে তোলা যেতে পারে। ড্যুরেটিক্স, রক্ত পাতলা করার ওষুধও পাল্‌মোনারী হায়পারটেনশনকে কমাতে পারে। কখনো-কখনো লাংস্ ট্রান্সপ্ল্যান্টও করাতে হয়।

**প্র. 147. দু হাতের ব্লাড প্রেশার কি আলাদা-আলাদা হতে পারে ?**

**উত্তর :** হ্যাঁ... দু হাতের ব্লাড প্রেশার আলাদা-আলাদা হয়। ডান হাতে বাঁ হাতের তুলনায় প্রেশার বেশী হয়... কিন্তু এই পার্থক্য 5 - 6 mmHg-র বেশী হয় না। ডান হাতে রক্ত আগে পৌঁছয়... এজন্যই এমনটা হয়।

**প্র. 148. ব্লাড প্রেশার কি পায়ে মাপা হতে পারে ?**

**উত্তর :** হ্যাঁ...ব্লাড প্রেশার পায়েও মাপা যেতে পারে। যখন রক্তচাপ অত্যন্ত কম হয় বা ব্রংকিয়াল ধমনী কাজ না করে... তখন পায়েও রক্তচাপ মাপা যেতে পারে। পায়ে মজুদ ফেমোরাল ধমনীতেও এই আওয়াজ শোনা যেতে পারে।

**প্র. 149. হাতের ওপরের দিকে আর পায়ে রক্তচাপ কি আলাদা-আলাদা হয় ?**

**উত্তর :** হ্যাঁ... এটা আলাদা হয়। প্রায় ক্ষেত্রে পায়ের রক্তচাপ, হাতের ওপরের দিকের রক্তচাপের 90% হয়। কিন্তু পায়ের ধমনীগুলো সংকুচিত হওয়ার কারণে সেটা কমও হতে পারে।

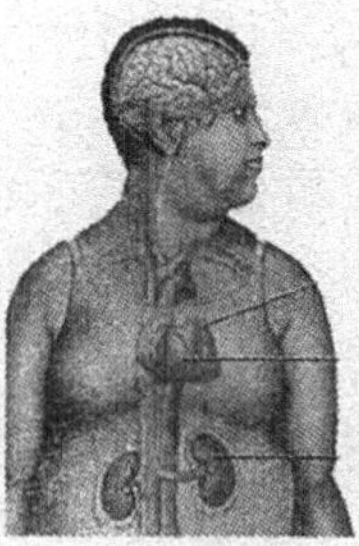

**প্র. 150. কোন যথেষ্ট মোটা ব্যক্তির রক্তচাপ কি ভাবে মাপা হবে ?**

**উত্তর :** মোটা ব্যক্তিদের জন্য সাধারণের থেকে বড় আকারের কাফ বাজারে কিনতে পাওয়া যায়। এটা সহজেই মোটা ব্যক্তির হাতের ওপরের অংশে জড়ানো যেতে পারে। এমনিতে মোটা ব্যক্তিদের গোড়ালি থেকেও রক্তচাপ মাপা যেতে পারে।

**প্র. 151. বাচ্চাদের স্বাভাবিক রক্তচাপ কত হয় ?**

**উত্তর :** বাচ্চাদের রক্তচাপ তাদের বয়স অনুসারে আলাদা-আলাদা হয়। যদি

বাচ্চার বয়স তিন বছর হয়, তাহলে তার স্বাভাবিক রক্তচাপ107 / 69 mmHg-র থেকে বেশী হবে। দশ বছর বয়সে এই রক্তচাপ 117 / 75 mmHg-র থেকে বেশী হওয়া উচিত।

**প্র. 152. স্থূলতা থেকেও কি হায়পারটেনশন হতে পারে ?**

**উত্তর ঃ** হ্যাঁ... স্থূলতার সাথে হায়পারটেনশনের গভীর সম্পর্ক রয়েছে। মোটা ব্যক্তিরা নিজেদের ওজন কমিয়ে আনলে তাঁদের রক্তচাপও কমে আসে। এটা প্রমাণ হয়ে গেছে যে, ওজন বাড়ার হিসেবে ব্যক্তির রক্তচাপও বাড়ে।

## 13. হৃদয় এবং তার কার্যপ্রণালী ঃ

**প্র. 153. হৃদয়ের কাজ কি হয় ?**

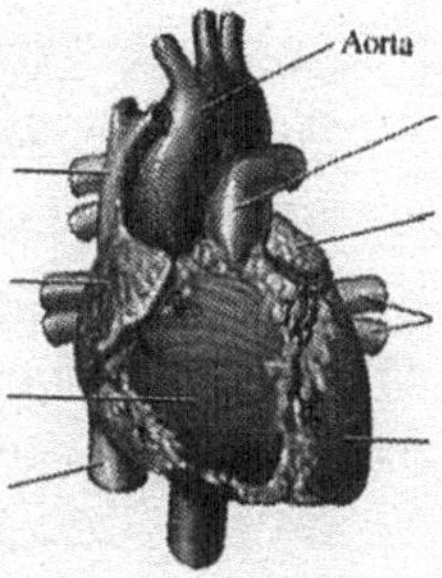


**উত্তর ঃ** হৃদয় আমাদের পুরো শরীরে রক্তকে প্রবাহিত করে। এক মিনিটে হৃদয় 72 বার স্পন্দিত হয়। হৃদয়ে চারটি কক্ষ থাকে। কক্ষ 1 আর 3 প্রথমে রক্ত পাম্প করে... এজন্য 1 - 2 আর 3 - 4 থেকে রক্ত প্রবাহিত হতে পারে।

তারপর কক্ষ 2 আর 4 এক সাথে রক্ত পাম্প করে। দ্বিতীয় কক্ষ থেকে সেটা ফুসফুসে যায়... যেখানে সেটা অক্সিজেনের সাথে মিলিত হয়ে তৃতীয় কক্ষে যায়। সেখান থেকে চতুর্থ কক্ষে যাওয়ার পরে রক্ত পুরো শরীরে প্রবাহিত হতে থাকে।

**প্র. 154. হৃদয় রক্তচাপ বাড়াতে কি ভাবে দায়ী হয় ?**

**উত্তর ঃ** হৃদয় আমাদের পুরো শরীরে রক্ত পাম্প করে। যদি রক্তচাপ স্বাভাবিক থাকে, তাহলে হৃদয়ও স্বাভাবিক পদ্ধতিতেই কাজ করবে। কিন্তু যদি হৃদয় গতি বেড়ে ওঠে, তাহলে রক্তচাপও বাড়বে। উত্তেজনার কারণে হৃদয়ের পাম্প করার শক্তি বাড়বে। সেটা আরও বেশী শক্তির সাথে সংকুচিত হবে আর তার ফলে রক্তচাপও বেড়ে উঠবে। আমাদের শরীরে এড্রেনলিন, এঞ্জিয়োটেন্সিন ইত্যাদি কিছু হার্মোনও তৈরী হয়... যেগুলো হৃদয়ের মাধ্যমে রক্তচাপকে বাড়িয়ে তোলে।

**প্র. 155. উচ্চ রক্তচাপ হৃদয়কে কি ভাবে প্রভাবিত করে ?**

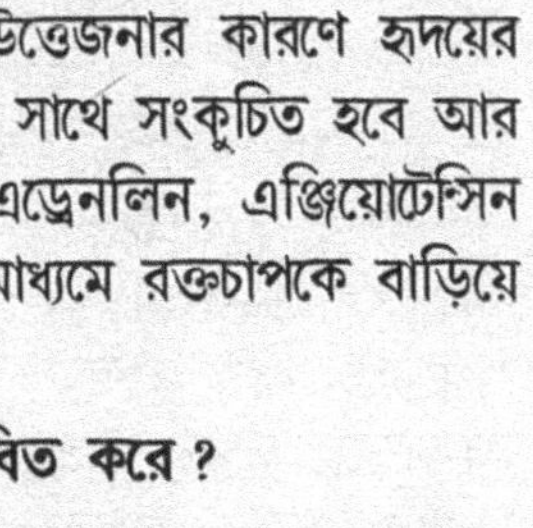

**উত্তর ঃ** উচ্চ রক্তচাপ হৃদয়কেও প্রভাবিত করে। চতুর্থ কক্ষ 120 mmHg চাপে রক্ত পাম্প করে... কিন্তু পাম্পিং-য়ের ক্ষমতা বেড়ে উঠলে রক্তের চাপও বেড়ে ওঠে। এই চাপ যদি 150 - 160 mmHg হয়ে পড়ে, তখন হৃদয়কে পাম্প করার কাজে বেশী জোর লাগাতে হয়, যাতে সঞ্চরণ প্রক্রিয়া চলতে থাকে। এমনটা দীর্ঘ সময় ধরে হতে থাকলে হৃদয়ের

মাংসপেশীগুলো দুর্বল হয়ে পড়ে। একে LVH *(Left Ventricular Hypertrophy)* বলা হয়। এখানে হৃদয়ের বেশী রক্তের আবশ্যকতা হয়... এই কারণে এ্যাঞ্জাইনাও হতে পারে। প্রায় ক্ষেত্রেই হার্ট এ্যাটাক হওয়ার সময় রক্তচাপও যথেষ্ট বেড়ে ওঠে। হৃদয় সেই সময় সঠিক ভাবে রক্ত পাম্প করতে পারে না, ফুসফুসে জল ভরে যায়... যার ফলে দম বন্ধ হয়ে আসে। একে হার্ট ফেলিয়োর বা LVF *(Left Ventricular Failure)* বলা হয়।

## 14. নিম্ন রক্তচাপ ঃ

**প্র. 156. নিম্ন রক্তচাপ বা হাইপোটেনশন কি হয়?**

**উত্তর ঃ** আমাদের স্বাভাবিক রক্তচাপ 120 / 80 mmHg হয়। যখন সিস্টোলিক ব্লাড প্রেশার 100 mmHg-র কম আর ডায়স্টোলিক ব্লাড প্রেশার 70 mmHg-র থেকে কম হয়ে পড়ে... তখন সেটাকে নিম্ন রক্তচাপ বা হাইপোটেনশন বলা হয়।

**প্র. 157. নিম্ন রক্তচাপ কি করে চেনা যাবে?**

**উত্তর ঃ** নিম্ন রক্তচাপে রোগী উঠে দাঁড়াতে দুর্বলতা অনুভব করেন... কারণ সেই অবস্থায় তাঁর শরীরের ওপরের অংশ মস্তিষ্ক পর্যন্ত পর্যাপ্ত মাত্রায় রক্ত পৌঁছতে পারে না। রোগীর মাথা ঘোরা ছাড়া অত্যধিক ঘামও হতে থাকে... শরীরে আলস্যতা ছেয়ে থাকে... রোগী সহজে ক্লান্তও হয়ে পড়েন।

**প্র. 158. নিম্ন রক্তচাপের কারণ কি হয়?**

**উত্তর ঃ** প্রায় ক্ষেত্রেই নিম্ন রক্তচাপের রোগীদের সেরকম কোন লক্ষণ সামনে প্রকাশ পায় না। এমনটা শরীরে ভিটামিনের অভাব, খাওয়া-দাওয়ার ভুল অভ্যাস এবং ডায়রিয়া ইত্যাদি কারণে শরীরে জলের অভাব হয়ে পড়লে হয়।

**প্র. 159. আদর্শ রক্তচাপ কত হয়?**

**উত্তর ঃ** আমাদের আদর্শ রক্তচাপ 120 / 80 mmHg হয়। যদিও সাম্প্রতিক অনুসন্ধান অনুসারে এটা 115 / 75 mmHg হওয়া উচিত।

**প্র. 160. নিম্ন রক্তচাপের চিকিৎসা কি?**

**উত্তর ঃ** বেশীর ভাগ ক্ষেত্রে কোন প্রকারের চিকিৎসার প্রয়োজন হয় না... কারণ রোগী তেমন কোন অসুবিধাই অনুভব করেন না। কেবলমাত্র লক্ষণ দেখতে পাওয়ার পরেই চিকিৎসা করানোর প্রয়োজন হয়। যদি স্বাভাবিক রক্তচাপ হঠাৎ করে কমে আসে... তাহলে এটা জানার চেষ্টা করা উচিত যে, সেটা ডায়রিয়া বা শরীরে জলের অভাবের কারণে হয়নি তো? এমনটা জ্বর আর রক্তাল্পতার কারণেও হতে পারে। আমাদের কারণ অনুসারেই চিকিৎসা করানো উচিত। যদি কিছু সময়ের জন্য এমনটা হয়, তাহলে রোগীকে নোন্‌তা ভোজন দিন বা এক কাপ চা / কফি পান করতে দিন।

ব্যাপারটা গুরুতর হলে রোগীকে স্যালাইন ড্রিপ দিতে পারেন। নিম্ন রক্তচাপের রোগীকে হাসপাতালে প্রথমে এই চিকিৎসাই প্রদান করা হয়।

যদি রোগীর শরীরের মধ্যে কোথাও রক্তস্রাব হতে থাকে, তাহলেও রক্তচাপ

কমে আসে। এমন পরিস্হিতিতে রক্ত বদলানো উচিত।

**প্র. 161. যদি রক্তচাপ হঠাৎ করে কমে আসে, তাহলে কি করা উচিত ?**

**উত্তর ঃ** যদি হঠাৎ করে রক্তচাপ কমে আসে... তাহলে এটা জানার চেস্টা করা উচিত যে, এমনটা কোন দুর্ঘটনা, শরীরের ভেতরে রক্তস্রাব, ডায়রিয়া বা দ্রবের অভাবের কারণে হয়েছে, না আর কোন কারণে ? এমন পরিস্হিতিতে কারণ অনুসারে চিকিৎসা করা উচিত... যাতে রক্তচাপকে বাড়ানো যেতে পারে।

## 15. রীনল হায়পারটেনশন ঃ

**প্র. 162. রীনল হায়পারটেনশন বা রীনোভাস্কুলার হায়পারটেনশন কাকে বলে ?**

**উত্তর ঃ** কিড্নী পর্যন্ত রক্ত নিয়ে যাওয়া ধমনীগুলো কোলেস্ট্রল এবং ট্রাইগ্লিসরাইডের কারণে সংকীর্ণ হয়ে পড়ে। এই অবরোধের কারণে কিড্নীতে রক্তচাপ বেড়ে ওঠে। একেই রীনল হায়পারটেনশন বা রীনোভাস্কুলার হায়পারটেনশন বলে।

**প্র. 163. রীনল হায়পারটেনশন হওয়ার কারণ কি ?**

**উত্তর ঃ** রক্তচাপ হৃদয় দ্বারা পাম্প করা রক্ত অনুসারে ধমনীগুলোর আকার আর অবস্হার ওপরে নির্ভর করে। এছাড়া আরও কিছু কারক এর জন্য দায়ী হয়, যেমন – শরীরে জল আর নুনের মাত্রা, কিড্নীর অবসহা, স্নায়ু তন্ত্র বা রক্ত নলিকা এবং শরীরে বিভিন্ন হার্মোনের স্তর ইত্যাদি।

রীনোভাস্কুলার হায়পারটেনশন হচেছ এক সেকেণ্ডারী হায়পারটেনশন। এমনটা হায়পারটেনশনের 5%-য়েরও কম রোগীদের মধ্যে দেখতে পাওয়া যায়। এর লক্ষণ 30 বছর বয়সের আগে বা 50 বছর বয়সের পরে প্রকট হয়... যেটা কিড্নীর রক্ত নলিকাগুলোর ক্ষতির ওপরে নির্ভর করে। এই ধমনীগুলো সংকুচিত হয়ে পড়ার কারণে কিড্নী পর্যন্ত পর্যাপ্ত মাত্রায় রক্ত প্রবাহিত হতে পারে না। রক্ত প্রবাহের মাত্রা কমে আসায় এক হার্মোন *'রেনিন'*-য়ের স্রাব যথেস্ট বেশী মাত্রায় হতে থাকে... যেটা রক্তচাপ বেড়ে ওঠার জন্য দায়ী হয়।

**প্র. 164. রীনল হায়পারটেনশনের লক্ষণ কি হয় ?**

**উত্তর ঃ** কখনো-কখনো মাথায় যন্ত্রণা হতে থাকে। হায়পারটেনশন গুরুতর হলে সেটার লক্ষণ নিম্নলিখিত হতে পারে ঃ

- ক্লান্তি
- ভ্রম
- দৃস্টিশক্তিতে পার্থক্য আসা
- বমনেচ্ছা আর বমি হওয়া
- এ্যাঞ্জাইনার মত বুকে যন্ত্রণা হতে থাকা
- কঞ্জেস্টিভ হার্ট ফেলিয়োর

**প্র. 165. উচ্চ রক্তচাপ কিড্‌নীকে কি ভাবে প্রভাবিত করে ?**

**উত্তর :** কিড্‌নী এজন্য প্রভাবিত হয়... কারণ কিড্‌নী পর্যন্ত রক্ত পৌঁছে দেওয়া রীনল ধমনীগুলো, উচ্চ রক্তচাপের কারণে সংকুচিত হয়ে পড়ে এবং রক্ত সহজে কিড্‌নী পর্যন্ত প্রবাহিত হতে পারে না। এর ফলে কিড্‌নীর স্বাভাবিক কার্যক্ষমতাও প্রভাবিত হয়। এই অবস্থা যদি দীর্ঘ সময় পর্যন্ত চলতে থাকে, তাহলে কিড্‌নী ফেলিয়োরও হয়ে পড়তে পারে।

**প্র. 166. রীনল হায়পারটেনশন রোগীর কেমন আহার নেওয়া উচিত ?**

**উত্তর :** এমন রোগীর কম প্রোটিনযুক্ত আহারের সেবন করা উচিত... কারণ এমন রোগী প্রস্রাবের সাথে ইউরিয়া বার করতে পারেন না। কম গুণবত্তার প্রোটিনযুক্ত খাদ্য পদার্থ *(ডাল, পাঁউরুটী আর সব্জী)*-য়ের ওপরে নিষেধাজ্ঞা জারী করা উচিত এবং উচ্চ গুণবত্তার প্রোটিন *(দুধ, চীজ)* অল্প মাত্রায় নেওয়া যেতে পারে। উচ্চ রক্তচাপের কারণে নুনের ওপরেও বর্জনতা লাগানো উচিত। ফোস্‌ফোরাসও কম মাত্রায় দেওয়া উচিত... কারণ এতে প্রোটিন ভরপুর মাত্রায় থাকে।

**প্র. 167. রীনল হায়পারটেনশন সাধারণতঃ কোন্ বয়সে হয় ?**

**উত্তর :** এই রোগ প্রায় ক্ষেত্রে 30 বছর বয়সের আগে আর 50 বছর বয়সের পরে হয়। এটা কিড্‌নীর রক্ত নলিকাগুলোর ক্ষতির ওপরে নির্ভর করে। এটা এক প্রকারের সেকেণ্ডারী হায়পারটেনশন হয়... যেটা হায়পারটেনশনের 5%-য়েরও কম রোগীদের মধ্যে দেখতে পাওয়া যায়।

**প্র. 168. রীনল হায়পারটেনশন কাদের হতে পারে ?**

**উত্তর :** উচ্চ রক্তচাপ, উচ্চ কোলেস্ট্রল, উচ্চ ট্রাইগ্লিসরাইড এব কম এইচ.ডি.এল.-য়ের ব্যক্তিদের রীনল হায়পারটেনশন হতে পারে। মদ্যপান আর ধূম্রপান করতে থাকা ব্যক্তি এবং স্থূলকায় ব্যক্তিরাও এই রোগে গ্রস্ত হতে পারেন।

**প্র. 169. স্থূলতা কি এই রোগকে প্রভাবিত করে ?**

**উত্তর :** হ্যাঁ... স্থূলতা একে প্রভাবিত করতে পারে। মোটা ব্যক্তিদের মধ্যে কোলেস্ট্রল আর ট্রাইগ্লিসরাইডের স্তর অত্যন্ত বেশী হয়... যেটা রীনল ধমনীগুলোয় অবরোধের সৃষ্টি করে এবং রক্তচাপকে বাড়িয়ে তোলে। রীনল হায়পারটেনশন রোগীদের ব্যায়াম করে আর কম ক্যালোরী যুক্ত আহারের সেবন করে নিজেদের ওজন কমানো উচিত।

**প্র. 170. রীনল হায়পারটেনশনের চিকিৎসা কি ?**

**উত্তর :** এর লক্ষ্য রক্তচাপকে নিয়ন্ত্রিত করা হয়। এমন রোগীদের ড্যুরেটিক্স, আল্‌ফা এবং বীটা ব্লকার্স, ক্যালশিয়াম চ্যানেল ব্লকার্স ইত্যাদি সমূদের ঔষধি দেওয়া যেতে পারে। রোগের লক্ষণ গম্ভীর হলে তাঁদের ডায়েজোক্সাইড বা নাইট্রোপ্রুসাইড দিতে পারেন। প্রত্যেক ব্যক্তির ওপরে ঔষধি আলাদা ভাবে প্রভাব বিস্তার করে। রোগীর রক্তচাপের পরীক্ষা লাগাতার করা উচিত। ঔষধি পাল্টাতেও

হতে পারে।

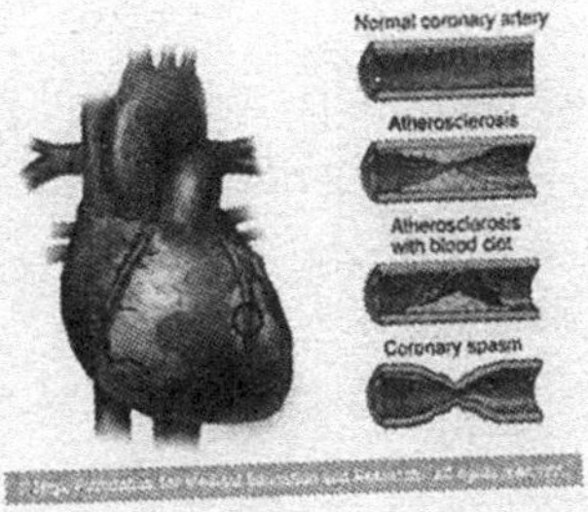


অস্ত্রোপচার দ্বারা ধমনীগুলোয় উন্নতি নিয়ে আসতেও হতে পারে। বেলুনিং এঞ্জিয়োপ্লাস্টিও করতে হতে পারে।

জীবন-শৈলীতে পরিবর্তন নিয়ে আসুন, ওজন কমান, নিয়মিত ব্যায়াম করুন, ধূম্রপান আর মদ্যপান করবেন না এবং আহারে সংযম রাখুন – এগুলোরও যথেষ্ট প্রভাব পড়ে।

## 16. হায়পারটেনশনের জটিলতা ঃ

**প্র. 171. হায়পারটেনশনের জটিলতা কি-কি হয়?**

উত্তর ঃ হায়পারটেনশনের প্রমুখ জটিলতা হচ্ছে ঃ

❁ করোনারী ধমনী রোগ এবং হার্ট ফেলিয়োর

❁ রীনল ফেলিয়োর

❁ পক্ষাঘাত

❁ এথ্রোসক্লেরোসিস

❁ রেটিনোপ্যাথি

**প্র. 172. হায়পারটেনশন হৃদয়কে কি ভাবে প্রভাবিত করে?**

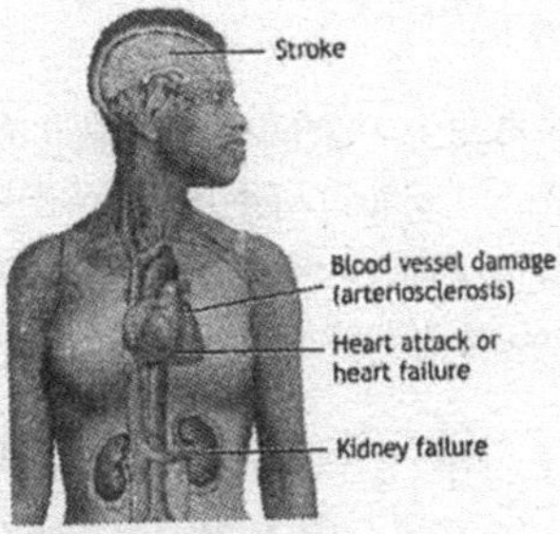


**উত্তর ঃ** হায়পারটেনশন আর্টারিয়োসক্লেরোসিস আর ধমনীগুলোয় অবরোধ হওয়ায় মুখ্য ভূমিকা পালন করে। হায়পারটেনশনের ফলে নলিকাগুলোর নমনীয়তা কমে আসে, সেগুলোয় '*স্থীরোমাস*'-য়ের রূপে কোলেস্ট্রল আর ট্রাইগ্লিসরাইড জমতে শুরু করে... যার ফলে রক্ত প্রবাহ সুচারু রূপে হতে পারে না আর ইস্‌কেমিক রোগ হয়ে পড়ে।

এমন রোগীদের মৃত্যু করোনারী ধমনী রোগে বেশী করে হয়। প্রায়ই ভেন্ট্রীকুলার হায়পারট্রোফীর সমস্যাও হয়ে পড়ে।

**প্র. 173. হায়পারটেনশন মস্তিষ্ককে কি ভাবে প্রভাবিত করে?**

**উত্তর ঃ** এটা মস্তিষ্ককেও প্রভাবিত করতে পারে। ফ্যাটযুক্ত প্লাক জমা হয়ে পড়ার কারণে ধমনীগুলো সংকুচিত হয়ে পড়ে। এটা কোলেস্ট্রল অবরোধকেও ধমনীগুলোর প্রাচীরের থেকে আলাদা করে দেয়... যেটা মস্তিষ্ক পর্যন্ত যাওয়া রক্ত প্রবাহকে বাধা প্রদান করে *(এম্বোলিক স্ট্রোক)* আর ধমনীগুলোর প্রাচীরকে দুর্বল করে তোলে।

**প্র. 174. হায়পারটেনশন চোখকে কি ভাবে প্রভাবিত করে ?**

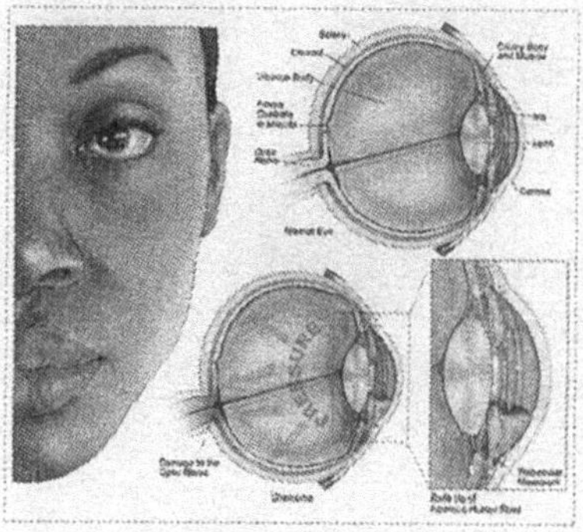

**উত্তর ঃ** উচ্চ রক্তচাপের কারণে চোখের ধমনীগুলো নষ্ট হয়ে পড়ে। রেটিনা থেকে এক প্রকারের দ্রব বার হতে থাকে এবং রেটিনাও ক্ষতিগ্রস্ত হয়ে পড়ে। রেটিনার ওপরে বেশী চাপ পড়ার কারণে ব্যক্তি অন্ধও হয়ে পড়তে পারেন। এর চিকিৎসা নেত্ররোগ বিশেষজ্ঞরা করে থাকেন। ব্রেন হেমারেজও হয়ে পড়তে পারে। লাগাতার চাপের কারণে ধমনীগুলোর প্রাচীর মোটা হয়ে পড়ে। অনেক ব্যক্তির হেমরহ্যাজিক স্ট্রোক *(Hemorrhagic Stroke)*-ও হয়ে পড়ে।

**প্র. 175. হায়পারটেনশন রোগীদের *'কার্ডিয়াক এ্যারেস্ট'* কেন হয় ?**

**উত্তর ঃ** হায়পারটেনশন এবং করোনারী আর্টারী ডিজিজ *(CAD)* রোগীদের প্রায়ই *'কার্ডিয়াক এ্যারেস্ট'* হয়ে পড়ে... কারণ আভ্যন্তরীণ মেম্ব্রেন ফ্যাটের অবরোধের কারণে পাতলা হয়ে পড়ে। উচ্চ রক্তচাপের কারণে ফেটে গিয়ে সেটা ধমনীগুলোয় জমে যায় অর্থাৎ ধমনীগুলোর 100% অবরোধ। একেই *'হার্ট এ্যাটাক'* বা *'কার্ডিয়াক এ্যারেস্ট'* বলা হয়।

**প্র. 176. অস্ত্রোপচারের আগে রক্তচাপ নিয়ন্ত্রিত করাটা কেন আবশ্যক হয় ?**

**উত্তর ঃ** আমাদের শরীরে বেশ কিছু কৃত্রিম ধমনী থাকে। চাপ খুব বেশী হয়ে পড়লে অথবা কেটে গেলে পর্যাপ্ত মাত্রায় রক্তস্রাব হতে থাকে। এমন অবস্থায় রোগী মারাও যেতে পারেন। অস্ত্রোপচারের আগে রক্তচাপকে নিয়ন্ত্রিত করা হয়। রোগীর রক্তচাপ খুব বেশী হলে তাঁকে বেহুঁশীর ওযুধ দিলে ঝুঁকি বেড়ে ওঠে।

## 17. মহিলা এবং হায়পারটেনশন ঃ

**প্র. 177. মহিলাদের পক্ষে স্বাভাবিক রক্তচাপ কি হয় ?**

**উত্তর ঃ** বৈজ্ঞানিক রূপে মহিলা আর পুরুষদের রক্তচাপ একই হয়... কিন্তু প্রায়ই এমনটা দেখতে পাওয়া যায় যে, মহিলাদের রক্তচাপ পুরুষদের তুলনায় কমই হয়। ভারতে মহিলাদের রক্তচাপ প্রায় ক্ষেত্রে110 / 70 mmHg হয়। সম্ভবতঃ মাসিক ধর্মের কারণে এবং রক্তাল্পতার কারণেই এমনটা হয়... কিন্তু এমনটা হওয়ার সঠিক কারণ এখনও পর্যন্ত অজ্ঞাতই রয়ে গেছে।

এমনটা হওয়ার একটা কারণ এটাও হয় যে, মহিলাদের ওপরে পুরুষদের মত টাকা-পয়সা উপার্জন করার অতিরিক্ত চাপ থাকে না।

**প্র. 178. মহিলাদের মধ্যে উচ্চ রক্তচাপ কেন হয় ?**

**উত্তর ঃ** আজকাল মহিলাদের মধ্যে উচ্চ রক্তচাপ হওয়াটা এক সাধারণ

ব্যাপার হয়ে উঠেছে। এমনটা জীবনে চাপ বেড়ে ওঠার কারণেই হয়। আগে মহিলাদের ওপরে কাজের এত বেশী চাপ ছিল না... কিন্তু এখন সংসারের দায়িত্বের সাথে-সাথে তাঁদেরকে বাহিরের দায়িত্বও সামলাতে হচ্ছে। তাঁদের ওপরে সব জায়গায় ভালো প্রদর্শন করার চাপ বজায় থাকে।

বেশ কিছু মহিলাদের ওজনও বেড়ে ওঠে। তাঁরা উচ্চ ফ্যাটযুক্ত আহারের সেবন করেন। এটাও মহিলাদের মধ্যে উচ্চ রক্তচাপ হওয়ার একটা কারণ হতে পারে।

**প্র. 179. প্রী-ডেলিভারী হায়পারটেনশন কাকে বলে ?**

**উত্তর :** ডেলিভারীর আগে কিছু-কিছু মহিলাদের শরীর থেকে খারাপ হার্মোনের স্রাব হতে থাকে... যাকে টক্সিসমীয়া *(প্রী-এক্ল্যাম্পসিয়া)* বলা হয়। এই জিনিষটা রক্তচাপ এবং প্রস্রাবে প্রোটিনের মাত্রাকে বাড়িয়ে তোলে। এমন মহিলাদের হাত-পা ফুলে ওঠা, মাথার যন্ত্রণা, ওজন বেড়ে ওঠা, মাথা ঘোরা আর পেটের যন্ত্রণা হতে থাকে। একে PIH *(Pregnancy Induced Hypertension)* বলা হয়।

**প্র. 180. পোস্ট-ডেলিভারী হায়পারটেনশন কি হয় ?**

**উত্তর :** অনেক বার গর্ভাবস্থাতেও এসেনশিয়াল বা সেকেণ্ডারী হায়পারটেনশন হয়ে পড়ে। যদিও এই রক্তচাপ অনেক সময় ধরে বেড়ে চলে... কিন্তু গর্ভাবস্থাতেই এর ব্যাপারে জানতে পারা যায়। একেই পোস্ট-ডেলিভারী বা *'ক্রনিক হায়পারটেনশন'* বলা হয়। এই জিনিষটা শিশুর জন্ম হওয়ার পরেও বজায় থাকে। এমন মহিলাদের মধ্যে প্রী-এক্ল্যাম্পসিয়া রোগ হয়ে পড়ার ঝুঁকিও বেড়ে ওঠে।

**প্র. 181. আমাদের কি প্রী-ডেলিভারী হায়পারটেনশনের জন্য কোন ওষুধের সেবন করা উচিত ?**

**উত্তর :** হ্যাঁ... যদি গর্ভাবস্থা আর ডেলিভারী হওয়া পর্যন্ত হায়পারটেনশন নিয়ন্ত্রণে না আসে, তাহলে ওষুধের সেবন করা উচিত... কারণ এটা গর্ভস্থ ভ্রুণেরও ক্ষতি করে। অত্যধিক রক্তস্রাবও হতে পারে... এজন্য ওষুধের সেবন করা আবশ্যক হয়ে ওঠে।

**প্র. 182. ডেলিভারীর পরে এই প্রকারের হায়পারটেনশনের কি হয় ?**

**উত্তর :** প্রায় ক্ষেত্রে ডেলিভারীর সময় রক্তচাপ স্বাভাবিক হয়ে আসে। এমন অবস্থায় কারণগুলো জেনে সেগুলোর সমাধান করার চেষ্টা করা উচিত, যেমন – ওজন বা মানসিক চাপ কমানো ইত্যাদি... যেগুলো রক্তচাপ বাড়ানোর প্রমুখ কারক হয়।

**প্র. 183. আহার নিয়ন্ত্রণ কি পোস্ট-ডেলিভারী হায়পারটেনশনে আরাম প্রদান করে ?**

**উত্তর :** আজ্ঞে হ্যাঁ... আহার নিয়ন্ত্রণ, নিয়মিত ব্যায়াম আর মানসিক চাপ ব্যবস্থাপনা দ্বারা পোস্ট-ডেলিভারী হায়পারটেনশনে আরাম আসতে পারে।

**প্র. 184. গর্ভনিরোধক ট্যাবলেটের সেবনের কারণে কি রক্তচাপ বাড়ে ?**

উত্তর ঃ জন্মহার নিয়ন্ত্রণ করার জন্য আজকাল মহিলারা খুব বেশী মাত্রায় গর্ভনিরোধক ট্যাবলেটের সেবন করে থাকেন। এই সব ট্যাবলেটে এস্ট্রোজেন আর প্রোজেস্টোরন খুব অল্প মাত্রায় থাকে... যেটা গর্ভাবস্হা থেকে সুরক্ষা প্রদান করে... কিন্তু আগে এতে এই জিনিষটার মাত্রা যথেষ্ট বেশী হত... যার ফলে রক্তচাপ বেড়ে উঠত। এখন এই সব ঔষধির সেবন সিস্টোলিক রক্তচাপ খুব অল্পই বৃদ্ধি পায়। এই সব ঔষধির সেবনে যদি রক্তচাপ বেড়ে ওঠে, তাহলে ওযুধের সেবন বন্ধ করে প্রথমে উচ্চ রক্তচাপের ওপরে নিয়ন্ত্রণ প্রাপ্ত করা উচিত।

**প্র. 185. মেনোপোজ থেকে কি মহিলাদের হায়পারটেনশন হয় ?**

উত্তর ঃ মহিলাদের মধ্যে প্রোজেস্টোরন এবং এস্ট্রোজেন হার্মোন রক্তচাপ নিয়ন্ত্রণে সহায়ক হয়। মেনোপোজ *(রজোনিবৃত্তি)*-র পরে এই সব হার্মোনের স্রাব বন্ধ হয়ে পড়ে... যার ফলে রক্তচাপ বেড়ে ওঠে এবং কার্ডিয়োভাস্কুলার রোগ হওয়ার ঝুঁকি বেড়ে ওঠে। এমন মহিলাদের *'হার্মোনাল রিপ্লেসমেন্ট থেরাপী'*-র পরামর্শ দেওয়া হয়ে থাকে, যাতে হায়পারটেনশন আর কার্ডিয়োভাস্কুলার রোগের ঝুঁকি না থাকে।

## 18. বৈকল্পিক চিকিৎসা এবং হায়পারটেনশন নিয়ন্ত্রণ ঃ

**প্র. 186. উচ্চ রক্তচাপের বৈকল্পিক চিকিৎসা কি ?**

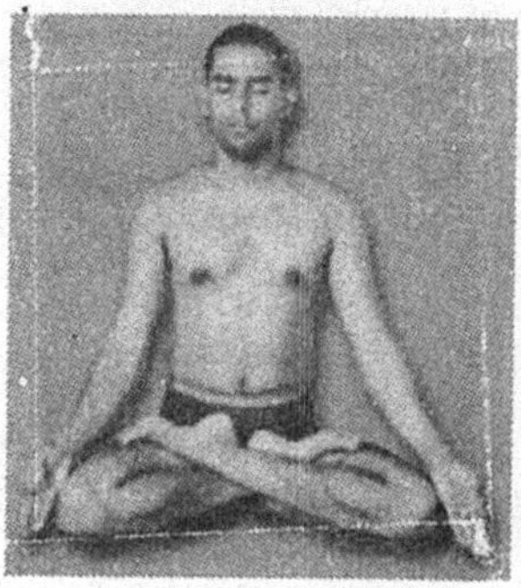

উত্তর ঃ উচ্চ রক্তচাপের রোগীর জন্য ঔষধি সেবন ছাড়াও বেশ কিছু বৈকল্পিক চিকিৎসা রয়েছে। রোগীর যদি সঠিক আহারের ব্যাপারে জানা থাকে, তাহলে তিনি হায়পারটেনশন নিয়ন্ত্রণের পথে এক প্রভাবশালী পদক্ষেপ নিতে পারেন।

হায়পারটেনশনকে ব্যায়াম, যোগাভ্যাস, মানসিক চাপ ব্যবস্হাপনা এবং পায়চারী দ্বারা নিয়ন্ত্রিত করা যেতে পারে। আপনারা যদি স্হূলতায় গ্রস্ত হন, তাহলে ওজন কমালে আপনাদের ভালো লাভ হতে পারে।

**প্র. 187. যোগাভ্যাস কি হায়পারটেনশন নিয়ন্ত্রণে সহায়ক হয় ?**

উত্তর ঃ হ্যাঁ... যোগাভ্যাস এই কাজে সহায়ক হয়। যোগাভ্যাস মানসিক শিথিলতাতেও সহায়ক হয়... যার দ্বারা পরিবেশের প্রতি ব্যক্তির নিজস্ব প্রতিক্রিয়ায় উন্নতি আসে। বেশ কিছু যোগাসন এমন রয়েছে, যেগুলো রক্তচাপকে স্বাভাবিক করে তুলতে সহায়ক হয়। খুব বেশী প্রভাবশালী যোগাসন হচ্ছে ঃ (1) যম এবং (2) নিয়ম

মানসিক চাপ ব্যবস্হাপনার কাজেও যোগাভ্যাস সহায়ক হয়... কারণ আপনারা মানসিক চাপের ওপরে নিয়ন্ত্রণ প্রাপ্ত করে নিলে হায়পারটেনশনও আপনা থেকেই নিয়ন্ত্রিত হয়ে পড়বে।

**প্র. 188. নিয়মিত ব্যায়াম কি হায়পারটেনশনকে নিয়ন্ত্রিত করতে পারে ?**

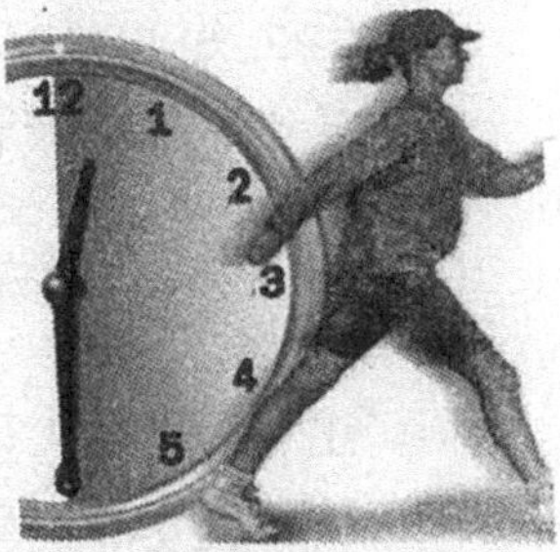


**উত্তর ঃ** আজ্ঞে হ্যাঁ... এটাও হায়পারটেনশনকে নিয়ন্ত্রণে নিয়ে আসতে অনেকটাই সহায়ক হয়। মানসিক চাপযুক্ত আরামদায়ক জীবন-শৈলী এবং ব্যায়ামের অভাবে স্থূলতা সৃষ্টি হয়ে পড়ে... যেটা হায়পারটেনশনের মুখ্য কারক হয়। নিয়মিত ব্যায়াম দ্বারা ওজন কমে আর রক্তচাপ নিয়ন্ত্রণে সহায়তা প্রাপ্ত হয়। হায়পারটেনশন রোগীদের শক্ত ব্যায়াম করার বদলে সকালের দিকে পায়চারী করা উচিত।

**প্র. 189. নিয়মিত পায়চারী দ্বারা কি হায়পারটেনশন নিয়ন্ত্রিত হয় ?**

**উত্তর ঃ** আজ্ঞে হ্যাঁ... এটাও হায়পারটেনশন নিয়ন্ত্রণের এক প্রভাবশালী উপায় হয়। সকালের দিকে নিয়মিত রূপে পায়চারী করলে ওজম কমে এসে রক্তচাপও কমে আসে।

**প্র. 190. ধ্যান কি হায়পারটেনশন নিয়ন্ত্রণে সহায়ক হয় ?**

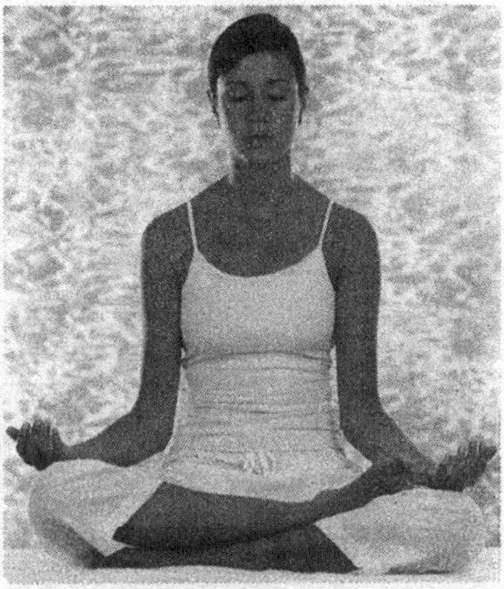

**উত্তর ঃ** হ্যাঁ... ধ্যান হায়পারটেনশন নিয়ন্ত্রণে সহায়ক হয়। ধ্যান এমন অনেক সমস্যারও সমাধান করে... যেগুলো ব্যক্তিকে মানসিক আর ভাবনাত্মক রূপে প্রভাবিত করে। এগুলোর থেকেই মানসিক চাপ আর হায়পারটেনশনের সৃষ্টি হয়। ধ্যান করলে মানসিক চাপ আর রক্তচাপ – দুটোই কমে আসতে সময় লাগে না। লাগাতার মানসিক মন্ত্র জপ করে চললেও আপনারা বাহ্যিক বিচারধারাগুলোর চাপের হাত থেকে মুক্তি পেতে পারেন।

**প্র. 191. *'কায়োৎসর্গ'* কি হায়পারটেনশন নিয়ন্ত্রণে সহায়ক হয় ?**

**উত্তর ঃ** কায়োৎসর্গ হচেছ এক *'শিথিলতা'* পদ্ধতি। এটা ধ্যানেরই আরেক রূপ হয়... কিন্তু এটা করা অত্যন্ত সহজ হয়। এটার অভ্যাস করলে মানসিক চাপ আর রক্তচাপ সহজেই কমে আসে।

কায়োৎসর্গে শরীরকে শোওয়ানো মুদ্রায় আনার পরে শিথিল করে তোলা হয়। এর জন্য শান্ত আর আরামদায়ক পরিবেশের প্রয়োজন হয়। এখানে শিথিলতার সাথে-সাথে সজাগতাও অত্যন্ত গুরুত্ব রাখে।

## 19. ডায়াবেটিজ মেলিটাস এবং হায়পারটেনশন ঃ

**প্র. 192. ডায়াবেটিজ কাকে বলে ?**

উত্তর ঃ ডায়াবেটিজ হচেছ এমন এক অবস্হা, যাতে রক্তে গ্লুলোজের স্তর স্বাভাবিক সীমার থেকে বেশী হয়ে পড়ে। অগ্নাশয়ে উৎপাদিত *'ইন্‌স্যুলিন'*-য়ের অভাব বা অক্ষমতার কারণে এমন অবস্হার সৃষ্টি হয়। ব্লাড শুগারের স্বাভাবিক সীমা হচেছ ঃ

ফাস্টিং *(খালি পেটে)* ঃ 70 - 100 mg / dl

*পোস্ট প্র্যাণ্ডিয়াল (খাবার খাওয়ার 2 ঘন্টা পরে)* ঃ 100 থেকে 140 mg / dl

র‍্যাণ্ডম ঃ < 140 mg / dl

কোন ব্যক্তিকে ডায়াবেটিজের রোগী হিসেবে ঘোষিত করার জন্য কেবলমাত্র একটা রীডিং-ই যথেষ্ট হয় না। কম পক্ষে তিনটি পোজিটিভ রীডিং আসা উচিত।

**প্র. 193. ডায়াবেটিজের লক্ষণ কি ?**

উত্তর ঃ ডায়াবেটিজ হচেছ এমন এক রোগ, যাতে অনেক বার লম্বা সময় পরেও কোন লক্ষণ দেখতে পাওয়া যায় না। এই রোগ শরীরের সকল অঙ্গগুলোয় জটিলতার সৃষ্টি করে। যদি রোগী কোন এক জটিলতার লক্ষণ দেখতে পান... তাহলে পরীক্ষা করার পরেই রোগের পুষ্টি হয়।

এমনিতে ডায়াবেটিজের তিনটি প্রমুখ লক্ষণ হচেছ তিন *'প'* – *'পোলিইউরিয়া' (বার-বার প্রস্রাব করা)*, *'পোলিডিপ্‌সিয়া' (অত্যধিক পিপাসা লাগা)* এবং *'পোলিফাগিয়া' (ক্ষিধে বেড়ে ওঠা)*। এছাড়া শরীরের ওজন কমে আসাও এই রোগের লক্ষণ হয়। ডায়াবেটিজ রোগীদের ক্ষতস্হান সহজে শুকোয় না। সেগুলোয় বার-বার সংক্রমণ হতে থাকে। অত্যধিক প্রস্রাব করতে হওয়ায় শরীরে জলের অভাব হয়ে পড়ে আর পিপাসা বেশী লাগে। বেশী প্রস্রাব হতে থাকায় শরীরের ওজনও কমে আসে... কারণ প্রস্রাবের সঙ্গে গ্লুকোজও শরীরের বাইরে বেরিয়ে যেতে লাগে। ক্লান্তি, মাংসপেশীগুলোর দুর্বলতা আর অলসতা বেড়ে ওঠে... এমন রোগীর নপুংসকতাও হয়ে পড়তে পারে।

কিছু-কিছু ডায়াবেটিজ রোগীদের মধ্যে প্রস্রাব করার পরে তাঁদের জুতোয় সাদা দাগ দেখতে পাওয়া যায়। এই রোগ বেড়ে উঠলে কিড্‌নী ফেলিয়োর হওয়ার, ন্যুরোপ্যাথি আর রেটিনোপ্যাথির সমস্যাও হতে পারে।

**প্র. 194. শরীরে ব্লাড শুগারের স্বাভাবিক স্তর কি হয় ?**

উত্তর ঃ আমাদের স্বাভাবিক ফাস্টিং ব্লাভ শুগার 70 - 100 mg% হয়। আমাদের এই স্তরকে বজায় রাখা উচিত। 12 ঘন্টা উপবাসের পরে ব্লাড় শুগারের পরীক্ষা করা উচিত। এই সময় আমাদের ব্লাড শুগারের স্তর একবারে স্বাভাবিক থাকে।

যে ব্লাড শুগার দিনের মধ্যে যে কোন মাপা যেতে পারে *(আগের 12 ঘন্টার মধ্যে কিছু খাওয়ার পরে)*, তাকে *'র‍্যাণ্ডম ব্লাড শুগার'* বলা হয় আর যে ব্লাড

শুগার খাবার খাওয়ার 2 ঘন্টা পরে মাপা হয়, তাকে *'পোস্ট প্র্যাণ্ডিয়াল ব্লাড শুগার'* বলা হয়। এটা কখনোই 140 mg%-র বেশী হওয়া উচিত নয়।

**প্র. 195. ডায়াবেটিজ মেলিটাস দ্বারা হায়পারটেনশন কি ভাবে হতে পারে ?**

**উত্তর ঃ** যদিও এই দুটোর মধ্যে প্রত্যক্ষ কোন সম্পর্ক নেই... কিন্তু এমনটা দেখা গেছে যে, এই দুটোর মধ্যে কোন একটা রোগ হয়ে পড়লে প্রায় ক্ষেত্রে অন্যটাও হয়ে পড়ে। এমনটা হওয়ার আসল কারণ তো এখনও পর্যন্ত অজ্ঞাত... কিন্তু এমন সম্ভাবনা রয়েছে যে, ডায়াবেটিজ হলে ধমনীগুলোর ক্ষতি হয়... যার থেকে উচ্চ রক্তচাপ হতে পারে।

**প্র. 196. ডায়াবেটিজ মেলিটাস রোগীরা প্রায় ক্ষেত্রেই হায়পারটেনশিভ কেন হন ?**

**উত্তর ঃ** এমনটা হওয়ার আসল কারণ তো এখনও পর্যন্ত জানা যায়নি... কিন্তু এটা সত্য যে, ডায়াবেটিজ মেলিটাস রোগীরা প্রায়ই হায়পারটেনশিভ হন। এছাড়া স্থূলতা, শারীরিক গতিবিধির অভাব এবং মানসিক চাপও এই দুটো রোগেরই মুখ্য কারণ হয়।

**প্র. 197. ডায়াবেটিজ মেলিটাস আর উচ্চ রক্তচাপের রোগীর কেমন আহারের সেবন করা উচিত ?**

**উত্তর ঃ** এমন রোগীদের আহারে যথেস্ট সংযম রাখা উচিত। তাঁদের ভাত, আলু আর চিনির মত সরল কার্বোহাইড্রেট এবং আঙ্গুর, সবেদা, আম আর কলার মত মিষ্টি ফল খাওয়া উচিত নয়। এমন রোগীদের ভোজনে নুন এবং ফ্যাটের মাত্রাও কমিয়ে আনা উচিত।

**প্র. 198. ব্যায়াম দ্বারা কি ডায়াবেটিজ রোগীদের হায়পারটেনশন কমতে পারে ?**

**উত্তর ঃ** এমন রোগীদের প্রতি দিন নিয়মিত রূপে ব্যায়াম করা উচিত। প্রায়ই মোটা ব্যক্তিদের মধ্যে এই দুটো রোগ দেখতে পাওয়া যায়। নিয়মিত ব্যায়াম দ্বারা শুধু যে ওজন কমে তাই নয়... বরং ব্লাড শুগার আর ব্লাড প্রেশারও কমে আসে।

**প্র. 199. যোগাভ্যাস দ্বারা কি ডায়াবেটিজ রোগীদের হায়পারটেনশন কমতে পারে ?**

**উত্তর ঃ** হ্যাঁ... যোগাভ্যাস দ্বারা উচ্চ রক্তচাপ আর ডায়াবেটিজে শুগারের স্তর – দুটোই কমতে পারে। এই দুটোকে কম করার জন্য বেশ কয়েক প্রকারের যোগাসন রয়েছে। তেমনই এক আসন হচ্ছে অর্দ্ধমৎস্যেন্দ্রাসন। এই আসন ডায়াবেটিজ রোগীদের পক্ষে অত্যন্ত লাভদায়ক হয়। এই আসনের অভ্যাসের দ্বারা ইনস্যুলিনের স্রাব বেড়ে ওঠে... যার ফলে ব্লাড শুগারের স্তরও কমে আসে। যোগাসনগুলোর অভ্যাস দ্বারা আপনারা নিজেদের উচ্চ রক্তচাপকেও কমাতে পারবেন। প্রায়ই মোটা ব্যক্তিরাই এই রোগে গ্রস্ত হয়ে পড়েন। সুতরাং নিয়মিত যোগাভ্যাস দ্বারা শুধু ওজনই নয়... রক্তচাপও কমানো যেতে পারে।

**প্র. 200. ডায়াবেটিজ রোগীদের হায়পারটেনশনকে কি ভাবে নিয়ন্ত্রিত করা উচিত ?**

উত্তর ঃ ডায়াবেটিজ রোগীদের হায়পারটেনশনকে নিয়ন্ত্রিত করার জন্য মানসিক চাপ আর ওজন কমাতে হবে... নিয়মিত রূপে যোগাভ্যাস আর ব্যায়াম করতে হবে এবং আহারে সংযম নিয়ে আসতে হবে। তাঁদের নুন, চিনি এবং সরল কার্বোহাইড্রেটকে এড়িয়ে চলতে হবে। এছাড়া এই দুটি রোগের ওপরে নিয়ন্ত্রণ প্রাপ্ত করার জন্য ঔষধি সেবন করাটাও আবশ্যক হয়।

**প্র. 201. উচ্চ রক্তচাপ এবং উচ্চ ব্লাড শুগারের রোগীদের কোন্ ঔষধি দেওয়া হয় ?**

উত্তর ঃ এমন রোগীদের সাধারণতঃ ACE ইন্হিবিটর্স দেওয়া হয়ে থাকে। এমন রোগীদের জন্য আহার এবং জীবন-শৈলীতে পরিবর্তন নিয়ে আসাটাও যথেষ্ট লাভদায়ক হয়। এই পুস্তকে এমন কিছু ঔষধির উদাহরণও দেওয়া হয়েছে।

❑❑

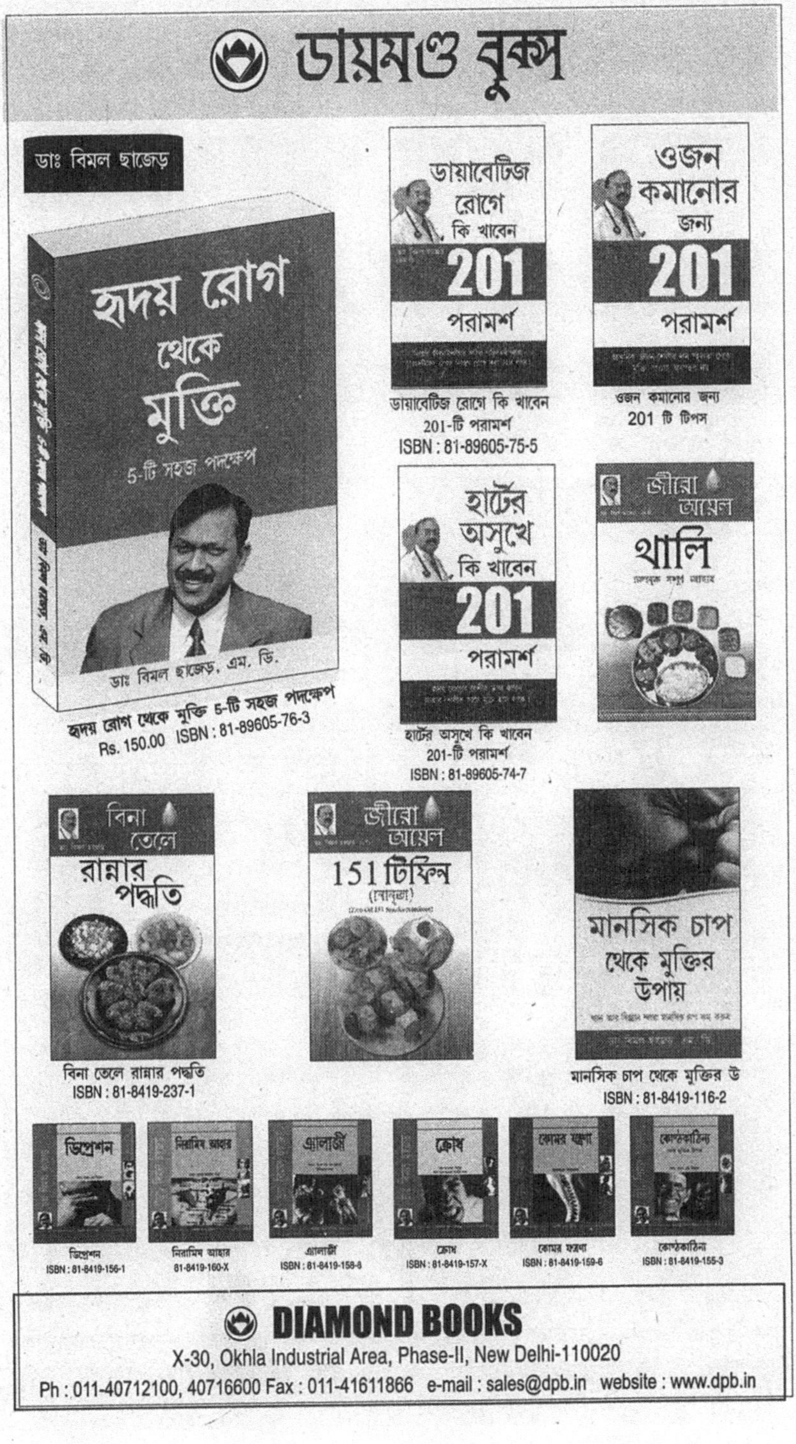